儿童牙病临床病例解析
Clinical Cases in Pediatric Dentistry

第2版

U0251528

谨将此书献给我们过去、现在以及未来的学生和患者。

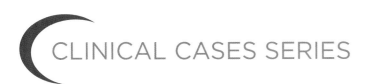

CLINICAL CASES SERIES

儿童牙病
临床病例解析
Clinical Cases in Pediatric Dentistry
第2版

（美）阿姆尔·摩西　主　编
（Amr M. Moursi）

（美）艾米·翠斯达尔　副主编
（Amy L. Truesdale）

葛立宏　赵玉鸣　主　译

北方联合出版传媒（集团）股份有限公司
辽宁科学技术出版社
沈 阳

图文编辑

杨 帆 刘 娜 张 浩 刘玉卿 肖 艳 刘 菲 康 鹤 王静雅 纪凤薇 杨 洋

图书在版编目（CIP）数据

儿童牙病临床病例解析 /（美）阿姆尔·摩西（Amr M.
Moursi）主编；葛立宏，赵玉鸣主译. —2版. —沈阳：辽宁科学
技术出版社，2022.8
ISBN 978-7-5591-2466-1

Ⅰ.①儿… Ⅱ.①阿… ②葛… ③赵… Ⅲ.①小儿疾
病—牙疾病—病案—分析 Ⅳ.①R788

中国版本图书馆CIP数据核字（2022）第063322号

出版发行：辽宁科学技术出版社
　　　　　（地址：沈阳市和平区十一纬路25号　邮编：110003）
印 刷 者：辽宁新华印务有限公司
经 销 者：各地新华书店
幅面尺寸：210mm×285mm
印　　张：21
插　　页：4
字　　数：420千字
出版时间：2022年8月第1版
印刷时间：2022年8月第1次印刷
策划编辑：陈　刚
责任编辑：苏　阳
版式设计：袁　舒
责任校对：李　霞

书　　号：ISBN 978-7-5591-2466-1
定　　价：398.00元

投稿热线：024-23280336
邮购热线：024-23280336
E-mail:cyclonechen@126.com
http://www.lnkj.com.cn

译者名单
Translators

主译

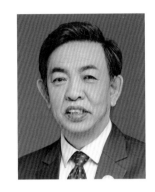

葛立宏，北京大学口腔医学院儿童口腔科主任医师、教授、博士研究生导师，享受国务院政府特殊津贴专家。中国牙病防治基金会理事长、亚洲牙外伤学会副会长；全球零蛀牙联盟中国区联合主席；北京大学干细胞与生物材料协同创新中心学术委员会主任委员；中华口腔医学会儿童口腔医学专业委员会第三届、第四届主任委员；北京市健康教育协会副会长；中国科学技术协会儿童口腔医学首席科学传播专家；国际牙医师学院院士；香港牙科医学院荣誉院士。

葛立宏教授是国家临床重点专科（儿童口腔医学）学科带头人；国家精品课程（儿童口腔医学）负责人。全国统编教材《儿童口腔医学》第4版、第5版和数字化教材主编。人民卫生出版社慕课口腔规划课程"儿童口腔医学"主讲教师；北京大学医学部教学名师。北京大学长学制教材《儿童口腔医学》第2版主编；《国际儿童牙科杂志（International Journal of Pediatric Dentistry）》等7本中英文杂志编委。近年来在国内外杂志发表学术论文110篇；主编、主译著作18部，参编著作17部；主持国家自然科学基金等科研项目18项。指导培养已毕业博士35名、硕士22名。

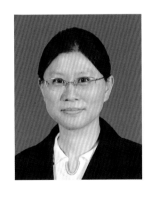

赵玉鸣，北京大学口腔医学院儿童口腔科主任医师、教授、博士研究生导师。中华口腔医学会儿童口腔医学专业委员会常务委员。国际儿童牙科学会（International Association of Paediatric Dentistry）会员委员会委员。《国际儿童牙科杂志（International Journal of Pediatric Dentistry）》编委会委员。多年来从事儿童口腔医学临床、教学和科研工作，发表学术论文70余篇，参编4部口腔医学教科书、参译7部儿童口腔医学图书。

参译（均来自北京大学口腔医学院儿童口腔科）

贾维茜　周　琼　吴　南　杨　杰　彭楚芳　杨　媛　王媛媛

吴晓冉　王岐麟　李　静　章晶晶　王文君　徐　赫

中文版前言
Preface

国际专业会议都有出版商柜台展卖专业书籍。我每次出国参加会议都要去出版商柜台选购自己喜爱的专业书籍。2012年秋，我出国开会见到了刚出版的《Clinical Cases in Pediatric Dentistry》就爱不释手，并产生翻译成中文的想法。回国后，与辽宁科学技术出版社的陈刚先生见面时谈到此书和我想翻译为中文版的想法后，该出版社便很快购买了版权，我组织北京大学口腔医学院的同行进行翻译。该书的第1版于2013年11月出版，出版后反映强烈，许多同行都反映这是一本好书，非常实用。

本书的特点是以临床病例为基础，扩展相关知识，所选病例涵盖了儿童口腔科临床主要常见的疾病类型及其相关知识要点。每个病例都附有背景信息、要点、自学问题和自学问题答案，并分别用不同颜色背景显示，清晰易懂、方便查阅，特别适合临床医生学习和参考。2013年，中文译版《儿童牙病临床病例解析》在国内出版后受到了同行的好评。

10年来，儿童口腔医学有了很大进步和发展，2021年9月原书作者又出版了《儿童牙病临床病例解析（第2版）》，我第一时间拿到新书后就组织北京大学口腔医学院的同行进行了翻译。

第2版保持了第1版非常受欢迎的原始框架与风格，并进行了较大的改动。许多病例在第1版出版时还未治疗结束，第2版书中所有的66个病例都更新到最后一次诊断和治疗，有了最终的治疗效果。第2版还根据儿童口腔科治疗方法和内容的进展，添加了最新的治疗方法、理论观点，并增加了近期的参考文献。第2版在第1版原有病例的基础上，又增加了13个新病例，包括临床常见的多动障碍、唇腭裂、糖尿病等病例。增加了氧化锆和氟化氨银等新的材料和治疗技术的介绍，在"口腔颌面部创伤"部分增加了最新的治疗方法和观点，此外还增加了更新后的自学问题和自学问题答案。

本书第2版是由北京大学口腔医学院儿童口腔科的医生翻译，大多数医生都参加了第1版的翻译工作，对本书的理解、翻译水平和知识积累都较10年前有了很大提高。相信会给国内同行奉献一本全新的、实用的好书。欢迎各位同行对本书提出批评建议。

葛立宏
北京大学口腔医学院
2022年4月20日于北京

前言
Preface

欢迎阅读《儿童牙病临床病例解析（第2版）》。编辑、各章编者和主编都为第1版的热烈反响感到骄傲。

第2版保持了第1版非常受欢迎的原始框架，但也做了一定修改。所有66个病例均已经更新到最后一次诊断和治疗。也添加了最新的参考文献、最优化的治疗措施和循证医学指南。另外，每章均增加了新的病例，共有13个新病例。这些新增加的病例包括有特殊健康需求的患儿，例如注意力缺陷多动障碍患儿和口腔健康管理、乳糜泻、糖尿病、唇腭裂。相较第1版，新的材料和治疗技术也得以添加，或趋于成熟，例如氟化氨银和氧化锆全瓷冠的使用。其中很多病例展示了更保守的龋齿管理和牙髓治疗方法。在"口腔颌面部创伤"章节增加了最新的外伤治疗观念。如应用本书作为学习指南，所有病例均增加了更新后的自学问题和自学问题答案。

我们很荣幸邀请了第1版原作者更新病例和编写新病例。我们也邀请了一些新的作者增加了新的、更精彩的病例。并且，对大多数章节和病例进行了重新排序以保证可读性和内容的连贯性。

如第1版所述，儿童口腔医学逐渐发展，目前已涵盖了影响口腔和颌面部健康的所有领域。同样，儿童口腔医学教育也在不断发展，加入以病例为基础的教学方法，可以更好地加强教学的整体性。传统的教科书固然是优质的资源，但是一些必要的信息被人为地限制在不同章节的组别中。儿童口腔医学需要有序地、全方位地处理问题，对患儿进行合理的诊断和治疗。以病例为基础的教学训练有助于学生利用从参考书和课程中获得的基础知识为患儿提供保健服务。

本书提供的病例适合多种情境下的学习。博士研究生、硕士研究生可将其作为儿童口腔医学的参考病例、病例课程和考试的学习指南。对于博士后和住院医师，本书可用于培训期间的病例分析考试和执业医师考试的复习资料。本书还可作为教学人员收集临床病例、总结儿童口腔医学要点、与学生进行讨论的有力工具。

每个病例都代表了一种特定的疾病类型，每种疾病类型含有一个或多个要点，在本书用蓝色背景突出显示。这些要点对诊断、治疗计划和病例管理具有重要意义。除此之外，每个病例包含一个或多个背景信息，用橙色背景显示。背景信息中陈述的情况可能包含了该题目中更深入的讨论元素，无须在病史中完全阐述。

使用本书作为学习指南，建议首先阅读患儿一般情况和病史，思考还需要哪些信息以确定诊断，以及如何采集。通过阅读本书的诊断后，读者可思考鉴别诊断和问题小结，并与本书进行比较。此后，进一步思考治疗计划并对比参考本书。每个病例均设有自学问题和自学问题答案，可用来回顾病例的要点，或作为笔试或口试自我评估的学习指南。

本书中每个病例都关注了口腔卫生保健的一个方面，我们希望每个病例都不相同。但是，读者可能在各个病例中发现有一定的重复。我们尽了最大努力以减少这些重复，但有时仍不可避免，尤其是在病史采集、治疗措施的讨论、临床指南，以及预防方法等方面。

为了使内容更具普遍性，我们用国际化的视角挑选稿件内容。为了保持内容的一致性，我们采用美国口腔行业术语；关于临床指南，我们采用美国儿童牙科学会（AAPD）的指南，其网站为http://www.aapd.org/media/policies.asp.

各个章节的标题代表了儿童口腔医学的基本要点，但也有一定的局限性。病例中没有包含儿童口腔疾病的详细调查。然而，我们认为它在学科中起到"面包与黄油"的作用。并且，综合全面的论述并不是本书的主张，这些内容可以参考其他教科书，我们为每个病例列出了一些重要参考文献。

随着儿童口腔保健内容的不断深入和扩展，我们希望本书对学生、教师和临床医生具有一定指导价值。

致谢
Acknowledgments

感谢本书各章编者和病例提供者为本书第2版展现的这些精彩病例。

同时感谢本书第1版的作者们，他们的工作为第2版奠定了基础。特别感谢第1版主编Dr. Marcio A. da Fonseca最初的不懈努力，使得第1版的雏形得以形成。右侧所列为本书第1版的撰稿人。此外，还要感谢为本书出版倾力做出贡献的以下人员：Ms. Alana Grambush、Ms. Yan Zhao、Ms. Cindy Hansen、Dr. Courtney Chinn、Dr. Amanda Alon、Ms. Sophia Joyce、Ms. Erica Judisch、Ms. Purvi Patel。

我以个人名义感谢副主编Dr. Amy Truesdale的不懈努力和长期付出。我也深深感谢Dr. Serena Kassam，是他共享了他的经验，并整理编辑为本书内容。同时，感谢纽约大学牙学院儿童口腔科所有同事、学生和儿童口腔科的住院医师。最深的感激送给Mary和Cleo，她们的无私付出、耐心和理解力促成了本书的出版。

最后，我要感谢本书病例中的所有患儿和他们的家长。

阿姆尔·摩西
（Amr M. Moursi）

第1版的撰稿人：
主编

Marcio A. da Fonseca, DDS, MS

章节作者

Paul Casamassimo, DDS, MS

Diane L. Howell, CRNA, MSNA

Dennis J. McTigue, DDS, MS

病例提供者

Omolola Adetona, DDS

Etty Dayan, DMD

Zvia Elazary, DMD

Maria Minerva Garcia, DDS

Ilana Heling, DMD, MSc

Timothy B. Henson. DMD

Royana Lin, DDS

Jeffrey C. Mabry, DDS, MS

Hugo A. Rivera, DDS, MEd

Farhad Yeroshalmi, DMD

编者名单
List of Contributors

主编
Amr M. Moursi, DDS, PhD, Professor and Chairman, Department of Pediatric Dentistry, New York University College of Dentistry, New York, NY, USA

副主编
Amy L. Truesdale, DDS, Clinical Assistant Professor, Department of Pediatric Dentistry, New York University College of Dentistry, New York, NY, USA

编者
Farah Alam, DDS, Director, Special Care Dentistry, Montefiore Medical Center, Bronx, NY, USA

Homa Amini, DDS, MPH, MS, Clinical Professor of Pediatric Dentistry, College of Dentistry, The Ohio State University, Columbus, OH, USA

Richard Balmer, FDS (Paed Dent), RCPS (Glasgow), PhD, Consultant and Lecturer in Paediatric Dentistry, University of Leeds, Leeds, United Kingdom

James R. Boynton, DDS, MS, Clinical Associate Professor and Pediatric Dentistry Division Head, School of Dentistry, University of Michigan, Ann Arbor, MI, USA

Angus C. Cameron, BDS, MDSc, FRACDS, FDSRCS(Eng), FICD, Clinical Associate Professor, Paediatric Dentistry, The University of Sydney, Sydney, Australia

Lina M. Cárdenas, DDS, MS, PhD, Adjunct Clinical Professor, Department of Developmental Dentistry, School of Dentistry, University of Texas Health, San Antonio, TX, USA

Claudia I. Contreras, DDS, Assistant Professor/Clinical, Department of Developmental Dentistry, School of Dentistry, University of Texas Health, San Antonio, TX, USA

Jennifer Cully, DMD MEd, Assistant Professor, Cincinnati Children's Hospital, Cincinnati, OH, USA

Jeffrey A. Dean, DDS, MSD, FRSCI (Hon), Ralph E. McDonald Professor of Pediatric Dentistry and Professor of Orthodontics, Indiana University School of Dentistry, Indianapolis, IN, USA

Kevin J. Donly, DDS, MS, Professor and Chair, Department of Developmental Dentistry, School of Dentistry, University of Texas Health, San Antonio, TX, USA

Nancy Dougherty, DMD, MPH, Clinical Associate Professor, Department of Pediatric Dentistry, New York University College of Dentistry, New York, NY, USA

Kirsten FitzGerald, BDentSc, MS, FFD (RCSI), Consultant Paediatric Dental Surgeon, Children's Health Ireland at Crumlin, Dublin Dental University Hospital, Trinity College, Dublin, Ireland

Paddy Fleming, BDentSc, FDS, MS, FFD, Consultant and Associate Professor in Paediatric Dentistry, Children's Health Ireland at Crumlin, Dublin Dental University Hospital, Trinity College, Dublin, Ireland

Anna B. Fuks, DMD, Professor Emeritus, Department of Pediatric Dentistry, Hadassah School of Dental

Medicine, Hebrew University, Jerusalem, Israel

Sam Gue, BDS, MDSc, FRACDS, Associate Professor and Head, Department of Paediatric Dentistry, University of Adelaide, Adelaide, South Australia, Australia

Tasha E. Hall, DMD, MSD, Adjunct Clinical Assistant Professor, Orthodontics and Oral Facial Genetics, Indiana University School of Dentistry, Indianapolis, IN, USA

Kerrod B. Hallett, MDSc, MPH, FRACDS, FICD, Clinical Associate Professor and Director of Dentistry, Royal Children's Hospital, University of Melbourne, Melbourne, Victoria, Australia

Luna Matar Khoury, DMD, Pediatric Dentistry Resident, Department of Pediatric Dentistry, Hadassah School of Dental Medicine, Hebrew University, Jerusalem, Israel

Ron Kosinski, DMD, Clinical Associate Professor, Department of Pediatric Dentistry, New York University College of Dentistry, New York, NY, USA

Jungyi Alexis Liu, DDS, MS, Assistant Professor/Clinical, Department of Developmental Dentistry, School of Dentistry, University of Texas Health, San Antonio, TX, USA

Evelyn Mamber, DMD, Clinical Coordinator and Instructor, Department of Pediatric Dentistry, Hadassah School of Dental Medicine, Hebrew University, Jerusalem, Israel

Eleanor McGovern, BDS, MFD, MDentCh (Paediatric Dentistry), Consultant in Paediatric Dentistry, Children's Health Ireland at Temple Street, Dublin, Ireland

Dennis J. McTigue, DDS, MS, Professor Emeritus, College of Dentistry, The Ohio State University, Columbus, OH, USA

Moti Moskovitz, DMD, PhD, Postgraduate Program Director and Clinical Senior Lecturer, Department of Pediatric Dentistry, Hadassah School of Dental Medicine, Hebrew University, Jerusalem, Israel

Sheena Nandi, DDS Adjunct Clinical Assistant Professor, Department of Pediatric Dentistry, New York University College of Dentistry, New York, NY, USA

Eyal Nuni, DMD, Clinical Associate Professor, Department of Endodontics, Hadassah School of Dental Medicine, Hebrew University, Jerusalem, Israel

Diana Ram, DMD, Department Chair and Clinical Associate Professor, Department of Pediatric Dentistry, Hadassah School of Dental Medicine, Hebrew University, Jerusalem, Israel

Qamar Saadi, DMD, Pediatric Dentistry Resident, Department of Pediatric Dentistry, Hadassah School of Dental Medicine, Hebrew University, Jerusalem, Israel

Dena Sapanaro, DDS, Clinical Assistant Professor, Department of Pediatric Dentistry, New York University College of Dentistry, New York, NY, USA

Barbara Sheller, DDS, MSD, Affiliate Professor, Department of Orthodontics, Department of Pediatric Dentistry, University of Washington, Seattle Children's Hospital, Seattle, WA, USA

Iris Slutzky-Goldberg, DMD, Clinical Associate Professor and Postgraduate Program Director, Department of Endodontics, Hadassah School of Dental Medicine, Hebrew University, Jerusalem, Israel

S. Thikkurissy, DDS, MS, Professor and Robert Creedon Chief of Dentistry, Cincinnati Children's Hospital, Cincinnati, OH, USA

Denise A. Trochesset, DDS, Clinical Professor and Chair, Department of Oral and Maxillofacial Pathology, Radiology and Medicine, New York University College of Dentistry, New York, NY, USA

LaQuia A. Vinson, DDS, MPH, Associate Professor of Pediatric Dentistry, Indiana University School of Dentistry, Indianapolis, IN, USA

Michael D. Webb, DDS, MEd, Chair and Clinical Associate Professor, Department of Pediatric Dentistry, Orthodontics and Dentofacial Orthopedics, East Carolina University School of Dental Medicine, Greenville, NC, USA

目录
Contents

第3章　　复杂牙髓治疗　　　　　　　　　　　　　　　　　　　55

第4章　　口腔颌面部创伤　　　　　　　　　　　　　　　　　　97

第5章   口腔黏膜病和口腔颌面部病理学   **135**

第6章   行为管理与急救技术   **159**

第9章　残疾儿童的牙科治疗　261

各病例自学问题答案　287

第1章

低龄儿童口腔保健

Homa Amini

病例1

围生期口腔疾病

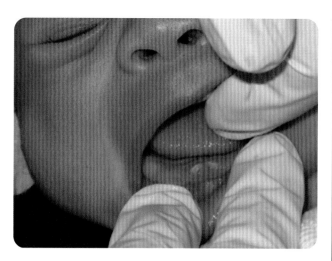

图1.1.1　诞生牙的口内像

A. 一般情况

- 7天，男孩
- 新生儿科专业医生要求咨询

B. 主诉

- 新生儿科专业医生请求"评估下颌萌出的类似于

牙齿的东西"

C. 家庭社会情况

- 第1个孩子
- 母亲为21岁单身移民
- 接受公共援助金资助

D. 全身病史

- 早产2周
- 上呼吸机2天
- 刚转入儿童重症监护室（PICU）

E. 内科会诊

- 不需要

F. 牙科病史

- 出生时牙齿存在

G. 口外检查

- 头颅畸形
- 头发稀少

要点1

获得病史

- 获得完整的妊娠和出生病史
- 彻底了解儿童诞生牙的相关情况，包括何时发现，以及呼吸机管路系统或感染相关的并发症（Cunha et al. 2001；Amini and Casamassimo 2010）

要点2

临床检查的重要性

- 确定牙齿是否由于患儿或母亲的因素而存在护理困难的问题
- 如果考虑拔除，则应进行影像学检查以确定是额外牙还是早萌的正常乳牙

H. 口内检查

- 上颌为无牙颌
- 上颌唇系带附着高
- 腭部完整
- 左下与右下中切牙位置的牙齿：部分萌出，褐色，扭转和坚固（图1.1.1）

背景信息1

诞生牙和新生牙

- 出生时就有的牙齿（诞生牙）或出生后30天内萌出的牙齿（新生牙）
- 大部分诞生牙是正常乳牙列的一部分
- 大部分诞生牙出现在下颌前部区域
- 诞生牙可能和其他疾病相关，通常包括皮肤、骨或外胚层，例如软骨外胚层发育不全。因此，有必要对有诞生牙的患儿进行审慎的全身评估，检查是否存在问题

I. 诊断方法

- 如有必要可行下颌前部猞片检查（图1.1.2）

J. 鉴别诊断

- 其他新生儿先天性疾病，例如Bohn结节、爱泼斯坦小结和其他潴留现象

K. 诊断和问题小结

诊断

- 诞生牙

问题小结

- 护理困难的风险
- 误吞的风险
- 舌腹出现创伤性溃疡的风险，例如Riga-Fede病（图1.1.3）
- 对颌牙槽黏膜创伤的风险

L. 综合治疗计划

- 观察松动度、溃疡和护理的困难程度
- 必要时拔除

M. 预后和讨论

- 没有文献提及诞生牙误吞的风险，拔除与否应取决于外观表现、坚固度和牙齿功能
- 如果诞生牙是正常乳牙列的一部分，应告知家长其缺失可能会导致间隙丧失，并影响剩余乳牙的排列

N. 常见并发症和相应治疗计划

- 如果婴儿的舌腹出现溃疡，或者母亲乳头出现溃疡，可以考虑对切嵴进行改形
- 出生10天内拔牙需要明确患儿的维生素K的状态。出生时肌内注射维生素K可以减少出血的风险

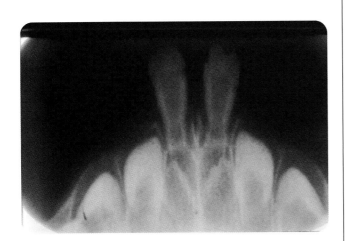

图1.1.2　下颌前部猞片显示诞生牙

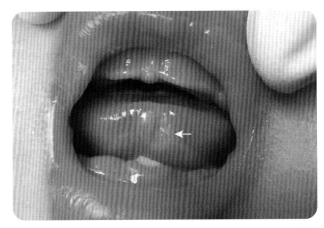

图1.1.3　舌腹的创伤性溃疡（箭头示）

自学问题

1. 诞生牙可能会是乳牙列的正常牙齿吗？

2. 诞生牙最常出现在口腔什么位置？

3. 拔除婴儿的诞生牙之前使用表面麻醉的潜在风险是什么？

4. 诞生牙的病因是什么？

5. 新生儿其他口腔病变的哪些特征性表现有助于诞生牙的鉴别诊断？

（答案在本书最后）

参考文献

[1] Amini H, Casamassimo PS. 2010. Prenatal dental care: a review. *Gen Dent* 58(3):176–80.

[2] Cunha RF, Boe FAC, Torriani DD, Frossard WTG. 2001. Natal and neonatal teeth: review of the literature. *Pediatr Dent* 23(2):158–62.

[3] Moura LF, Moura MS, Lima MD et al. 2014. Natal and neonatal teeth: a review of 23 cases. *J Dent Child* 81: 107–11.

病例2

健康儿童的首次牙科就诊

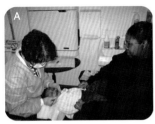
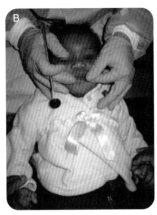
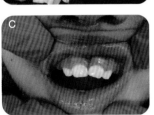

图1.2.1　（A）膝对膝的检查；（B）口外检查；（C）口内检查

A. 一般情况

•12个月，非-美混血女孩

B. 主诉

•母亲诉"儿科医生说我需要带宝宝进行首次牙科检查"

C. 家庭社会情况

•和父母一起生活，有姐姐和哥哥

•母亲是主要看护人

D. 全身病史

•全身状况：正常

•未患病，至今正常接种疫苗

E. 内科会诊

•不需要

F. 牙科病史

•首次

•此时未开始刷牙

•饮用水主要是氟化水源

•断断续续使用安慰奶嘴

•正餐和加餐时仍使用奶瓶，但有节制使用

G. 口外检查

•头颈面部正常

•身高和体重在60百分位数

•患儿在膝对膝检查中勉强配合（图1.2.1A，B）

H. 口内检查（图1.2.1C）

•软组织正常

•8颗牙齿萌出，符合此年龄特征，但拥挤

•牙齿上有菌斑

I. 诊断方法

•龋风险评估工具（见背景信息1）

J. 鉴别诊断

•不需要

K. 诊断和问题小结

诊断

•身体健康，中度患龋风险

问题小结

•缺乏口腔卫生维护

•仍使用奶瓶

要点1

孩子口腔健康的牙科病史

- 孩子的第1次牙科检查时间应该是她的第1个生日［美国儿童牙科学会（American Academy of Pediatric Dentistry, AAPD）2018—2019］
- 孩子一旦出牙，就应开始刷牙，使用一薄层含氟牙膏（American Dental Association Council on Scientific Affairs 2014）
- 考虑其他预防方法，例如改善母亲的口腔卫生状态，鼓励健康饮食和常规的牙科检查
- 这个年龄段的口腔习惯通常并不构成问题（见第7章病例4所述的更多口腔不良习惯）
- 母亲应在孩子1~2岁时给孩子断奶，过渡到鸭嘴杯或常规的杯子（Dietz and Stern 1999; American Academy of Pediatrics 2014）
- 1岁时进行口腔检查是一个非常好的机会，可以评估龋病以外的问题，例如长牙、口腔不良习惯、牙齿萌出、外伤、咬合、营养和肥胖、软硬组织疾病、免疫、气道、胃食管反流症（GERD）等问题，以及儿童虐待问题（Casamassimo and Nowak 2009）

L. 综合治疗计划

- 牙科保健，涂布氟保护漆
- 患儿不配合，故使用膝对膝的姿势
- 前瞻性的预防口腔卫生指导。通过自来水和含氟牙膏提供氟，营养方面包括戒断奶瓶、外伤的预防，以及非营养性口腔习惯
- 6个月后复查进行专业预防保健，评估依从性和家庭护理的有效性

背景信息1

龋风险评估

- 根据AAPD的龋风险评估工具，该患儿显示出一定的患龋风险，包括儿童口腔卫生状况欠佳、菌斑堆积、餐间使用奶瓶
- 患儿中度到高度患龋风险，预防手段首先是每天2次使用薄层含氟牙膏刷牙，逐渐停止使用奶瓶（AAPD 2018—2019）
- 对患儿父母的教育应包括评估父母双方的口腔健康状况。应讨论母亲和婴儿口腔健康之间的相关性。同时还要告知父母致龋菌传播及减少其传播的方法。避免共用餐具是减少传播的一种方法（Berkowitz 2003）

M. 预后和讨论

- 成功的口腔卫生维护取决于父母能否给患儿每天刷牙2次。她的年龄提示口腔卫生护理的姿势很重要
- 断奶需要制订计划并做出努力。对这个患儿有利的是她晚上不使用奶瓶，她的儿科医生可以帮助断奶
- 在适当的年龄建立牙科之家，通过前瞻性口腔卫生指导和早期干预来预防龋齿和其他口腔问题

N. 常见并发症和相应治疗计划

- 如果患儿不能得到市政氟化水源的供应，则问题相对复杂，需要改变治疗计划

自学问题

1. 指南应涵盖口腔卫生维护的哪些范围？

2. 6个月至12个月的孩子的正常饮食模式是怎样的？

3. 何时需要关注学龄前儿童的口腔习惯问题？

4. 在确定孩子口腔检查的间隔时间方面需考虑哪些因素？

5. 如果该患儿不能得到市政氟化水源的供应，对其的预防保健建议需要做出什么改变？

（答案在本书最后）

参考文献

[1] American Academy of Pediatrics. 2014. Policy statement: maintaining and improving the oral health of young children. *Pediatrics* 134:1224–29.

[2] American Academy of Pediatric Dentistry. 2018–2019. Perinatal and Infant Oral Health Care. In: *Clinical Practice Guidelines and Best Practices (Reference Manual). Pediatr Dent* 40:216–20. https://www.aapd.org/res-earch/oral-health-policies--recommendations/perinatal-and-infant-oral-health-care

[3] American Dental Association Council on Scientific Affairs. 2014. Fluoride toothpaste for young children. *J Am Dent Assoc* 145:190–1.

[4] Berkowitz RJ. 2003. Acquisition and transmission of Mutans streptococci. *J Calif Dent Assoc* 31:135–8.

[5] Casamassimo PS, Nowak AJ. 2009. Anticipatory guidance. In: *Early Childhood Oral Health*. Berg JH, Slayton, RL (eds). Ames: Wiley-Blackwell.

[6] Dietz WH, Stern L (eds). 1999. *American Academy of Pediatrics Guide to Your Child's Nutrition*. New York: Villard Books.

病例3

全身疾病儿童的首次牙科就诊

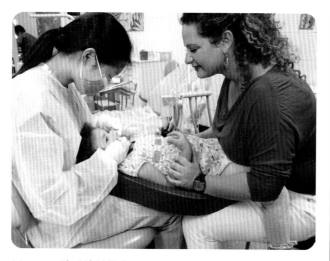

图1.3.1 膝对膝的检查

A. 一般情况

- 1岁4个月，高加索女孩

B. 主诉

- 母亲诉"儿科医生说我应该带孩子到牙医那儿看看牙齿"

C. 家庭社会情况

- 第1个孩子
- 全职母亲
- 纳入医疗和牙科治疗的医疗补助计划

D. 全身病史

- 对坚果过敏
- 胃食管反流症（GERD）
- 服药：服用法莫替丁®（McNeil Consumer Phar-maceuticals Co.，Fort Washington，PA，USA）

要点1

全身病史

- 向内科医生咨询过敏的情况：何时第1次发生，过敏的程度，治疗，控制得如何
- 对坚果过敏的儿童可能对氟保护漆中的某些成分也有交叉反应
- 要意识到患儿对牙科使用的其他材料，例如乳胶手套，过敏的可能性增加
- 明确GERD的病因和程度以及法莫替丁的疗效

E. 内科会诊

- 咨询初级保健医生

F. 牙科病史

- 患儿从未就诊于牙医
- 母亲接受常规牙科保健
- 不加氟的饮水系统（自家水井）
- 未进行口腔卫生保健
- 患儿仍使用奶瓶
- 患儿吸吮大拇指或安慰奶嘴

G. 口外检查

- 身高和体重正常，符合此年龄特征
- 头颈部未见明显异常

H. 口内检查

- 使用膝对膝姿势检查患儿（图1.3.1）
- 口腔内软组织正常，轻度牙龈炎

要点2

婴儿口腔健康的牙科病史

- 牙科病史评估涵盖前瞻性指导的主要内容：发育阶段、口腔卫生、氟、饮食、习惯、牙齿萌出、外伤预防（Nowak and Casamassimo 1995；AAPD 2018—2019）

- 乳牙萌出，符合此年龄特征
- 牙齿上有菌斑，牙颈部出现脱矿（图1.3.2）
- 切嵴圆钝（图1.3.2）
- 无成洞龋坏

I. 诊断方法

- 龋风险评估工具

要点3

婴儿口腔健康的口内检查

- 膝对膝的检查姿势对患儿是最理想的，可以允许家长和检查者很好地固定患儿，且视野清晰
- 该年龄段出现菌斑，并且评估存在牙龈炎，强烈提示未来可能会出现龋齿（Alaluusua and Malmivirta 1994）
- 牙齿解剖结构的丧失提示牙齿酸蚀症，在该年龄段应视作预警信号（Barron et al. 2003）
- GERD患儿可能伴随口腔黏膜红斑和牙龈炎（Barron et al. 2003）
- 指导父母口腔卫生的方法，注意频率和使用"薄层"含氟牙膏
- 包括建议下次复诊时间，来确定依从性和前瞻性预防指导的成果以及酸蚀症的进展

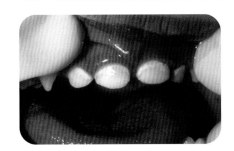

图1.3.2　口内像显示牙颈部脱矿

- 饮用水的氟测定

J. 鉴别诊断

- 不需要

要点4

婴儿口腔健康的评估方法

- 患龋风险：使用AAPD的龋风险评估工具（CAT）以评估患儿的患龋风险：http://www.aapd.org/media/Policies_Guidelines/BP_CariesRiskAssessment.pdf
- 氟测定和处方氟：根据AAPD关于氟治疗的指南来确定氟治疗的量和剂型：http://www.aapd.org/media/Politicies_Guidelines/BP_FluorideTherary.pdf

K. 诊断和问题小结

诊断

- 患儿发育正常，口腔发育符合此年龄特征
- GERD
- 高度患龋风险

问题小结

- 仍然使用奶瓶喂养，包括睡觉时
- 氟补充不足
- 没有进行口腔卫生保健
- 因GERD导致牙齿酸蚀症

L. 综合治疗计划

- 给父母提供奶瓶的替代品，以及减少患儿夜间使用奶瓶的方法
- 评估家庭主要饮用水的氟含量，必要时开处方氟剂

M. 预后和讨论

- 终止奶瓶喂养取决于能否向这个家庭提供适合的、行之有效的替代品和方法。需要考虑到文化、家庭饮食习惯和日常生活压力，因为这些可能是家长仍然使用奶瓶喂养的原因
- 氟含量测定可用试剂盒，如果当地的卫生部门有

背景信息1

食物过敏和GERD

食物过敏

- 儿童2岁内食物过敏为IgE介导
- 牛奶、鸡蛋、大豆、花生、小麦、坚果、肉、鱼、水生贝类动物占食物过敏的90%
- 治疗首先要确定抗原并远离含该抗原的食物
- 儿童通常在长大成熟后不再对牛奶、大豆、鸡蛋和小麦过敏,但是对坚果和水生贝类动物的过敏可能是终生的(Allen et al. 2006)

GERD

- 胃食管反流症使大部分受累牙发生一定程度的酸蚀
- 药物治疗包括酸中和剂(例如含镁的牛奶)、组胺–2阻断剂(例如雷尼替丁)、胃肠蠕动促进剂(例如西沙必利)、质子泵抑制剂(例如奥美拉唑)
- 手术治疗包括胃底折叠术(Nissen术式)
- 软组织损伤包括喉炎、喉部溃疡、慢性咽痛(Barron et al. 2003)

该项服务,可寻求其帮助。测定的水必须确实是日常饮用水的主要来源,临床医生必须同时评估饮食习惯和生活细节,例如日常护理,这些可能会影响添加氟的水平。低度患龋风险的儿童若有其他适宜日常氟来源,则没必要添加氟

- 口腔卫生保健的指导要考虑地点、时间、家长的操作技巧、牙膏的使用、设备和姿势。上述任何一项都会影响到效率和结果
- 牙齿脱矿和酸蚀需要紧密监控,若出现龋洞则行完善充填
- 制订更密集的复诊计划,评估口腔健康维持的成功与否,并提供下一阶段的预期指导

N. 常见并发症和相应治疗计划

- 对坚果过敏可能对氟保护漆的某些成分也会有反应。在操作前需仔细查对产品说明书
- 若需开处方氟剂,应注意剂量的正确性以及保存方式,防止过量和中毒
- 注意鉴别酸蚀症和龋洞。这两种完全不同的病症有时候易混淆,尤其是在后牙

自学问题

1. 提示高度患龋风险的病史风险因素有哪些?

2. 提示高度患龋风险的临床风险因素有哪些?

3. 可提供给家长替代奶瓶夜间喂养,以破除睡觉喝奶习惯的方法有哪些?

4. 如何看待婴儿摄入果汁?

5. 对婴儿期患GERD儿童的系统治疗方法有哪些?

(答案在本书最后)

参考文献

[1] Alaluusua S, Malmivirta R. 1994. Early plaque accumulation: a sign for caries risk in young children. *Comm Dent Oral Epidemiol* 22:273–6.
[2] Allen KJ, Hill DJ, Heine RG. 2006. Food allergy in childhood. *MJA* 185:394–400.
[3] American Academy of Pediatric Dentistry. 2018–2019. Perinatal and Infant Oral Health Care. In: *Clinical Practice Guidelines and Best Practices (Reference Manual).* *Pediatr Dent* 40:216–20. https://www.aapd.org/research/oral-health-policies–recommendations/perinatal-and-infant-oral-health-care
[4] Barron R, Carmichael R, Marcon M, Sandor G. 2003. Dental erosion in gastroesophageal reflux disease. *J Can Dent Assoc* 69:84–9.
[5] Nowak A, Casamassimo P. 1995. Using anticipatory guidance to provide early dental intervention. *J Am Dent Assoc* 126:1156–63.

病例4

低龄儿童龋的氟化氨银治疗

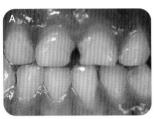 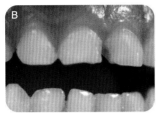

图1.4.1　（A，B）口内像显示低龄儿童龋

A. 一般情况

- 5岁10个月，高加索女孩
- 第1次牙科就诊的新患儿

B. 主诉和现病史

- 母亲诉她的女儿"前牙缺了一块"
- 母亲诉没有症状

C. 家庭社会情况

- 单亲家庭，母亲是其主要看护人
- 母亲没有汽车，使用公共交通工具
- 患儿有医疗保险

D. 全身病史

- 早产（35周胎龄）
- 目前无过敏史
- 4个月前因感染呼吸道合胞病毒（RSV）患毛细支气管炎
- 感染RSV后住院治疗3天，现在仍有反复喘息

E. 内科会诊

- 联系儿科医生确定呼吸系统健康状态

F. 牙科病史

- 第1次牙科就诊
- 白天一直喝运动型饮料
- 患儿自己刷牙，不用牙膏
- 膝对膝姿势检查时不太配合

G. 口外检查

- 身高和体重符合该年龄段30%人群水平
- 口外检查未见明显异常

H. 口内检查

- 软组织无异常
- 完整乳牙列
- 上颌中切牙有龋洞；未见其他龋洞（图1.4.1）

I. 诊断方法

- 上颌前部殆片

J. 鉴别诊断

- 不需要

K. 诊断和问题小结

诊断

- 低龄儿童龋
- 高度患龋风险

问题小结

- 喝甜饮料
- 家庭口腔卫生保健差
- 对常规牙科治疗不配合
- 因感染RSV而反复喘息

背景信息1

慢性病管理

- 慢性病管理包括龋洞的暂时性处理[例如暂时性充填治疗或非操作性静止治疗（涂布SDF）]，同时家长配合进行家庭预防保健措施
- 抗龋策略，例如饮食咨询、在家使用含氟牙膏刷牙每天2次、频繁的专业涂氟可以预防龋病的进展
- 疾病进展程度和患儿的发育水平影响临床医生的处理建议
- 暂时性充填治疗和龋齿静止治疗可以推延彻底充填治疗的时间，但不是未来没有传统牙科治疗的需要

（AAPD 2018—2019a）

L.综合治疗计划

- 鼓励患儿喝纯水，限制患儿喝运动型饮料
- 口腔卫生指导，让家长用含氟牙膏帮患儿刷牙
- 最近感染RSV而反复喘息，会增加镇静和全身麻醉的风险
- 对龋洞的非操作性治疗是疾病治疗策略的一部分，可以控制疾病的进展直至可以安全实施完善治疗
- 知情同意后，对受累的切牙进行氟化氨银（SDF）的涂布。2周后复查，再次涂布SDF，强化口腔卫生及饮食结构改良指导；3个月后复查，评估龋洞及脱落替换情况

要点1

SDF的使用

- SDF接触皮肤、硬组织表面，例如地板和工作台面等，会造成染色。操作前小心地将1滴SDF放在塑料牙科调料皿内
- 清除龋洞内的大块残渣，让SDF可以直接接触到暴露的牙本质
- 做好隔离，防止SDF和软组织接触
- 加压气枪或棉球轻柔干燥牙面
- 用小毛刷涂布SDF到龋洞内
- 如可以，用棉球将多余的SDF擦掉
- 如可以，涂布完后继续隔湿至少3分钟
- 小心扔弃手套、小毛刷和牙科调料皿

（AAPD 2018—2019b, c）

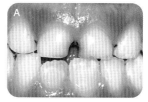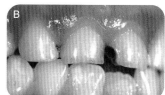

图1.4.2 （A，B）涂布SDF 3个月后的口内像

M. 术后口内像

- 图1.4.2显示在涂布SDF后着色更深了；随着时间的推移，龋洞及脱矿牙体组织的着色会继续加深

N. 预后和讨论

- 低龄儿童龋治疗的预后从很大程度上取决于患儿对家庭保健建议的依从性。鼓励性访谈可以帮助父母做出行为改变，以助于改善患儿的口腔健康状况
- SDF治疗后的牙齿着色是病变静止的成功信号，而不是病变静止的绝对保证
- SDF不能恢复牙齿外形或是功能；龋洞用氟化氨银治疗后通常更不易保持清洁；而且黑色可能引

起患儿对疗效的不满意。因此在条件允许的情况下，还是推荐使用传统的充填体

- RSV是一种常见病毒，但是年幼的儿童感染后发生严重病情的风险较高，有可能继发喘鸣和哮喘。儿童感染RSV者应在接受镇静或全身麻醉前由内科医生治愈

O. 常见并发症和相应治疗计划

- 家长可能对SDF治疗后牙齿变色存在美观考量。如果传统的充填方式不是那么合适，可以考虑用玻璃离子水门汀（GIC）进行过渡充填治疗
- 如果不进行SDF涂布，病变会继续发展，导致牙髓坏死和牙龈脓肿

自学问题

1. 涂布SDF的禁忌证是什么？

2. 在对一个很年幼的孩子涂布SDF时，有哪些步骤可以使毒性的风险最小化？

3. SDF的作用机制是什么？

4. 描述一下鼓励性访谈的内容。

5. 什么样的临床情况最适合进行非操作性治疗而不是彻底的治疗？

（答案在本书最后）

参考文献

[1] American Academy of Pediatric Dentistry. 2018–2019a. Policy on early childhood caries (ECC): unique challenges and treatment options. In: *Clinical Practice Guidelines and Best Practices (Reference Manual). Pediatr Dent* 40:63–4.https://www.aapd.org/research/oral-health-policie-recommendations/early-childhood-caries-unique-challenges-and-treatment-options.

[2] American Academy of Pediatric Dentistry. 2018–2019b. Use of silver diamine fluoride for dental caries management in children and adolescents, including those with special health care needs. In: *Clinical Practice Guidelines and Best Practices (Reference Manual). Pediatr Dent* 40:152–

61.https://www.aapd.org/research/oral-health-policies--recommendations/silver-diamine-fluoride-for-dental-caries-management-in-children-and-adolescents-including-those-with-special-health-care-needs.

[3] American Academy of Pediatric Dentistry. 2018–2019c. Policy on the use of silver diamine fluoride for pediatric dental patients. In: *Clinical Practice Guidelines and Best Practices (Reference Manual). Pediatr Dent* 40:51–4. https://www.aapd.org/research/oral-health-policies--recommendations/use-of-silver-diamine-fluoride-for-pediatric-dental-patients.

[4] Bray KK, Catley D, Voelker MA et al. 2013. Motivational interviewing in dental hygiene education: curriculum modification and evaluation. *J Dent Educ* 77:1662–9.

病例5

低龄儿童龋的过渡充填治疗

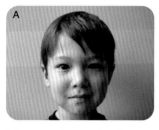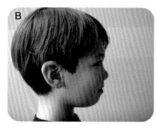

图1.5.1 （A，B）面像

A. 一般情况

- 2岁10个月，亚裔男孩（图1.5.1）

B. 主诉

- 父母发现前牙有棕色的斑点

C. 家庭社会情况

- 排行第2
- 主要看护人是母亲
- 父母已婚
- 父母同时工作，定期进行牙科保健
- 有牙科保险

D. 全身病史

- 未患系统性疾病
- 无过敏史
- 患儿因患中耳炎曾服用过阿莫西林

E. 内科会诊

- 不需要

F. 牙科病史

- 患儿从未进行牙科常规检查

- 父母使用不含氟的牙膏给患儿每天刷牙1次
- 家庭在氟化水源社区居住
- 患儿没有戒掉鸭嘴杯，但不使用奶瓶

G. 口外检查

- 头颈部检查正常
- 体重和身高正常，符合此年龄特征

H. 口内检查

- 软组织正常，小范围牙龈炎
- 16颗牙齿萌出，牙列萌出及咬合符合此年龄特征
- 右上侧切牙、右上中切牙和左上中切牙唇面龋坏（图1.5.2）

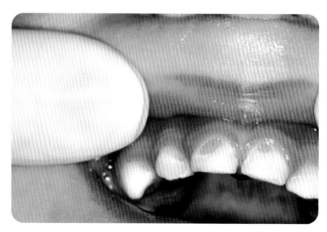

图1.5.2 口内像显示前牙唇面龋坏

I. 诊断方法

- 影像学检查：上颌根尖片或殆片（图1.5.3）
- 龋风险评估工具

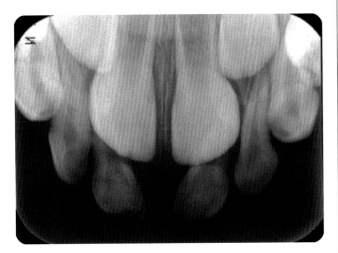

图1.5.3 上颌根尖片

J. 鉴别诊断

- 不需要

K. 诊断和问题小结

诊断

- 右上侧切牙、右上中切牙和左上中切牙牙本质龋

问题小结

- 口腔卫生维护频率低
- 用鸭嘴杯喝果汁
- 不能配合在门诊进行彻底的牙科充填治疗

L. 综合治疗计划

- 口腔卫生指导，如何使用含氟牙膏刷牙
- 饮食分析，建议注意控制蔗糖摄入的频率和量
- 去除龋坏腐质，采用过渡充填治疗（ITR）和玻璃离子水门汀（GIC）进行充填
- 3个月复查，评估充填效果并增强龋齿防护因素
- 行为管理，采用在父母辅助下对患儿进行制动
- 牙齿涂氟

M. 术后口内像

- 注意图1.5.4中牙色的ITR

要点1

ITR的治疗计划

- 只有局限在牙本质未露髓，并存在完整釉质边界的龋齿才适合选择使用ITR
- ITR在单面洞或小的双面洞最容易获得成功（AAPD 2018—2019a, b）

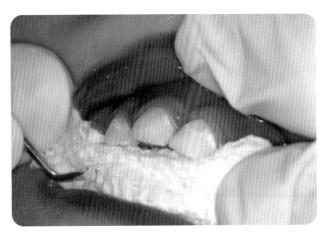

图1.5.4 术后口内像显示治疗完毕的充填体

N. 预后和讨论

- 每天刷牙2次，早上早餐后、晚上睡觉前各一次。刷牙的时间和地点应当纳入家庭的生活模式。因高度患龋风险，刷牙时应使用米粒大小的含氟牙膏，以达到局部效果。刷牙以后不要漱口，以延长氟在口腔中的存留（American Dental Association 2014）

- 应从患儿的饮食中剔除果汁和其他含蔗糖的食物。该年龄段的患儿每天仅需喝6oz（盎司）（1oz ≈ 28.35g）的果汁，且应在吃饭的时候喝

- 这个患儿不可能接受常规门诊牙科治疗。因此，必须进行制动才能完成治疗。患儿的年龄和体重决定了清醒镇静或全身麻醉药物的使用存在风险且成本昂贵。同时，制订的治疗计划可以在安全的制动下进行，最好是父母和医生采取"膝对膝"模式一次治疗完成

背景信息1

过渡充填治疗

- 过渡充填治疗（ITR）用来形容该种治疗方法很恰当，需要进行随访观察和继续治疗。对一些特殊牙齿采用此种方法治疗有时可认为是永久性治疗，则定义为非创伤性或替代性充填技术（ART）
- ITR使用手动器械去除大块龋坏组织，不进行麻醉。窝洞用玻璃离子水门汀（GIC）充填
- ITR用于无法进行传统充填和行为管理的时候
- ITR之后还可以进行常规充填
- 选择使用GIC，因为使用方便，轻微唾液不影响操作，释氟，可以和牙齿结构发生粘接（AAPD 2018—2019a，b）

- 这项技术适合范围小且界限清楚的龋齿。玻璃离子水门汀可以释放氟，同时具备预防和治疗作用，适合于这个病例

O. 常见并发症和相应治疗计划

- ITR类的充填体可能脱落，需要再次充填。这可能是因为腐质未去净，隔湿不充分，患儿动得太厉害。应告知父母这不是彻底的治疗方法，需要密切随诊观察，而且很有可能需要再治疗
- 还可选择镇静或全身麻醉下治疗。因为患儿年龄小，这两种方式风险都较大，但是有时候也可以使用。最简单的治疗就是在有效制动下使用ITR
- 如果家长对美观不在意的话，也可以考虑使用氟化氨银进行非操作性龋齿治疗
- 也可以对牙齿进行完善治疗。如果患儿动得不太剧烈，可在局部麻醉下用手机完全去除腐质。如果隔唾良好，还可使用复合树脂或其他永久充填材料来进行充填

自学问题

1. 3岁以下儿童如何使用含氟牙膏进行刷牙？

2. 玻璃离子水门汀的什么特性使其成为暂封充填的理想材料？

3. 氟保护漆的什么特性使其比传统的氟凝胶和氟泡沫更适合用于这个年龄段的儿童？

4. 制动下进行儿童牙科治疗时需要做哪些完整的记录？

5. 建议减少蔗糖的摄入量时，应向患儿父母介绍蔗糖哪些致龋的特性？

（答案在本书最后）

参考文献

[1] American Academy of Pediatric Dentistry. 2018–2019a. Pediatric Restorative Dentistry. In: *Clinical Practice Guidelines and Best Practices (Reference Manual). Pediatr Dent* 40:330–42. https://www.aapd.org/research/oral-health-policies--recommendations/pediatric-restorative-dentistry.

[2] American Academy of Pediatric Dentistry. 2018–2019b.

Policy on Interim Therapeutic Restorations (ITR). In: *Clinical Practice Guidelines and Best Practices (Reference Manual). Pediatr Dent* 40:58–9. https://www.aapd.org/research oral-health-policies--recommendations/interim-therapeutic-restorations.

[3] American Dental Association Council on Scientific Affairs. 2014. Fluoride toothpaste for young children. *J Am Dent Assoc* 145:190–1.

病例6

低龄儿童龋的全身麻醉下治疗

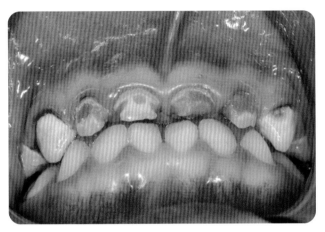

图1.6.1 口内像

A. 一般情况

• 2岁4个月，高加索男孩

• 初诊患儿

B. 主诉

• 母亲诉"我的儿子有坏牙，嘴唇肿起来了"

C. 家庭社会情况

• 患儿上特殊儿童幼儿园

• 父母均40多岁，都有工作

• 没有兄弟姐妹

• 家庭居住在农村

• 母亲是主要看护人，兼职工作

• 中等收入家庭

D. 全身病史

• 唐氏综合征

• 法洛四联症

• 用药：洋地黄

• 抗拒所有口腔卫生维护措施

要点1

唐氏综合征的全身病史

• 彻底了解唐氏综合征的病因、临床表现、全身表现和口腔表现（Bay et al. 2007）。见第9章病例1获得更多唐氏综合征的信息

• 唐氏综合征患儿常见心血管异常。彻底了解相关的心脏病。对于法洛四联症来说，了解心脏手术史、呼吸困难、全身用药、患儿的症状以及哪些活动受限等都是很重要的（Bernstein 2007）

E. 内科会诊

• 咨询心脏病学专家和初级保健医生相关治疗问题。讨论清醒镇静或全身麻醉下治疗的适应证和禁忌证、可替代的药物，以及抗生素治疗以预防感染性心内膜炎

背景信息1

唐氏综合征和法洛四联症

唐氏综合征
- 唐氏综合征是由21–三体导致的遗传性疾病
- 唐氏综合征表现为智力低下、身材矮小、肥胖趋势、免疫紊乱、低位耳、心脏病
- 唐氏综合征的口腔表现有开唇、吐舌、上颌发育不全、牙齿缺失、锥形牙、早期牙周病
- 智力低下，在牙科诊所的行为管理是个问题（Weddell et al. 2016）

法洛四联症
- 法洛四联症的四大病症是主动脉跨位、心房缺损、肺动脉瓣狭窄、右心室肥大
- 法洛四联症为复合型心脏病，可能引入细菌感染的牙科治疗需使用抗生素
  常表现为短暂、不可预测的呼吸困难发作，可以导致皮肤、指甲和嘴唇发紫，会有生命危险。（Bernstein 2007; Wilson et al. 2007）
- 第8章病例1提供更多的先天性心脏病的信息

F. 牙科病史
- 既往无就诊经历
- 饮用水氟化水平适宜
- 高致龋饮食
- 父母每天用含氟牙膏为其刷牙1次

G. 口外检查
- 开口位
- 未发现明显异常

H. 口内检查（图1.6.1）
- 乳牙列
- 咬合：Ⅲ类乳磨牙关系，没有拥挤，Ⅲ类尖牙关系

- 口腔卫生状况差
- 软组织有中度牙龈炎
- 中度菌斑堆积
- 前后牙有龋齿

要点2

唐氏综合征患儿的口腔健康考量
- 注意行为管理方法的选择。唐氏综合征通常会伴有听力障碍，这会使治疗计划变得更复杂
- 先天性心脏病需要抗生素治疗
- 唐氏综合征患儿倾向于口呼吸。这会导致：
  - 唾液流率降低
  - 患龋风险增高
  - 龈炎风险增高
  （Weddell et al. 2016）

I. 诊断方法（图1.6.2）
- 上颌和下颌𬌗片
- 4张后牙象限的根尖片

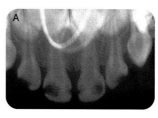
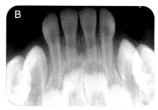
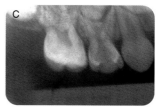
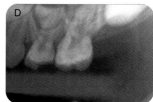
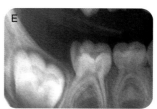
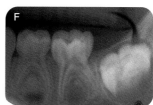

图1.6.2 （A～F）影像学检查显示龋坏

要点3

学龄前儿童的影像学检查

- 美国儿童牙科学会（AAPD）推荐的影像学检查包括根尖片、殆片、咬合翼片（AAPD 2018—2019a）
- 美国牙科学会（ADA）的影像学检查指南与AAPD的相似（ADA 2012）

J. 鉴别诊断

- 不需要

K. 诊断和问题小结

诊断

- 唐氏综合征
- 法洛四联症
- 龋齿

问题小结

- 已患龋提示其患龋风险较高，有特殊健康需要
- 任何牙科治疗都需要使用抗生素
- 可能不配合
- 已患龋

L. 综合治疗计划

- 建立牙科之家
- 牙齿洁治
- 涂布氟保护漆
- 回顾口腔卫生状况（与父母和患儿一起）
- 全身麻醉下充填所有龋齿，因为龋损范围大，无法门诊配合治疗
- 3个月复诊：
  ○ 重新评估患龋风险
  ○ 重新评估口腔卫生状态

要点4

唐氏综合征患儿的龋病管理和治疗

患龋风险

- 根据美国儿童牙科学会龋风险评估工具来评估患儿的风险分类（AAPD 2018—2019b）
- 使用慢性病管理模式来控制龋齿进展

感染性心内膜炎的预防

- 牙科治疗时根据美国心脏病学会（AHA）指南来选择正确的抗生素

行为

- 根据AAPD关于有特殊健康护理需求患儿的管理以及儿童牙科患儿行为管理指南（AAPD 2018—2019c, d）

M. 预后和讨论

- 龋齿的预后不佳，因为口腔卫生状况差，患儿有特殊健康需求。如果口腔卫生状况能改善，并能更频繁地复诊做预防治疗，则预后能改善
- 行为预后不佳，因为综合征的特性，终生智力障碍
- 牙科治疗会持续需要使用抗生素，因为心脏疾病，对感染性心内膜炎高度易感

N. 常见并发症和相应治疗计划

- 如果相同疾病状态的患儿配合牙科治疗，则其行为管理是否有所变化
- 如果不能选择全身麻醉，是否可以选择其他的治疗形式
- 抗生素能否用作预防保健
- 患儿复杂的发绀性心脏病对累及牙髓的严重龋坏乳牙的治疗方案的选择有何影响

自学问题

1. 询问病史时需要对患严重心脏病的患儿提问哪些重要的问题？

2. 还有哪些其他的心脏病需要预防感染性心内膜炎（IE）？

3. 列举唐氏综合征患儿的几种口腔表现。

4. 对这名患儿进行影像学检查时应考虑哪些问题？

5. 根据美国儿童牙科学会的定义，评估龋风险的3种分类是什么？

（答案在本书最后）

参考文献

[1] American Academy of Pediatric Dentistry. 2018–2019a. Prescribing Dental Radiographs for Infants, Children, Adolescents, and Individuals with Special Health Care Needs. In: *Clinical Practice Guidelines and Best Practices (Reference Manual)*. *Pediatr Dent* 40:213–15. https://www.aapd.org/research/oral-health-policies--recommendations/prescribing-dental-radiographs-for-infants-children-adolescents-and-individuals-with-special-health-care-needs

[2] American Academy of Pediatric Dentistry. 2018–2019b. Caries-risk Assessment and Management for Infants, Children, and Adolescents. In: *Clinical Practice Guidelines and Best Practices (Reference Manual)*. *Pediatr Dent* 40:205–12. https://www.aapd.org/research/oral-health-policies--recommendations/caries-risk-assessment-and-management-for-infants-children-and-adolescents

[3] American Academy of Pediatric Dentistry. 2018–2019c. Management of Dental Patients with Special Health Care Needs. In: *Clinical Practice Guidelines and Best Practices (Reference Manual)*. *Pediatr Dent* 40:237–42. https://www.aapd.org/research/oral-health-policies--recommendations/management-of-dental-patients-with-special-health-care-needs

[4] American Academy of Pediatric Dentistry. 2018–2019d. Behavior Guidance for the Pediatric Dental Patient. In: *Clinical Practice Guidelines and Best Practices (Reference Manual)*. *Pediatr Dent* 40:254–67. https://www.aapd.org/research/oral-health-policies--recommendations/behavior-guidance-for-the-pediatric-dental-patient

[5] American Dental Association Council on Scientific Affairs. 2012. Dental Radiographic Examinations. https://www.ada.org/~/media/ADA/Member%20Center/FIles/Dental_Radiographic_Examinations_2012.pdf

[6] Bay CA, Steele MW, Davis HW. 2007. Genetic disorders and dysmorphic conditions. In: *Atlas of Pediatric Physical Diagnosis*, 5th edition. Zitelli BJ, Davis HW (eds). Philadelphia: Elsevier. pp. 9–10.

[7] Bernstein D. 2007. Congenital heart disease. In: *Nelson's Textbook of Pediatrics*, 18th edition. Kliegman RM, Behrman RE, Jenson HB, Stanton BF (eds). Philadelphia: Elsevier. pp. 1906–12.

[8] Weddell JA, Sanders BJ, Jones JE. 2016. Dental Problems of Children with Special Health Care Needs. In: *Dentistry for the Child and Adolescent*, 10th edition. McDonald RE, Avery DR, Dean JA (eds). Philadelphia: Mosby. pp. 513.

[9] Wilson W, Taubert KA, Gevitz M et al. 2007. Prevention of infective endocarditis: guidelines from the American Heart Association. http://circ.ahajournals.org/cgi/reprint/CIRCULA TIONAHA.106.183095

第2章

充填牙科学

Kevin J.Donly

病例1

浅龋的树脂充填（乳磨牙或恒磨牙）

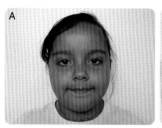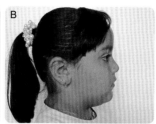

图2.1.1 （A，B）面像

A. 一般情况

- 6岁8个月，西班牙裔女孩（图2.1.1）
- 预约来进行充填治疗

B. 主诉

- 患儿上一次就诊接受了全面的检查，这是她第1次接受充填治疗。母亲诉"孩子牙上有几个小洞"

C. 家庭社会情况

- 患儿上幼儿园
- 参加过游泳和夏令营
- 父母都是研究助理工作
- 中等收入家庭
- 患儿是独生女

D. 全身病史

- 有间断的轻度哮喘，与特殊过敏原相关（见要点1）
- 美国麻醉医师学会（ASA）分级II级
- 用药：因季节性过敏服用顺尔宁®
- 无住院病史；从未因哮喘到急诊室就诊

要点1

哮喘患儿的病史

- 全面了解哮喘的严重程度和控制情况。哮喘相关的临床问题请见第8章病例7
- 需要询问的问题（Graham 2006）：
  - 控制哮喘的用药及使用频率
  - 哮喘发作的频率和严重程度
  - 每次由于哮喘到急诊的就诊经历
  - 患儿出现的症状
  - 患儿有无任何活动的限制
- 根据需要，使用快速缓解药物，包括短效β受体激动剂（如沙丁胺醇）及时解除急性呼吸道梗阻及缓解其他伴随症状。抗哮喘药物用量的增加和一天中服用药物的时间，这些都可能会导致口干，从而增加乳牙的患龋率（Redding and Stoloff 2004; Milano et al. 2006）

E. 内科会诊

- 目前不需要

F. 牙科病史

- 1个月前患儿第1次来牙科就诊
- 在就诊过程中表现良好
- 饮用水氟化水平适宜
- 高致龋性饮食
- 在家长的监督下每天刷牙2次

G. 口外检查（图2.1.1）

- 参照年龄和身高，患儿稍微超重
- 开闭口时下颌稍偏斜

H. 口内检查（图2.1.2）

- 早期混合牙列
- 未脱落的右上乳中切牙轻微松动

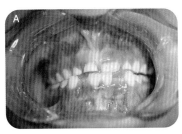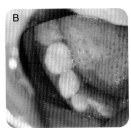

图2.1.2 （A，B）术前口内像

- 咬合：覆盖2mm，覆𬌗5%（和牙齿萌出有关）；下牙弓轻度拥挤；双侧磨牙Ⅰ类关系，尖牙Ⅰ类关系
- 软组织：正常
- 中等量菌斑
- 口腔卫生差
- 右下第一乳磨牙可见邻面龋坏

要点2

影像学检查指南

- 美国儿童牙科学会（AAPD）建议替牙期的初诊患儿应该拍摄后牙咬合翼片（如果后牙邻面有接触）、曲面体层片或有选择性地拍摄根尖片。参考AAPD影像学指南：http://www.aapd.org/media/Policies_Guidelines/E_Radiographs.pdf（AAPD 2018—2019a）
- 美国牙科学会（ADA）也有和AAPD相似的指南
- 与之相反，欧洲儿童牙科学会（EAPD）表示，基础影像学检查应该从5岁后开始，或根据个体的患龋风险评估来决定。他们认为对于健康的、没有症状的儿童，曲面体层片检查不是必需的。参见EAPD影像学指南：http://www.eapd.eu/upload/590A99C0_file.pdf

- 右下第二乳磨牙𬌗面窝沟着色，可疑龋坏。颊沟龋坏

I. 诊断方法

- 2张咬合翼片和1张上颌前牙根尖片显示有邻面龋，一颗乳牙滞留，右上乳侧切牙根方可见X线阻射影像（图2.1.3）
- 由于母亲对放射线的担心，并且没有怀疑有其他病变，本次就诊未拍摄其他X线片
- 患儿复诊时将拍摄曲面体层片，以及上颌前牙根尖片观察右上恒中切牙萌出状况（见要点2）

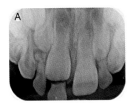

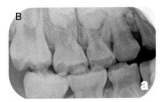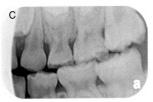

图2.1.3 （A～C）术前X线片

J. 鉴别诊断

- 不需要

K. 诊断和问题小结（见要点3）

诊断

- 轻度哮喘
- 超重
- 龋病
- 右上乳侧切牙根尖区病变

问题小结

- 因哮喘、高致龋性饮食导致的高度患龋风险
- 中量菌斑，且6岁前未进行过牙科检查（根据AAPD龋病风险评估工具，AAPD 2018—2019b）
- 龋病

- 右上乳中切牙滞留以及右上恒中切牙迟萌
- 右上乳侧切牙根尖区病变

要点3

哮喘和肥胖患儿的并发症

- 哮喘患儿需要注意的口腔问题（Steinbacher and Glick 2001）：
  ○ 患儿往往有口呼吸习惯
  ○ 唾液流量少和口干可能增加患龋风险
  ○ 咽喉部刺激
  ○ 口干
  ○ 念珠菌感染
  ○ 牙龈炎
- 肥胖儿童容易出现继发高血压、糖尿病和患龋率增高。必要时需向患儿家长强调正确的饮食习惯和/或转诊（Willerhausen et al. 2007）

L. 综合治疗计划

- 建立牙科之家
- 请外科医生会诊右上乳侧切牙根尖区病变是多生牙还是牙瘤
- 预防性治疗：
  ○ 预防性洁治
  ○ 氟化物涂布
  ○ 治疗前和每次复诊时对患儿和家长进行口腔卫生宣教
  ○ 上颌第一恒磨牙窝沟封闭
- 充填治疗：
  ○ 左下第一恒磨牙（O）树脂充填
  ○ 右上第二乳磨牙（OL）树脂充填
  ○ 左下第二乳磨牙（MO）树脂充填
  ○ 右下第一乳磨牙（DO）树脂充填
  ○ 右下第二乳磨牙（OB）树脂充填
  ○ 右下第一乳磨牙（O）树脂充填
- 观察生长发育状况，特别是右上乳中切牙的脱落

和右上恒中切牙的萌出。考虑正畸咨询。复查时拍曲面体层片观察生长发育状况
- 6个月复查，并且随后每隔6个月复查

M. 治疗

- 局部麻醉：使用含1∶100000肾上腺素的利多卡因36mg进行右侧下颌传导阻滞麻醉［利多卡因最大推荐剂量（MRD）是4.4mg/kg，这个患儿体重35.6kg，她的最大推荐剂量为156.64mg利多卡因］
- 橡皮障隔湿：选用W8A Ivory®号夹子放置在右下第一恒磨牙上进行隔湿，以完成在右下第二乳磨牙上的树脂充填（图2.1.4）

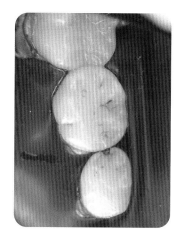

图2.1.4　右下第二乳磨牙术前隔湿

- 窝洞预备：进行保守树脂充填的窝洞预备，不做预防性扩展（见背景信息1和要点4）。窝洞预备局限在龋坏的釉质或牙本质的小范围内。从图2.1.5可以看出龋坏仅限于3个独立的区域：颊点隙和𬌗面的2个区域（Simonsen 1978a, b; 2005）
- 窝洞充填：常规使用37%磷酸进行酸蚀。使用混合填料的复合树脂充填预备好的窝洞。患牙未备洞的区域使用含填料的窝沟封闭剂进行窝沟封闭（图2.1.6）

N. 预后和讨论

- 患儿既往患龋情况提示其预后不佳（Powell 1998），未来可能会发生新的龋坏

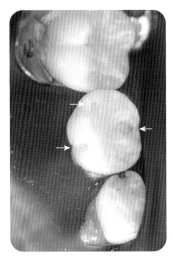

图2.1.5　右下第二乳磨牙窝洞预备。注意在窝洞预备时不包含无龋的窝沟（箭头示）。没有做预防性扩展

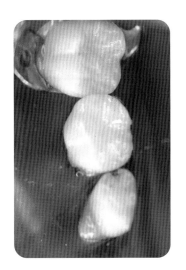

图2.1.6　右下第二乳磨牙充填术后

- 对家长进行宣教、建立牙科之家可以改善患儿的口腔卫生习惯，降低患龋风险

O. 常见并发症和相应治疗计划

- 如果患儿有严重的、未控制住的哮喘，治疗上会有什么不同

- 如果患儿居住于饮水未加氟的地区，治疗措施会有什么不同

- 如果患儿重度超重并且需要镇静下去除可能存在的上颌牙瘤，治疗措施会有什么不同（Baker and Yagiela 2006）

- 如果临床检查时右下第二乳磨牙只有窝沟着色，而没有形成龋洞，是否需要充填治疗

要点4

微创树脂充填

- 微创树脂充填适合于有龋洞，周围窝沟完好但有患龋风险的牙齿
- 优点：
  ◦ 保守的牙体预备设计
  ◦ 良好的隔湿
  ◦ 使用窝沟封闭作为预防手段

（Simonsen 1978a; Simonsen 1978b; Simonsen 1980; Simonsen 1982; Simonsen 2005）

背景信息1

保存牙体组织的重要性

- 银汞是传统的后牙充填材料。早期复合树脂的填料为大的二氧化硅颗粒，填料与充填体内的树脂材料之间没有结合。这些特性导致复合树脂用于牙面主要磨耗部位时极易发生磨损（Bayne et al. 1988）。虽然银汞作为一种有效的充填材料已经使用了近一个世纪（Fuks 2002），但在洞型预备时建议做预防性扩展以将所有的可疑点隙和窝沟全部包含在洞型内

- 微创树脂充填提供了一种保存无龋牙体组织的方法（Donly and Garcia-Godoy 2002, 2015）。由于可以与牙釉质及牙本质粘接，使用粘接树脂基质的复合树脂来恢复因龋坏而被去除的牙体组织时，可以仅去除龋坏的牙体组织。充填后在𬌗面放置窝沟封闭剂，以封闭复合树脂上由于抛光可能造成的表面缺损，和所有未被预备的可疑点隙及窝沟（Simonsen 1980）。窝沟封闭可以预防𬌗面龋的发生

自学问题

1. 如何确认2岁以上儿童是否超重/肥胖？

2. 在预防性树脂充填中（PRR）放置封闭剂的目的是什么？

3. 树脂充填的禁忌证是什么？

4. 在树脂充填治疗时，树脂的磨耗是重要的考虑因素吗？

[1] American Academy of Pediatric Dentistry. 2018–2019a. Prescribing dental radiographs for infants, children, adolescents, and individuals with special health care needs. In: *Clinical Practice Guidelines and Best Practices (Reference Manual). Pediatr Dent* 40:213–15. https://www.aapd.org/research/oral-health-policies--recommendations/prescribing-dental-radiographs-for-infants-children-adolescents-and-individuals-with-special-health-care-needs.

[2] American Academy of Pediatric Dentistry. 2018–2019b. Caries-risk assessment and management for infants, children, and adolescents. In: *Clinical Practice Guidelines and Best Practices (Reference Manual). Pediatr Dent* 40:205–12. https://www.aapd.org/research/oral-health-policies--recommendations/caries-risk-assessment-and-management-for-infants-children-and-adolescents.

[3] Baker S, Yagiela JA. 2006. Obesity: a complicating factor for sedation in children. *Pediatr Dent* 28(6):487–93.

[4] Barlow SE, Bobra SR, Elliott MB, et al. 2007. Recognition of childhood overweight during health supervision visits: does BMI help pediatricians? *Obesity* 15(1):225–32.

[5] Bayne SC, Taylor DF, Roberson TM, et al. 1988. Posterior composite wear factors. *Trans Acad Dent Mater* 1:20–1.

[6] Chinn S. 2006. Definitions of childhood obesity: current practice. *Eur J Clin Nutr* 60(10):1189–94.

[7] Donly KJ, Garcia-Godoy F. 2002. The use of resin-based composite in children. *Pediatr Dent* 24(5):480–8.

[8] Donly KJ, Garcia-Godoy F. 2015. The use of resin-based composite in children: an update. *Pediatr Dent* 37(2):136–43.

[9] Fuks AB. 2002. The use of amalgam in pediatric dentistry. *Pediatr Dent* 24(5):448–55.

[10] Graham LM. 2006. Classifying asthma. *Chest* 130(1 Suppl):13S–20S.

[11] Milano M, Lee JY, Donovan K, Chen JW. 2006. A cross-sectional study of medication-related factors and caries experience in asthmatic children. *Pediatr Dent* 28(5):15–9.

[12] Powell LV. 1998. Caries prediction: a review of the literature. *Community Dent Oral Epidemiol* 26(6):361–71.

[13] Redding GJ, Stoloff SW. 2004. Changes in recommended treatments for mild and moderate asthma. *J Fam Pract* 53(9):692–700.

[14] Simonsen RJ. 1978a. Preventive resin restorations (I). *Quintessence Int Dent Dig* 9(1):69–76.

[15] Simonsen RJ. 1978b. Preventive resin restorations (II). *Quintessence Int Dent Dig* 9(2):95–102.

[16] Simonsen RJ. 1980. Preventive resin restorations: three-year results. *J Am Dent Assoc* 100(4):535–9.

[17] Simonsen RJ. 1982. Preventive resin restoration. Innovative use of sealants in restorative dentistry. *Clin Prev Dent* 4(4):27–9.

[18] Simonsen RJ. 2005. Preventive resin restorations and sealants in light of current evidence. *Dent Clin North Am* 49(4):815–23.

[19] Steinbacher DM, Glick M. 2001. The dental patient with asthma. An update and oral health considerations. *J Am Dent Assoc* 132(9):1229–39.

[20] Willerhausen B, Blettner M, Kasaj A, Hohenfellner K. 2007. Association between body mass index and dental health in 1,290 children of elementary schools in a German city. *Clin Oral Investig* 11(3):195–200.

病例2

Ⅱ类洞玻璃离子水门汀充填

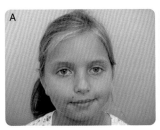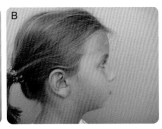

图2.2.1　（A，B）面像

A. 一般情况

- 5岁6个月，高加索女孩（图2.2.1）
- 初诊患儿

B. 主诉

- 母亲诉"女儿需要牙科检查"

C. 家庭社会情况

- 患儿上幼儿园
- 一个7岁的哥哥，与母亲一起生活
- 母亲是主要看护人，并有全职工作
- 低等收入家庭

D. 全身病史

- 患儿没有心血管、肺部、消化系统、肝、肾，以及生殖系统疾病或发育异常
- 无服药史
- 美国麻醉医师学会（ASA）分级Ⅰ级

E. 内科会诊

- 目前不需要

F. 牙科病史

- 患儿从未看过牙医

- 氟化水源地区
- 中度致龋性饮食，包括碳酸饮料
- 每天刷牙1次，无人监督

G. 口外检查

- 未见明显异常

H. 口内检查（图2.2.2）

- 乳牙列
- 咬合：覆盖2mm，覆𬌗75%；前后牙咬合紧密
- 乳磨牙末端平面近中阶梯，尖牙Ⅰ类关系
- 软组织：正常

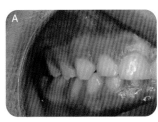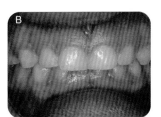
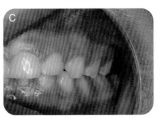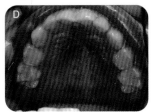
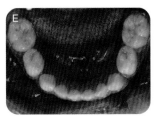

图2.2.2　（A~E）术前照片

- 中量菌斑
- 口腔卫生差
- 殆面着色，未见脱矿或龋洞

要点1

替牙列影像学检查指南

美国儿童牙科学会（AAPD）建议初诊的替牙列患儿应拍摄后牙咬合翼片（如果后牙邻面有接触）、曲面体层片或有选择性地拍根尖片。参见影像学指南：http://www.aapd.org/media/Policies_Guidelines/E_Radiographs.pdf（AAPD 2018—2019a）

- 美国牙科学会（ADA）也有和AAPD相似的指南

I. 诊断方法

- 2张咬合翼片显示有邻面龋，右上第一乳磨牙（DO）、左上第一乳磨牙（DO）、左上第二乳磨牙（MO）、左下第一乳磨牙（DO）（图2.2.3；见要点1）

J. 鉴别诊断

- 不需要

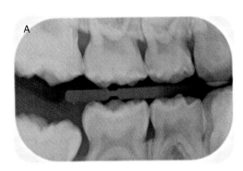

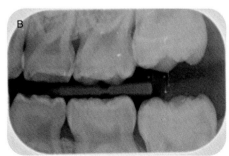

图2.2.3 （A，B）术前咬合翼片

K. 诊断和问题小结

诊断

- 龋病
- 需要改善口腔卫生状况

问题小结

- 由于饮食、口腔卫生习惯以及目前口内龋坏情况，患儿为中度患龋风险（AAPD龋风险评估工具，AAPD 2018—2019b）
- 广泛菌斑堆积
- 未参加牙科之家

要点2

充填材料的合理选择

- 本例患儿的近中殆面龋坏采用 II 类洞树脂改良型玻璃离子水门汀充填。因为患牙隔湿困难，且患儿中度患龋风险，因此选择了树脂改良型玻璃离子水门汀而不是复合树脂进行充填。唾液污染会影响牙-树脂界面的粘接强度，导致复合树脂充填失败。玻璃离子水门汀在有轻度污染的情况下也能发生化学固化。在中度患龋风险的患儿，玻璃离子水门汀释放的氟可以起到抑制充填体边缘牙体组织脱矿的作用。根据儿童充填牙医学共识会议，树脂改良型玻璃离子水门汀可以有效地用于乳牙 II 类洞充填（AAPD 2002）

L. 综合治疗计划

- 建立牙科之家
- 预防性洁治
- 氟化物涂布（5%氟保护漆涂布）
- 对患儿和家长进行口腔卫生宣教
- 建议使用牙线
- 充填龋坏牙。包括右上第一乳磨牙（DO）、左上第一乳磨牙（DO）、左上第二乳磨牙（MO）、左下第一乳磨牙（DO）：
  ○ 左上第二乳磨牙近中殆面龋：使用树脂改良型玻璃离子水门汀充填（见要点2）

○ 左上第一乳磨牙远中𬌗面龋：使用树脂改良型玻璃离子水门汀充填（见背景信息1）

• 预防计划：

○ 3个月复查，再次评估口腔卫生情况和患龋风险

○ 建议使用再矿化产品，例如含无定型磷酸盐的产品

背景信息1

Ⅱ类洞树脂改良型玻璃离子水门汀充填

• Ⅱ类洞树脂改良型玻璃离子水门汀充填非常有效。使用330车针去腐，制备一般的盒型洞形，轴壁预备至龋坏累及的牙本质部位。颊舌侧壁轻度向𬌗方聚拢，向𬌗面扩展制备鸠尾。与单纯的盒型相比，这样做可以增加玻璃离子水门汀的体积以防止折断。由于树脂改良型玻璃离子水门汀的脆性和抗压强度，因此制备圆钝洞缘十分重要

• 充填前应用树脂处理剂可以加强玻璃离子水门汀和窝洞的粘接强度。在充填过程中，牙齿应尽可能地隔湿以防止唾液污染，否则唾液将冲走酸碱化学固化所需要的铝离子。最大限度地保留铝离子可以提高材料的抗压强度

• 充填完成并抛光后，应在充填体表面涂布树脂粘接剂。这样做也是让固化反应中未结合的铝离子能保留在充填体表面，使得在其后24小时持续反应过程中可以继续被吸收

（AAPD 2002; Burgess et al. 2002; Donly and Garcia-Godoy 2002; Waggoner and Nelson 2019）

M. 治疗（图2.2.4～图2.2.7）

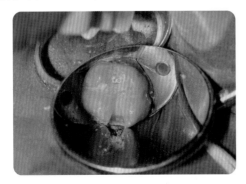

图2.2.4　左上第二乳磨牙隔湿后，进行近中𬌗面预备，并制备𬌗面鸠尾

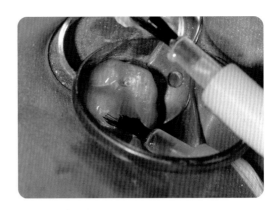

图2.2.5　应用处理剂

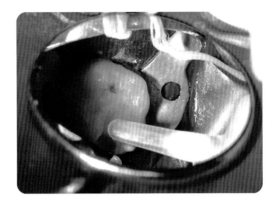

图2.2.6　树脂改良型玻璃离子水门汀充填

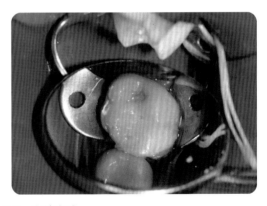

图2.2.7　充填完成

N. 预后和讨论

• 由于中度致龋性饮食和不理想的口腔卫生情况，患儿有中度患龋风险。减少碳酸饮料的摄入和加强口腔卫生维护能改善预后。对于低度到中度患龋风险，并能够很好地接受口腔卫生指导的患儿，Ⅱ类洞充填体的预后好

O. 常见并发症和相应治疗计划

• 如果患儿被确定为高度患龋风险，则更适合使用

预成冠。另外，如果龋坏累及牙髓，需要行根管治疗时，则应选择预成冠。相反的，如果患儿口腔卫生情况很好，且可以很好地隔湿，则可以选择树脂材料充填

自学问题

1. 下列哪种情况不适合树脂改良玻璃离子水门汀充填?

①低患龋风险儿童

②中患龋风险儿童

③高患龋风险儿童

2. 乳牙Ⅱ类洞的邻面洞壁应该预备成

①聚拢

②平行

③敞开

3. 乳磨牙Ⅱ类洞的洞缘应该预备成

①0.5mm斜面

②1mm斜面

③2mm斜面

④不预备斜面

4. 在树脂改良型玻璃离子水门汀充填前涂布处理剂

①增加玻璃离子水门汀的抗压强度

②增加与牙体组织的粘接强度

③减小玻璃离子水门汀的渗透性

5. 玻璃离子固化反应持续

①5分钟

②10分钟

③1小时

④24小时

（答案在本书最后）

参考文献

[1] American Academy of Pediatric Dentistry. 2018–2019a. Prescribing dental radiographs for infants, children, adolescents, and individuals with special health care needs. In: *Clinical Practice Guidelines and Best Practices (Reference Manual). Pediatr Dent* 40:213–15. https://www.aapd.org/research/oral-health-policies–recommendations/prescribing-dental-radiographs-for-infants-children-adolescents-and-individuals-with-special-health-care-needs.

[2] American Academy of Pediatric Dentistry. 2018–2019b. Caries-risk assessment and management for infants, children, and adolescents. In: *Clinical Practice Guidelines and Best Practices (Reference Manual). Pediatr Dent* 40:205–12. https://www.aapd.org/research/oral-health-

policies--recommendations/caries-risk-assessment-and-management-for-infants-children-and-adolescents.

[3] American Academy of Pediatric Dentistry. 2002. Pediatric restorative dentistry consensus conference. *Pediatr Dent* 24(5):374–6.

[4] Burgess JO, Walker R, Davidson JM. 2002. Posterior resin-based composite: review of the literature. *Pediatr Dent* 24(5):465–79.

[5] Donly KJ, García-Godoy F. 2002. The use of resin-based composite in children. *Pediatr Dent* 24(5):480–8.

[6] Waggoner WF, Nelson T. 2019. Restorative Dentistry for the Primary Dentition. In: *Pediatric Dentistry: Infancy through Adolescence*, 6th edition. Nowak A, et al. (eds). Philadelphia: Elsevier.

病例3

Ⅱ类洞树脂充填

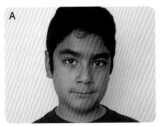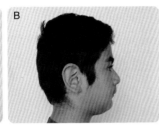

图2.3.1 （A，B）面像

A. 一般情况

- 7岁6个月，西班牙裔男孩（图2.3.1）
- 复查

B. 主诉

- 母亲诉"他来做牙科检查，并且发现牙齿上有洞"

C. 家庭社会情况

- 患儿上一年级
- 患儿是独生子
- 父母已婚
- 父亲有自己的管道公司；母亲帮助经营
- 中等收入家庭

D. 全身病史

- 2004年12月曾患轮状病毒感染，因脱水入院2天，无并发症
- 没有持续用药史
- 美国麻醉医师学会（ASA）分级Ⅰ级

E. 内科会诊

- 目前不需要

F. 牙科病史

- 口腔卫生习惯一般（每天刷牙2次，监督下刷牙，使用牙线）
- 氟化水源，使用含氟牙膏
- 高度致龋性饮食
- 6个月前因治疗不配合未能完成上次治疗。父母选择延期治疗

G. 口外检查

- 正常

H. 口内检查

- 软组织正常
- 中量菌斑
- 口腔卫生一般
- 混合牙列早期
- 左上恒侧切牙已萌出，全部第一恒磨牙已萌出
- 咬合：磨牙Ⅰ类关系，间隙可，覆盖1mm，覆𬌗10%

> **要点1**
>
> **替牙列影像学检查指南**
>
> - 美国儿童牙科学会（AAPD）建议初诊的替牙列患儿应拍摄后牙咬合翼片（如果后牙邻面有接触）、曲面体层片、或有选择性地拍根尖片。参见影像学指南：http://www.aapd.org/media/Policies_Guidelines/E_Radiographs.pdf (AAPD 2018—2019a)
> - 美国牙科学会（ADA）也有和AAPD相似的指南

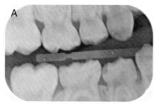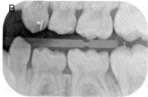
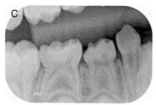

图2.3.2　（A~C）术前X线片

I. 诊断方法（见要点1）

- 2张咬合翼片以及1张右下颌根尖片（为了观察右下第一乳磨牙是否存在牙髓或根分歧病变）（图2.3.2）
- 可能会在将来复诊时拍曲面体层片

J. 鉴别诊断

- 不需要

K. 诊断和问题小结

诊断

- 龋病

问题小结

- 高度患龋风险
- 口腔卫生习惯一般
- 饮食习惯差
- 不规律到牙科诊所就诊

L. 综合治疗计划

- 建立牙科之家
- 制订家庭及门诊预防计划
- 预防性清洁和氟化物涂布
- 建议治疗计划：
  - 所有第一恒磨牙进行窝沟封闭
  - 右上第二乳磨牙（MO）树脂充填
  - 右上第一乳磨牙（DO）树脂充填
  - 左上第一乳磨牙（DO）可能行牙髓切断术加预成冠

- 右下第一乳磨牙（DO）可能行牙髓切断术加预成冠

M. 治疗

局部麻醉

- 含1∶100000肾上腺素的2%利多卡因
- 儿童剂量为4.4mg/kg或2mg/lb

橡皮障隔湿

- 用14号夹子，放置在右上第一恒磨牙上，使用单独的孔隔离需要治疗的右上第二乳磨牙（图2.3.3）

窝洞预备

- 窝洞预备类似改良银汞充填Ⅱ类洞型
- 使用330车针，洞型有以下要求：
  - 先预备邻面盒型，车针沿颊舌向钟摆式移动
  - 一旦与邻牙的龈方接触点被破坏，应检查龈缘宽度是否大于拾缘宽度
  - 去腐后，轴髓线角应圆钝，拾面扩展制备洞缘带斜面的鸠尾
  - 邻面洞预备时应不超过线角，如果超过则建议使用预成冠
  - 使用T-band成型系统，将成型片包住患牙，在邻面用楔子固定成型片（图2.3.4）

充填

- 放好成型片和楔子之后，用35%~40%磷酸处理牙面15~30秒（图2.3.5）
- 冲洗20秒并吹干
- 涂布牙本质粘接剂，严格根据厂家说明书使用（图2.3.6）

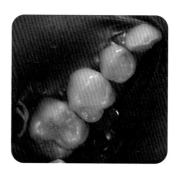

图2.3.3　橡皮障隔湿

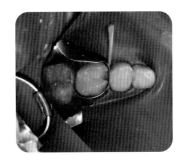

图2.3.4　洞型预备和上成型片

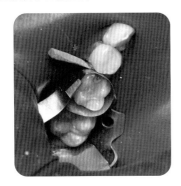

图2.3.5　磷酸酸蚀

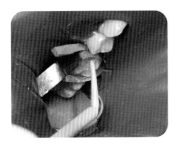

图2.3.6　涂布牙本质粘接剂

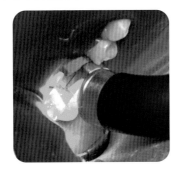

图2.3.7　光照固化

- 逐层充填树脂，每次不超过2mm。树脂逐层固化会减少聚合收缩，并且保证聚合反应最完全（图2.3.7）

抛光

- 如需要，使用金刚砂车针修整𬌗面解剖形态（图2.3.8）

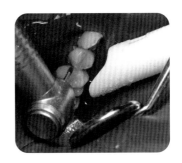

图2.3.8　调𬌗抛光

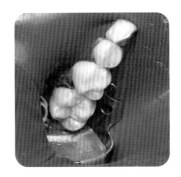

图2.3.9　充填完成

- 使用抛光钻抛光
- 涂布窝沟封闭剂以减少𬌗面磨耗并封闭充填体。再次光照还可以帮助复合树脂获得最大聚合反应（图2.3.9）

N. 预后和讨论

- 理想情况下，右上第一恒磨牙的窝沟封闭和右上第一乳磨牙的树脂充填在此次就诊时也可完成，但患儿的配合程度不允许进一步治疗
- 本病例中，树脂充填取代了金属预成冠，因为病损较小且患儿配合程度一般。该患儿有高度患龋风险。但是，在逐步有效地强调了口腔卫生、定期复诊和良好的饮食习惯的重要性，以及建立牙科之家之后，决定选择复合树脂充填治疗（见要点1~要点3）

O. 常见并发症和相应治疗计划

- 如果患儿的配合度很差，使得患牙的隔湿和Ⅱ类洞的充填很困难，则可以选择预成冠或者玻璃离子水门汀充填（GIC）

要点2

充填材料选择指南

- AAPD对于复合树脂充填的适应证和禁忌证有以下建议（AAPD 2018—2019b）

适应证

- 小的窝沟点隙龋，适合做预防性树脂充填的乳牙或恒牙
- 累及牙本质的𬌗面龋
- 乳牙Ⅱ类洞，不超过邻面线角
- 恒牙Ⅱ类洞，累及邻面颊舌径的1/3～1/2
- 乳恒牙Ⅲ类洞、Ⅳ类洞、Ⅴ类洞
- 乳恒牙列透明冠修复

禁忌证

- 不能良好隔湿的患牙
- 乳后牙大面积累及多个牙面的龋齿充填
- 高度患龋风险的患儿，有多发龋坏和/或脱矿，口腔卫生差，并且无法保证定期复查

要点3

材料选择的基本原则

- 这个患儿的近中𬌗面龋坏进行了Ⅱ类洞复合树脂充填。如果患儿是中度患龋风险，同时患牙隔湿困难，那么应当选择树脂增强型GIC而不是树脂充填。唾液污染会减弱牙/树脂界面的粘接，从而导致后续树脂充填的失败。GIC在轻度污染的情况下仍然可以化学固化。在这名中度患龋风险的患儿，GIC释放的氟可以帮助抑制充填体边缘的牙齿脱矿。根据儿童充填牙医学共识会议，乳牙使用树脂改良型GIC进行Ⅱ类洞充填效果良好（AAPD 2002）

自学问题

1. 乳牙洞型预备时，洞缘是否要预备斜面？

2. 乳牙Ⅱ类洞洞型预备时是否要预备固位沟？

3. 如果洞型预备扩展超过线角，应该如何修复患牙？

4. 乳牙应该酸蚀多长时间？

5. Ⅱ类洞树脂充填是否应该在调𬌗抛光后再次光照？

（答案在本书最后）

参考文献

[1] American Academy of Pediatric Dentistry. 2002. Pediatric restorative dentistry consensus conference. *Pediatr Dent* 24:374–6.

[2] American Academy of Pediatric Dentistry. 2018–2019a. Prescribing dental radiographs for infants, children, adolescents, and individuals with special health care needs. In: *Clinical Practice Guidelines and Best Practices (Reference Manual)*. *Pediatr Dent* 40:213–15. https://www.aapd.org/research/oral-health-policies--recommendations/prescribing-dental-radiographs-for-infants-children-adolescents-and-individuals-with-special-health-care-needs.

[3] American Academy of Pediatric Dentistry. 2018–2019b. Caries-risk assessment and management for infants, children, and adolescents. In: *Clinical Practice Guidelines and Best Practices (Reference Manual)*. *Pediatr Dent* 40:205–12.https://www.aapd.org/research/oral-health-policies--recommendations/caries-risk-assessment-and-management-for-infants-children-and-adolescents.

病例4

Ⅴ类洞玻璃离子水门汀充填

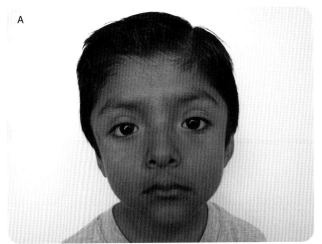

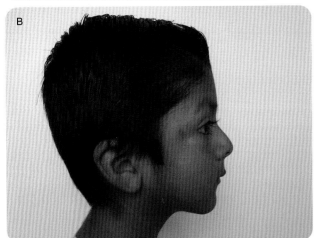

图2.4.1　（A，B）面像

A. 一般情况

- 3岁8个月，男孩（图2.4.1）
- 初诊牙科检查

B. 主诉

- 患儿父母诉"担心前牙的变色是龋坏"

C. 家庭社会情况

- 患儿上学前班
- 喜欢和他的朋友以及妹妹玩儿
- 父母已婚，都有自己的工作

D. 全身病史

- 不需要

E. 内科会诊

- 目前不需要

F. 牙科病史

- 第1次牙科就诊
- 氟化水源（0.7ppm）
- 自己刷牙
- 高度致龋性饮食
- 父母不认为患儿能配合治疗

G. 口外检查

- 正常

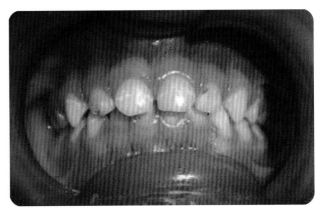

图2.4.2　术前照片

H. 口内检查（图2.4.2）

- 中量菌斑
- 轻度牙龈炎
- 完整乳牙列
- 右上乳侧切牙（FIL）和左上乳侧切牙（F）龋坏
- 乳中切牙唇面脱矿
- 咬合：双侧磨牙末端平面近中阶梯关系，尖牙 I 类关系，中线正，覆盖2mm，覆𬌗90%

I. 诊断方法

- 拍摄上前牙区根尖片（2号胶片）（图2.4.3）
- 没有拍咬合翼片，因为邻面没有接触，视诊没有发现龋坏（AAPD 2018—2019a）

J. 鉴别诊断

- 不需要

K. 诊断

- 低龄儿童龋（ECC）

L. 综合治疗计划

- 右上乳侧切牙（FIL）树脂充填
- 左上乳侧切牙（F）树脂改良型玻璃离子（RMGI）充填（见背景信息1）

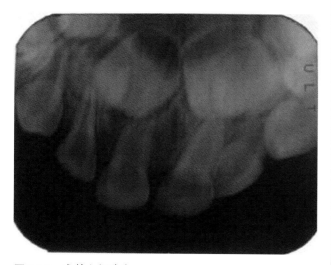

图2.4.3　术前上颌𬌗片

- 上颌乳中切牙唇面脱矿，给予处方再矿化药物，例如含有无定型磷酸钙盐的产品
- 预防计划：
  - 3个月定期牙科检查
  - 口腔卫生宣教
  - 饮食指导
  - 使用含氟牙膏并饮用氟化水

要点1

预估治疗难度

- 由于患儿年龄小以及父母的预期，均显示其配合程度可能较低
- 因为邻面龋坏达龈下，患牙隔湿困难

M. 左上乳侧切牙的充填治疗

- 使用树脂改良型玻璃离子（RMGI）充填（AAPD 2018—2019b）（见要点1和要点2）

N. 预后

- 这个部位保持不再发生龋坏的可能性大，因为充填材料具有释氟的特性可以减少继发龋的发生
- 充填体保存的预期成功率很高，因为充填体并不承受大的咬合力，并且和牙体组织有化学粘接

O. 相应治疗计划

- 过渡充填治疗（ITR）
- 不使用局部麻醉的低侵入性充填技术（见要点3）
- 用手工器械大致去腐（挖匙和刮刀）
- 使用慢速手机、轻柔压力以改善洞型
- 充填材料多选用玻璃离子水门汀或RMGI

要点2

V类洞的预备（图2.4.4）

- 使用笑气镇静进行行为管理
- 本患儿不需要局部麻醉
- 使用棉卷隔湿是合适的
- 洞缘线呈肾形，沿病损扩展以提供固位
- 330碳合金钻针或金刚砂车针备洞
- 使用慢速球钻去腐
- 洞型预备的洞缘角必须预备成90°（圆钝边缘）

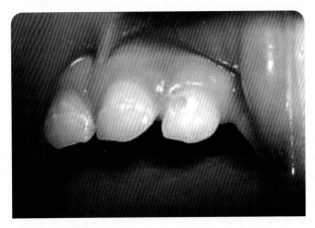

图2.4.4　V类洞的预备

树脂改良玻璃离子（RMGI）充填

- 如需要可放排龈线
- 充分混合粉液，严格按照说明书，并放入输送器头内
- 按说明书的建议对牙本质进行预处理（根据不同的品牌）
- 注射混合好的树脂改良型玻璃离子水门汀注入窝洞，使用手动器械去掉多余的部分
- 器械可轻蘸粘接剂，防止玻璃离子粘器械而将充填材料带出窝洞。同时还可以降低充填体表面的粗糙度
- 修形并去除多余的材料
- 光固化40秒，光源离材料越近越好，但不要接触材料

RMGI的抛光

- 如果以上步骤均正确完成，可以不用抛光
- 使用抛光钻很低速进行抛光，以降低粗糙度
- 树脂改良型玻璃离子水门汀最后应该在充填体表面涂一层无填料的树脂粘接剂

背景信息1

树脂改良型玻璃离子水门汀特性

- 和釉质及牙本质化学粘接
- 释氟
- 满足一定的美观效果
- 和复合树脂相比，对隔湿的敏感度较低

V类洞玻璃离子水门汀充填适应证

- 难以隔湿的患牙（和复合树脂相比，对潮湿的敏感度较低）
- 患儿配合程度差（操作简单迅速）
- 用于中度患龋风险的患儿（释氟）

（Croll and Nicholson 2002; Berg 2002; Berg and Croll 2015; Waggoner 2015）

要点3

过渡性充填治疗技术的适应证

- 不配合、计划不使用药物进行行为管理的患儿
- 特殊患儿
- 过渡性充填以控制龋病
- 其他充填材料不适用的情况（AAPD 2018—2019c）

自学问题

1. RMGI的特性是什么?

2. Ⅴ类洞玻璃离子水门汀充填的适应证是什么?

3. ITR的适应证是什么?

4. RMGI充填体应该如何调殆抛光?

（答案在本书最后）

参考文献

[1] American Academy of Pediatric Dentistry. 2018–2019a. Prescribing dental radiographs for infants, children, adolescents, and individuals with special health care needs. In: *Clinical Practice Guidelines and Best Practices (Reference Manual). Pediatr Dent* 40:213–15. https://www.aapd.org/research/oral-health-policies--recommendations/prescribing-dental-radiographs-for-infants-children-adolescents-and-individuals-with-special-health-care-needs.

[2] American Academy of Pediatric Dentistry. 2018–2019b. Pediatric restorative dentistry. In: *Clinical Practice Guidelines and Best Practices (Reference Manual). Pediatr Dent* 40:330–42. https://www.aapd.org/research/oral-health-policies--recommendations/pediatric-restorative-dentistry.

[3] American Academy of Pediatric Dentistry. 2018–2019c. Policy on interim therapeutic restorations (ITR). In: *Clinical Practice Guidelines and Best Practices (Reference Manual). Pediatr Dent* 40:58–9. https://www.aapd.org/research oral-health-policies--recommendations/interim-therapeutic-restorations.

[4] Berg JH. 2002. Glass ionomer cements. *Pediatr Dent* 24(5):430–8.

[5] Berg JH, Croll TP. 2015. Glass ionomer restorative cement systems: an update. *Pediatr Dent* 37(2):116–24.

[6] Croll TP, Nicholson JW. 2002. Glass ionomer cements in pediatric dentistry: review of the literature. *Pediatr Dent* 24(5):423–9.

[7] Waggoner WF. 2015. Restoring primary anterior teeth: update for 2014. *Pediatr Dent* 37(2):163–70.

病例5

V类洞树脂充填

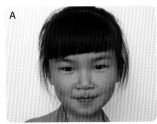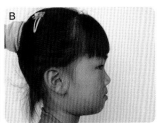

图2.5.1 （A，B）面像

A. 一般情况

- 4岁10个月，亚裔女孩（图2.5.1）
- 初诊患儿

B. 主诉

- 患儿母亲诉"我女儿需要进行口腔检查，但是她很紧张"

C. 家庭社会情况

- 学龄前儿童
- 和母亲一起生活
- 有1个姐姐（6岁）
- 母亲是主要看护人，全职工作
- 低等收入家庭

D. 全身病史

- 患儿出生时有低血糖症，住院观察（见要点1）
- 无药物治疗史
- 无明确疾病和过敏史

E. 内科会诊

- 目前不需要

F. 牙科病史

- 在本次就诊之前患儿已经超过2年没有看过牙医
- 患儿对牙科检查感到恐惧和焦虑
- 饮用水氟化水平适宜
- 中等致龋饮食，包括每天一杯半果汁
- 无监督情况下每天刷2次

要点1

低血糖症

- 全面了解低血糖症：
  - 最近一次低血糖症发作是什么时候，低血糖症是否引起任何的并发症
  - 患儿是否进行了特殊饮食或者限制饮食
- 治疗过程中是否对控制低血糖的发生进行了准备：
  - 如果患儿意识清醒，可以通过进食蛋糕糖霜来获得碳水化合物。如果口服碳水化合物无效，则需要进行医疗救助。如果患儿为无意识状态，可以通过静脉导管给予50%葡萄糖。但如果不能开放静脉，则可肌注胰高血糖素（Malamed 2000）

G. 口外检查（图2.5.1）

- 未见明显异常

H. 口内检查（图2.5.2）

- 乳牙列

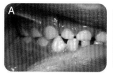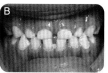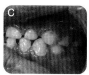
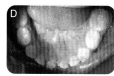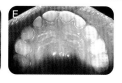

图2.5.2 （A~E）术前像

- 下颌乳中切牙即将脱落
- 咬合：覆盖1mm，覆𬌗10%；前牙散在间隙，后牙紧密接触；正中间隙2mm；乳磨牙近中阶梯关系，Ⅰ类尖牙关系（见要点2）
- 软组织：正常
- 中度菌斑堆积
- 口腔卫生状况差
- 多发性龋损

I. 诊断方法

- 参考美国儿童牙科学会影像学指南（AAPD 2018—2019a）
- 2张咬合翼片（图2.5.3）
- 上颌前牙、下颌前牙根尖片（图2.5.4）
- X线片显示多发性龋损

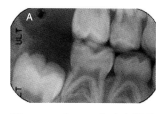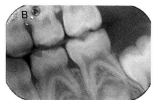

图2.5.3 （A，B）咬合翼片

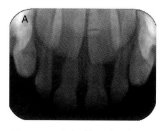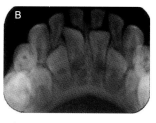

图2.5.4 上颌前牙（A）和下颌前牙（B）X线片

J. 鉴别诊断

- 不需要

K. 诊断和问题小结

诊断

- 多发龋
- 口腔卫生差

问题小结

- 致龋性饮食、口腔卫生状况差以及患龋史导致患儿成为患龋高风险
- 广泛的菌斑堆积
- 未参加牙科之家

要点2

正畸评估

- 错𬌗——乳牙列的正畸评估：
  - 确认所有牙齿数目和大小是否有异常
  - 确认前牙和后牙是否存在反𬌗现象
  - 记录现有的口腔习惯及其引起的骨骼和牙齿并发症

（AAPD 2011—2012b）

L. 综合治疗计划

- 建立牙科之家，降低对牙科治疗的焦虑
- 预防计划：
  - 预防性洁治
  - 氟化物的应用（使用5%氟保护漆）（见要点3）
  - 与家长和患儿一起评估口腔卫生状况
  - 建议使用牙线
- 3个月复查：
  - 再次评估口腔卫生状况和患龋风险
- 充填龋坏牙（见要点4）：
  - 左上乳尖牙——唇面龋坏：树脂充填
  - 右上第一乳磨牙——远中龋坏：不锈钢冠
  - 针对焦虑的行为管理：推荐使用笑气/氧气
- 对于早期龋损应尝试使用含有非结晶磷酸钙再矿化产品进行再矿化：
  - 右上第二乳磨牙——近中早期龋损

○ 左下第二乳磨牙——近中早期龋损

○ 左下第一乳磨牙——远中早期龋损

○ 右下第二乳磨牙——近中早期龋损

M. 治疗

- 治疗（见背景信息1）：

  ○ 局部麻醉：使用含1∶100000肾上腺素的36mg
    利多卡因进行局部麻醉

  ○ 橡皮障隔湿：橡皮障夹置于左上第二乳磨牙上进
    行隔湿（图2.5.5～图2.5.8）

- 通过笑气镇静和告知–演示–操作方法进行行为管理

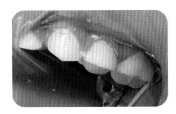

图2.5.5　橡皮障隔湿

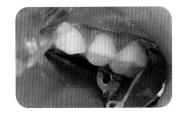

图2.5.6　涂布粘接剂

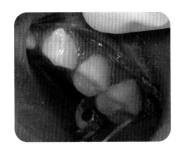

图2.5.7　充填树脂

N. 预后和讨论

- 由于患儿的中度致龋饮食和不良口腔卫生状况使
  得龋病的远期预后较差。可以通过实施推荐的预
  防计划来改进预后。需要努力降低患儿对牙科治
  疗的焦虑以逐渐摆脱对笑气的依赖，使牙科治疗
  建立在一个舒适的水平

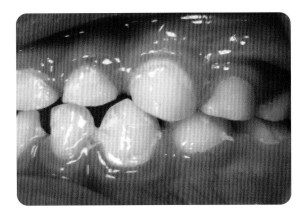

图2.5.8　充填完成

要点3

氟保护漆

- 由于患儿年纪小，且具有患龋高风险，故可以
  使用氟保护漆。氟保护漆可以替代传统的针对
  龋活跃学龄前儿童的局部涂氟治疗。氟保护漆
  可以在预防性洁治后使用，也可以借助牙线通
  过紧密的接触区（Soxman 2005）。其使用简
  单，并且可以促进再矿化。对五5以下儿童进
  行每年1次，连续3年的氟保护漆涂布是有效的
  （Featherstone 2006）

要点4

充填材料的选择

- 本病例中患儿的Ⅴ类洞使用复合树脂进行充
  填。其选择是因为树脂的美观性和耐磨性。复合
  树脂具有不同的颜色和透明度，以及很好的物理
  性能和机械性能（Waggoner and Nelson 2005）

- 根据2002年在得克萨斯州圣安东尼奥举行的
  儿童修复牙医学共识会议，乳牙Ⅴ类洞可以使
  用复合树脂进行充填。但是，充填过程中牙齿
  需要进行严密的隔湿以防止唾液污染（AAPD
  2002）。这在2015年的AAPD上再次进行了推
  荐（Donly and Garcia–Godoy 2015; Waggoner
  2015）

O. 常见并发症和相应治疗计划

- 针对患儿龋坏的治疗计划是否应该更激进

- 每天使用含氟漱口水对于早期病损的再矿化有效吗

- 如果患儿居住在非氟化水源社区，治疗方法是否有不同

背景信息1

V类洞复合树脂充填

- V类洞充填通常出现在尖牙唇面。应该使用330车针去除龋坏组织直达牙本质层。之后车针向侧方移动进入牙本质和釉质层制备洞壁。髓壁应该为凸形，与外部釉质的表面形态一致。侧壁应该稍微外敞接近邻面，以免出现无基釉。之后在整个洞缘制备小斜面（Waggoner and Nelson 2019; Waggoner 2005）。制备洞缘的釉质斜面与牙骨质/牙本质相接，可以增加树脂固位

- 此外，必须通过一些临床操作实现树脂与牙体组织的粘接。将耐水处理剂涂布于牙本质，使其渗入酸蚀后形成的胶原间空隙内以增加机械固位力。之后再将疏水粘接剂涂布于湿润的牙本质表面。这样粘接剂便可将处理剂和复合树脂粘接在一起（Berg 1998）。之后树脂可以进行打磨和抛光

- 如果之前使用氟化胺银静止龋损进展，这对牙本质粘接并没有不良影响（Quock et al. 2012）

自学问题

1. 根据AAPD龋风险评估工具，X线片显示有釉质龋的患儿将属于哪种风险分类？

2. 对于后牙接触紧密的乳牙列初诊患儿应该拍摄哪种X线片？

3. 在行为管理中告知-演示-操作是什么意思？

4. 5%氟保护漆中氟离子的浓度是多少？

5. V类洞充填通常必须使用局部麻醉吗？

（答案在本书最后）

参考文献

[1] American Academy of Pediatric Dentistry. 2018–2019a. Prescribing dental radiographs for infants, children, adolescents, and individuals with special health care needs. In: *Clinical Practice Guidelines and Best Practices (Reference Manual). Pediatr Dent* 40:213–15. https://www.aapd.org/research/oral-health-policies--recommendations/prescribing-dental-radiographs-for-infants-children-adolescents-and-individuals-with-special-health-care-needs.

[2] American Academy of Pediatric Dentistry. 2018–2019b. Management of the developing dentition and occlusion in pediatric dentistry. In: *Clinical Practice Guidelines and Best Practices (Reference Manual). Pediatr Dent* 40:352–65. https://www.aapd.org/research/oral-health-policies--recommendations/management-of-the-developing-dentition-occlusion-in-pediatric-dentistry.

[3] American Academy of Pediatric Dentistry. 2002. Pediatric restorative dentistry consensus conference. *Pediatr Dent* 24(5):374–6.

[4] Berg J. 1998. The continuum of restorative materials in pediatric dentistry – a review for the clinician. *Pediatr Dent* 20(2):93–100.

[5] Donly KJ, Garcia-Godoy F. 2015. The use of resin-based composite in children: an update. *Pediatr Dent* 37(2):136–43.

[6] Featherstone JDB. 2006. Caries prevention and reversal based on the caries balance. *Pediatr Dent* 28(2):128–31.

[7] Malamed S. 2000. *Medical Emergencies in the Dental Office*, 5th edition. Maryland Heights: Mosby.

[8] Quock RL, Barros JA, Yang SW, Patel SA. 2012. Effect of silver diamine fluoride on microtensile bond strength to dentin. *Oper Dent* 37(6):610–16.

[9] Soxman JA. 2005. Preventive guidelines for the preschool patient. *Gen Dent* 53(1):77–80.

[10] Waggoner WF, Nelson T. 2019. Restorative dentistry for the primary dentition. In: *Pediatric Dentistry: Infancy through Adolescence*, 6th edition. Nowak A, et al. (eds). Philadelphia: Elsevier.

[11] Waggoner WF. 2015. Restoring primary anterior teeth: update for 2014. *Pediatr Dent* 37(2):163–70.

病例6

Ⅳ类洞树脂充填

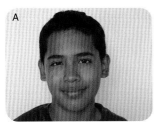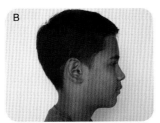

图2.6.1　（A，B）面像

A. 一般情况

- 11岁11个月，男孩（图2.6.1）
- 外伤复诊

B. 主诉

- 母亲诉"孩子1年前玩滑板时前牙折断，但这颗外伤牙并未困扰孩子"

C. 家庭社会情况

- 患儿上六年级
- 患儿喜欢玩滑板、踢足球和打篮球
- 患儿有1个14岁的姐姐和9岁的弟弟
- 父母已婚
- 父亲全职工作；母亲是全职母亲
- 患儿家庭最近刚搬家；没有以往的牙科就诊病历
- 社会–经济状况低于中等水平

D. 全身病史

- 患儿1个月体检时发现轻度、无害性心脏杂音。但之后并未发现有心脏杂音（见要点1和背景信息1）
- 无用药史

要点1

心脏杂音史

- 对心脏杂音的状态进行充分了解
- 问题：
  - 心脏杂音的资料
  - 心脏杂音的复查评估
  - 儿童心脏病医生的所有咨询情况
  - 需要进行超声心动图或胸片检查的所有情况
  - 患儿出现过的所有症状
  - 患儿在心脏杂音方面的用药史
  - 所有针对亚急性、细菌性心内膜炎所需的预防性抗生素使用
  - 对活动的限制

（Lessard et al. 2005; Wilson et al. 2007）

E. 内科会诊

- 咨询患儿的儿科医生确认心脏杂音的状态为无害或者不存在。儿科医生认为在高风险牙科治疗之前无须使用抗生素

F. 牙科病史

- 患儿家庭最近刚搬家；没有以往的牙科就诊病历
- 常规6个月进行1次牙科检查，但是最近一次就诊在1年以前
- 做过窝沟封闭
- 饮用水氟化水平适宜
- 健康的、低致龋饮食

- 在没有监督的情况下每天刷牙1次

- 在没有监督的情况下偶尔使用牙线

- 除了窝沟封闭，没有龋病史或牙科充填史

- 1年前左上恒中切牙外伤史（未修复）（见要点2）

- 对以往所有的治疗都很配合

背景信息1

心脏杂音

- 心脏杂音在儿童牙科患儿中很普遍。大约有90%的婴儿可检测到心脏杂音，特别是患儿在发热或脱水时

- 大多数情况下无临床意义，被认为是"无害的"。其出现是由于血流在通过解剖结构正常的瓣膜时流量增加或者形成湍流

- 牙医对于心脏杂音很重视，因为有些牙科治疗常常会导致严重的心血管并发症

- 心脏杂音提示可能存在心脏病，这是牙科治疗后出现感染性心内膜炎的高危因素

- 超声心动图是评估心脏杂音的主要方法

- 了解心脏杂音的内科评估和评级，有助于与其他医务人员之间进行沟通，有助于患儿的治疗

- 牙医应该熟悉美国心脏病学会（AHA）对于预防感染性心内膜炎的最新指南（Lessard et al. 2005; Wilson et al. 2007）

G. 口外检查（图2.6.1）

- 头和颈部：正常

- 体重：39.8kg，身高：157.5cm（62in，1in≈2.54cm），BMI：正常

- 没有口外软硬组织损伤的迹象

- 没有其他重要发现

H. 口内检查

- 软组织：在正常范围内

要点2

外伤后评估

- 排除其他未诊断的口内、口外损伤

- 排除任何虐待儿童的可能性

- 外伤描述和临床表现一致

- 没有提到其他损伤

- 没有其他可疑的损伤部位

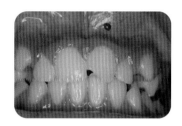

图2.6.2　术前像

- 混合牙列后期

- 左、右上颌乳尖牙于近期脱落

- 咬合：覆盖2mm，覆𬌗30%；上下颌牙弓都有足够的间隙；恒磨牙Ⅰ类关系，恒尖牙正在萌出

- 轻度菌斑堆积

- 口腔卫生良好

- 全口无龋坏

- 双侧上颌第一恒磨牙和右下第一恒磨牙窝沟封闭边缘不密合

- 左上恒中切牙无症状，无松动，简单冠折（图2.6.2）

I. 诊断方法

- 之前的牙医在1年内给患儿拍过常规X线片，包括

要点3

运动防护牙托

- 为了防止外伤，与预成的运动防护牙托相比，定制的运动防护牙托保护效果更好，更舒适，固位力更强。因此，定制的运动防护牙托更适合在运动时戴用（AAPD 2018—2019）

咬合翼片和曲面体层片。之前也已拍过根尖片。要求查看这些X线片，但未能得到

- 左上恒中切牙在修复治疗之前拍摄术前根尖片，显示没有病变（图2.6.3）
- 左上恒中切牙对触诊、叩诊、电活力测和热测反应正常

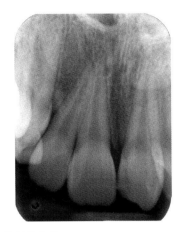

图2.6.3　上前牙根尖片

J. 鉴别诊断

- 不需要

K. 诊断和问题小结

诊断

- 双侧上颌第一恒磨牙和右下第一恒磨牙窝沟封闭边缘不密合
- 左上恒中切牙非复杂性冠折累及近中面、切端、唇面和舌面（MIFL）（1年前）

问题小结

- 双侧上颌第一恒磨牙和右下第一恒磨牙窝沟封闭边缘缺损
- 左上恒中切牙简单冠折累及MIFL
- 不定期参加牙科之家

L. 综合治疗计划

- 建立定期的牙科之家
- 预防性洁治
- 涂氟治疗

- 口腔卫生状况评估（与家长和患儿一起）
- 对双侧上颌第一恒磨牙和右下第一恒磨牙重新窝沟封闭
- 用树脂材料修复左上恒中切牙的MIFL折断部分（Donly and Garcia-Godoy 2015）
- 由于患儿参与多种接触性运动，需戴用运动防护牙托以防止进一步创伤（见要点3）
- 6个月复查：对外伤的左上恒中切牙进行再次评估，同时对口腔卫生状况再次评估

M. 治疗（图2.6.4～图2.6.11）

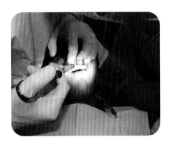

图2.6.4　进行局部麻醉

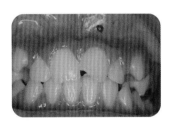

图2.6.5　折断的左上恒中切牙术前像

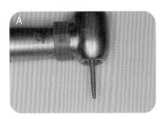

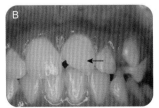
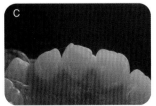

图2.6.6　（A～C）用1号DT金刚砂车针在釉质边缘制备1.5mm凹槽（箭头示）

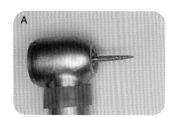

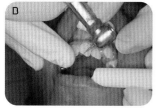

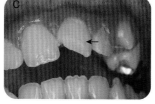

图2.6.7 （A~C）用1/8A号金刚砂车针在凹槽上制备1mm斜面

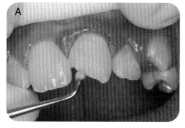

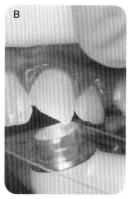

图2.6.8 （A，B）在暴露的牙本质表面放置一薄层玻璃离子

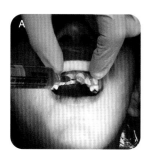

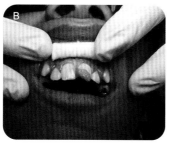

图2.6.9 （A，B）放置透明成型片以防止对邻牙造成酸蚀和粘接。使用35%的磷酸酸蚀釉质边缘60秒，之后进行彻底冲洗

N. 预后和讨论

- 由于良好的口腔卫生状况和既往无龋病史，患儿保持低患龋率的预后较好

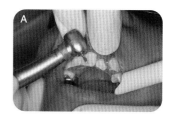

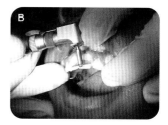

图2.6.10 （A，B）充填体抛光

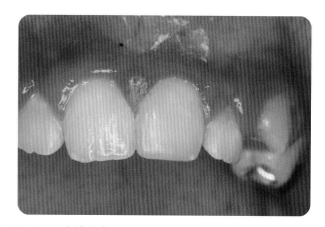

图2.6.11 充填完成

- 因为1年后外伤牙并不敏感，因此预后很好。该牙对触诊、叩诊、电活力测和热测反应正常

- 如果家长和患儿对于运动防护牙托的制作和使用有很好依从性，那么中度的外伤风险可以得到降低

- 外伤术后6个月复查根尖片，如果出现症状则需尽快就诊

O. 常见并发症和相应治疗计划

- 如果患儿有严重的心脏杂音并且之前有感染性心内膜炎病史，那么治疗上会有怎样的不同

- 如果患儿有深覆盖和严重的开唇露齿，那么治疗上会有怎样的不同

自学问题

1. 恒切牙外伤的患儿应该拍摄哪种类型的X线片？

2. 对于简单冠折，推荐什么时候进行最终修复？

3. 如果发生根中1/3折断，应该采取什么样的治疗？

（答案在本书最后）

参考文献

[1] American Academy of Pediatric Dentistry. 2018–2019. Policy prevention of sports-related orofacial injuries. In: *Clinical Practice Guidelines and Best Practices (Reference Manual). Pediatr Dent* 40:86–91. https://www.aapd.org/research/oral-health-policies--recommendations/prevention-of-sports-related-orofacial-injuries.

[2] Donly KJ, Garcia-Godoy F. 2015. The use of resin-based composite in children: an update. *Pediatr Dent* 37(2):136–43.

[3] Lessard E, Glick M, Ahmed S, Saric M. 2005. The patient with a heart murmur: *evaluation, assessment and dental considerations. J Am Dent Assoc* 136(3):347–56.

[4] Wilson W, Taubert KA, Gewitz M et al. 2007. Prevention of infective endocarditis. Guidelines from the American Heart Association. A guideline from the American Heart Association Rheumatic Fever, Endocarditis and Kawasaki Disease Committee, Council on Cardiovascular Disease in the Young, and the Council on Clinical Cardiology, Council on Cardiovascular Surgery and Anesthesia, and the Quality of Care and Outcomes Research Interdisciplinary Working Group. *J Am Dent Assoc* 138(6):739–60.

病例7

透明冠

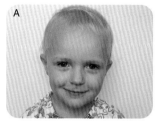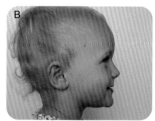

图2.7.1 （A，B）面像

A. 一般情况

- 2岁11个月，高加索女孩（图2.7.1）
- 初诊患儿

B. 主诉

- 母亲诉"我觉得我女儿有牙洞"

C. 家庭社会情况

- 患儿还未上学
- 父母已婚
- 中等收入家庭

D. 全身病史

- 患儿为美国麻醉医师学会（ASA）分级 I 级
- 患儿从未住院或者急诊就诊
- 无用药史
- 无药物过敏史

E. 内科会诊

- 目前不需要

F. 牙科病史

- 患儿从未看过牙医
- 父母最近才开始给患儿每天刷牙1次

- 高致龋饮食
- 饮用水氟化水平适宜
- 家长非常担心和焦虑

G. 口外检查

- 侧面像稍突（图2.7.1）
- 没有其他重要的发现

H. 口内检查

- 乳牙列（图2.7.2）
- 咬合：左侧、右侧乳磨牙近中阶梯关系；无拥挤
- 软组织：正常
- 中度菌斑堆积
- 口腔卫生差
- 上颌前牙和右上第一乳磨牙有龋坏
- 患儿在检查时非常不配合。家长同意在全身麻醉下进行治疗

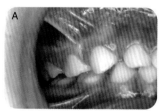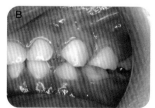
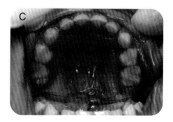

图2.7.2 （A~C）术前口内左侧、右侧咬合像，上颌𬌗面像

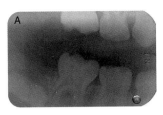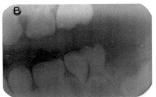

图2.7.3 （A，B）左侧和右侧咬合翼片

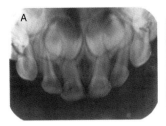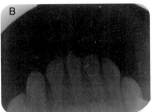

图2.7.4 （A，B）上颌和下颌咬合片

I. 诊断方法

- 左侧和右侧咬合翼片（图2.7.3）
- 上颌和下颌咬合片（图2.7.4）
- X线片在患儿全身麻醉后拍摄
- X线片显示多发性龋坏

J. 鉴别诊断

- 不需要

K. 诊断和问题小结

诊断

- 低龄儿童龋

问题小结

- 中度菌斑堆积，不良的口腔卫生状况，不合理的饮食以及患龋史导致患儿处于中度到高度患龋风险
- 多发性龋坏
- 对于治疗非常不配合；患儿需要在全身麻醉下进行治疗

L. 综合治疗计划

- 建立牙科之家
- 预防性洁治
- 氟化物应用
- 上颌切牙透明冠，右上第一乳磨牙不锈钢冠

- 考虑对所有的乳磨牙殆面进行窝沟封闭
- 给患儿开含无定形磷酸钙的再矿化药物
- 饮食调整
- 3个月复查：再次评估患龋风险，再次评估口腔卫生状况，和家长及患儿一起评估口腔卫生和饮食情况

M. 治疗（图2.7.5～图2.7.9；见要点1）

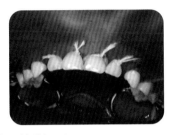

图2.7.5 操作之前进行隔湿

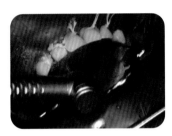

图2.7.6 使用锥形金刚砂车针进行透明冠预备。高度需要降低约1.5mm

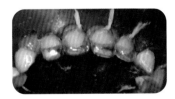

图2.7.7 试戴透明冠

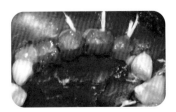

图2.7.8 酸蚀牙面

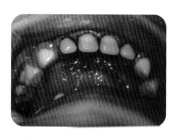

图2.7.9 完成透明冠

N. 预后和讨论

• 如果对所推荐的预防计划有很好的依从性，那么对于预后来说避免发生进一步龋坏还是乐观的

要点1

透明冠

• 在戴入透明冠的时候，隔湿非常重要。任何污染都会对酸蚀效果造成不良影响，且隔湿也可使树脂与牙体组织之间获得足够的粘接力。如果可能，用牙线或者牙胶带将橡皮障固定在要治疗的牙齿周围（图2.7.5）。透明冠的牙体预备包括降低切端约1.5mm，打开近远中面获得足够的邻面间隙以使透明冠戴入。在切端的唇面和舌面制备斜面，减少牙体组织量以适合透明冠的戴入。锥形金刚砂车针是透明冠牙体预备的理想车针。在牙体预备后，剩余的龋坏组织应该用球钻去除（图2.7.6）

• 当透明冠牙体预备完成后，在预备体达牙本质深层部位用玻璃离子水门汀洞衬/垫底。此时开始选择透明冠，挑选能够替代原来牙齿大小的最合适尺寸。透明冠的边缘用剪刀修剪以恢复牙齿切端的原

来高度，并且使透明冠的龈缘与剩余的牙体组织相适合（图2.7.7）。之后用37%的磷酸酸蚀所有的牙体组织和玻璃离子洞衬/垫底约30秒（图2.7.8）。用水汽冲洗去除酸蚀剂并彻底吹干牙面。根据制造商的说明涂布粘接剂并光照固化。在透明冠的切嵴处扎一个小孔，这有助于在将透明冠戴入预备体时排除多余的树脂。并可避免形成气泡。接着将复合树脂填入透明冠（当透过充填材料看不到明显的预备体边缘时，修复体即获得了很好的美学效果）。打磨抛光时，很容易即可去除从小孔排出的多余树脂。当透明冠就位后，在光照固化之前用探针尖端去除透明冠龈缘处多余的树脂。之后对唇侧和舌侧的树脂进行光固化。在树脂聚合之后，剪开透明冠，对树脂表面进行打磨和抛光（图2.7.9）

（Lee 2002; Waggoner 2002; Donly and Gracia-Godoy 2015; Waggoner 2015）

自学问题

1. 儿童前牙不使用树脂修复而使用冠修复的适应证是什么？

2. 列出不同类型的儿童全冠。

3. 什么类型的影像学检查适合早期混合牙列患儿？

4. 美国儿童牙科学会定义的用于评估患龋风险的三类信息是什么？

5. 为什么在填入树脂之前要在透明冠的切嵴处扎1个小孔？

（答案在本书最后）

参考文献

[1] Donly KJ, Garcia-Godoy F. 2015. Restoring primary anterior teeth: update for 2014. *Pediatr Dent* 37(2):136–43.
[2] Lee JK. 2002. Restoration of primary anterior teeth: review of the literature. *Pediatr Dent* 24(5):506–10.
[3] Waggoner WF. 2002. Restoring primary anterior teeth. *Pediatr Dent* 24(5):511–16.
[4] Waggoner WF. 2015. Restoring primary anterior teeth: an update for 2014. *Pediatr Dent* 37(2):163–70.

病例8

前牙和后牙氧化锆冠

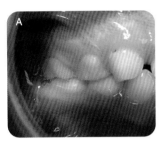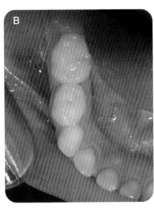

图2.8.1　（A，B）右下第一乳磨牙和第二乳磨牙术前像

A. 一般情况

- 5岁11个月，亚裔女孩

- 初诊患儿

B. 主诉和现病史

- 母亲诉"我女儿牙齿有龋洞，需要治疗"

C. 家庭社会情况

- 患儿上一年级

- 与父母居住在一起，有一个4岁的妹妹

- 父母已婚

- 母亲是主要看护者，父亲是大学教授

- 中等收入家庭

D. 全身病史

- 系统回顾未见明显异常，患儿为美国麻醉医师学会（ASA）分级 I 级

- 无食物和药物过敏史

- 无定期服药

- 无住院史和手术史，无急诊就诊史

E. 内科会诊

- 目前不需要

F. 牙科病史

- 最近一次牙科就诊在1个月之前

- 患儿在之前儿童牙医处有一次失败的镇静治疗经历（口服药物）；在那次就诊时没有进行任何治疗

- 患儿在进行检查时父母非常焦虑和紧张

- 父母并未期望患儿能够配合

- 饮用水氟化水平适宜

- 口腔卫生差

- 高致龋饮食，包括每天2杯果汁和1~2块糖果

- 无监督情况下每天刷1次

- 父母否认任何外伤史

G. 口外检查

- 头颈部检查：正常

- 身高和体重在50百分位数，BMI在50百分位数

H. 口内检查

- 早期混合牙列

- 咬合：双侧乳磨牙近中阶梯关系；双侧乳尖牙 I 类关系；覆盖3mm，覆𬌗20%

- 软组织：正常

- 广泛中度菌斑堆积

- 右上乳侧切牙，右上乳中切牙，左上乳中切牙，

左上乳侧切牙和右下第一乳磨牙可见龋损（图2.8.1）

- 所有的第一恒磨牙可见深窝沟

I. 诊断方法

- 患儿之前的牙医在1个月前为其拍摄了X线片，包括双侧咬合翼片和上颌前部殆片。图2.8.2和图2.8.3显示多个邻面龋坏

J. 鉴别诊断

- 不需要

K. 诊断和问题小结

诊断

- 低龄儿童龋

问题小结

- 由于较差的口腔卫生、高致龋饮食和缺乏牙科之家使得患儿为高度患龋风险
- 恐惧和过度焦虑的患儿

L. 综合治疗计划

- 建立牙科之家
- 预防计划：
  - 预防性洁治

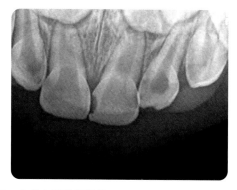

图2.8.2 术前上颌前部殆片

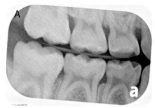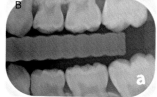

图2.8.3 （A，B）术前咬合翼片

- 局部氟化物应用（使用5%氟保护漆）
- 对所有萌出的第一恒磨牙进行窝沟封闭
- 和家长及患儿一起评估口腔卫生状况，建议在家长的监督下进行刷牙
- 饮食咨询
- 3个月定期复查
- 修复计划（见要点1）
- 由于家长对修复体的美观需求，计划对所有的上颌侧切牙和中切牙以及右下第一乳磨牙进行氧化锆冠的修复。对右下第二乳磨牙进行不锈钢冠的修复，因其位于非美学区域
- 行为管理：由于严重的焦虑、需要修复治疗的数量以及失败的镇静治疗经历，计划在全身麻醉下进行全口牙齿修复

M. 治疗（见要点2）

- 由于患儿在全身麻醉下进行治疗，为了避免造成术后软组织损伤没有使用局部麻醉
- 在橡皮障下，使用高速手机用轮状金刚砂车针降低殆面1~1.5mm（图2.8.4）：
  - 使用火焰状锥形车针打开邻面接触，磨除1~1.5mm（图2.8.5）

要点1

前牙的全冠修复

- 龋坏乳切牙的全冠修复适应证：
  - 由于龋坏或者外伤导致的多个牙面受累
  - 切嵴受累
  - 广泛的颈部脱矿
  - 需要牙髓治疗
  - 龋坏可能比较轻微，但口腔卫生差
  - 儿童的行为使得隔湿和渗出控制很困难（AAPD 2018—2019）
- 对乳前牙，目前的美学冠包括：开面不锈钢冠、预贴面不锈钢冠、透明冠、聚碳酸酯冠和氧化锆冠（Waggoner 2002; 2015）

○颊舌侧磨除1~1.5mm

○使用火焰状锥形金刚砂车针进行龈下预备1~2mm，制备羽状边缘

○选择适合的试戴冠的型号，与正式冠的尺寸是一致的

○使用压迫的方法或者ViscoStar®（Ultradent Products, South Jordan, Utah, USA）控制出血（见要点3）

○选择合适大小的氧化锆冠，使用BioCem®（NuSmile Pediatric Crowns, Houston, Texas, USA）粘固（见要点3）

○在光固化之前去除多余的水门汀（图2.8.6）

○术后2周后复查显示上颌切牙和右下第一乳磨牙牙冠修复良好（图2.8.7）

N. 预后和讨论

•由于患儿的患龋风险，设计全冠修复体而不是树脂充填来治疗累及多个牙面的乳切牙和乳磨牙。全冠修复体也降低了再发龋的风险

•由于冠修复是在手术室中、在控制良好的情况下完成的，因此预后良好

•只有在建立了积极的龋齿预防计划，并且整个家庭表现出良好依从性的情况下，患儿的高度患龋风险才能得到改善

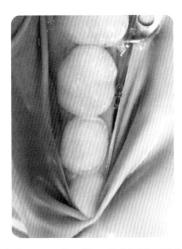

图2.8.4　橡皮障隔湿，右下第一乳磨牙𬌗面降低

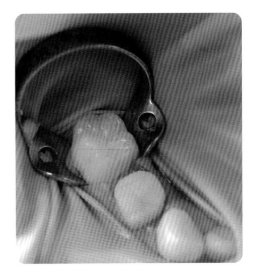

图2.8.5　右下第一乳磨牙邻面和龈下预备

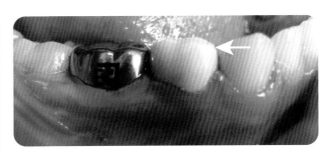

图2.8.6　氧化锆冠完成

要点2

氧化锆冠

•氧化锆是一种生物陶瓷材料，用于制作预成的生物相容性冠，具有很好的耐久性和美观

•由于氧化锆冠的天然颜色选择使得其越来越受欢迎。氧化锆冠第1次提出是在2010年。针对乳前牙和乳磨牙有多种尺寸和颜色：

○与其他冠一样，氧化锆冠需要制备羽状边缘；但与透明冠和不锈钢冠相比需要磨除更多牙体组织（Clark et al. 2016）

○氧化锆冠需要被动就位，在戴入时没有阻力。陶瓷冠没有弹性，因此需要预备牙体组织来适合冠，而不是调整冠来适合预备体

○不同于不锈钢冠，氧化锆冠不能缩边。固位依赖于不同的内表面设计和粘接

○虽然更美观，但氧化锆冠的价格也要高于其他类型的牙冠

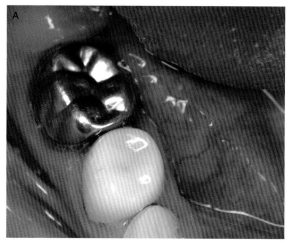

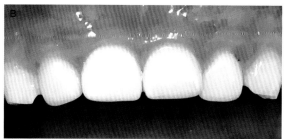

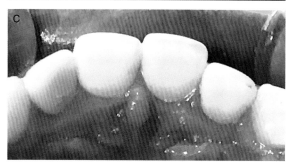

图2.8.7 （A～C）治疗后2周后口内像

O. 常见并发症和相应治疗计划

• 前牙反𬌗可能改变使用前牙氧化锆冠的治疗计划

• 不能控制出血可能会影响氧化锆冠的戴入，因为，这会影响到粘接剂的充分粘接以及美观

要点3

氧化锆冠的粘接

• 大多数氧化锆冠的制造商建议使用玻璃离子水门汀或者树脂改良型玻璃离子水门汀进行粘接

• 推荐一款新的生物活性水门汀（BioCem®，NuSmile Pediatric Crowns，休斯敦，得克萨斯州，美国）用来粘接氧化锆冠。BioCem形成羟基磷灰石与牙体组织结合，并且释放磷、钙和氟离子。BioCem是一种双重固化树脂改良型玻璃离子水门汀，与氧化锆表面形成很强的粘接力（Waggoner 2015）

• 控制出血非常重要，避免污染牙冠并且获得足够的粘接力

• 在粘接之前使用酒精彻底的清洁牙冠非常重要

• 使用试戴冠选择冠的大小。这样正式冠在粘接之前可以避免受到污染

自学问题

1. 龋坏乳切牙的全冠修复体的适应证是什么？

2. 前牙美学冠的选择都有哪些？

3. 氧化锆冠使用哪种类型的粘接剂？

4. 列举氧化锆冠与不锈钢冠的3点不同之处？

5. 什么重要因素可以干扰氧化锆冠的粘接？

（答案在本书最后）

参考文献

[1] American Academy of Pediatric Dentistry. 2018–2019. Pediatric restorative dentistry. In: *Clinical Practice Guidelines and Best Practices (Reference Manual)*. *Pediatr Dent* 40:330–42. https://www.aapd.org/research/oral-health-policies--recommendations/pediatric-restorative-dentistry

[2] Clark L, Wells MH, Harris EF, Lou J. 2016. Comparison of amount of primary tooth reduction required for anterior and posterior zirconia and stainless steel crowns. *Pediatr Dent* 38(1):42–6.

[3] Waggoner WF. 2002. Restoring primary anterior teeth. *Pediatr Dent* 24(5):511–6.

[4] Waggoner WF. 2015. Restoring primary anterior teeth: update for 2014. *Pediatr Dent* 37(2):163–70.

第3章

复杂牙髓治疗

Anna B. Fuks

病例1

选择性去腐（间接牙髓治疗）

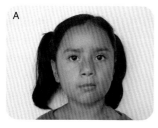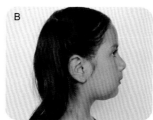

图3.1.1 （A，B）面像

A. 一般情况

- 5岁，女孩（图3.1.1）
- 1年多以前尝试治疗失败，现要求检查

B. 主诉和现病史

- 患儿母亲诉她女儿目前没有牙痛症状，但发现有几颗严重的龋齿

C. 家庭社会情况

- 中等收入家庭
- 3个孩子中最年幼的一个（2个女孩和1个男孩）
- 父亲是儿科医生
- 患儿在上幼儿园

D. 全身病史

- 出生后左侧轻偏瘫，左心室动脉瘤
- 无其他的住院病史
- 心功能稳定
- 每天服75mg的阿司匹林

E. 内科会诊

- 不需要

F. 牙科病史

- 没有参加牙科之家
- 1年多以前看过牙医，但不配合，从那时就没再复诊
- 易致龋饮食
- 生活在饮用水氟化水平低的环境下，氟化水平为0.1～0.2ppm（1岁时加氟治疗未持续进行）
- 没有添加氟
- 不规律刷牙
- 无牙齿或口腔外伤史

G. 口外检查

- 未见明显异常

H. 口内检查

软组织

- 普通的菌斑性牙龈炎
- 所有的上颌切牙、上颌右侧第一乳磨牙和下颌双侧第一乳磨牙都有瘘管

硬组织和牙齿

- 完整乳牙列
- 大量菌斑堆积
- 上下颌双侧第一乳磨牙牙冠龋坏严重
- 上颌中切牙、上颌侧切牙广泛龋损伴根尖周病变
- 右下第二乳磨牙牙冠严重龋坏、根尖周病变

乳牙列的咬合评估

- 磨牙近中阶梯关系，右侧尖牙Ⅲ类关系，左侧尖

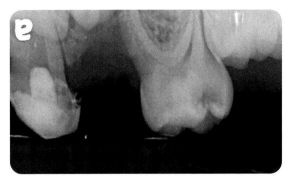

图3.1.3　左上第二乳磨牙的术前根尖片显示有深龋坏，但是没有根尖周病变

要点1

询问关于疼痛病史时应提的问题

- 描述疼痛。在刺激移除后疼痛持续还是消失
- 疼痛发生频率、严重程度、持续时间如何？引发疼痛的刺激物是什么（硬质食物、热或冷的食物等）
- 伴随症状有哪些（发热、肿胀）
- 曾用哪种止痛药物

（Fuck et al. 2005; Fuks and Peretz 2016; Guelmann 2016）

牙Ⅰ类关系

I. 诊断方法

- 上颌前牙根尖片（图3.1.2A）
- 左右侧咬合翼片（图3.1.2B，C）
- 左上第二乳磨牙根尖片（图3.1.3）

J. 鉴别诊断（右上第二乳磨牙和左下第二乳磨牙）

- 不需要

K. 诊断和问题小结

诊断

- 重度低龄儿童龋
- 右下第一乳磨牙、第二乳磨牙深龋伴根尖周病变，可能伴有不可复性牙髓炎
- 上颌中切牙、侧切牙深龋伴根尖周骨吸收
- 右上第二乳磨牙和左下第二乳磨牙深龋，可能伴可复性牙髓炎，但没有不可复性牙髓炎的症状和体征，也没有软组织病变

问题小结

- 高龋风险因素：易致龋饮食，口腔卫生差，中度到大量的菌斑堆积
- 几颗未治疗龋坏牙可能伴可复性和/或不可复性牙髓炎症
- 复诊配合度差（最后一次口腔检查在2年前）
- 年幼，可能不配合，许多牙齿需要治疗

L. 综合治疗计划

- 向患儿母亲解释保留第二乳磨牙对于间隙保持的重要性，尤其是在第一恒磨牙萌出之前
- 拔除多颗牙髓坏死且不能修复治疗的牙齿
- 右上第二乳磨牙根管治疗
- 左下第二乳磨牙的MTA牙髓切断术和不锈钢冠修复
- 考虑到左上第二乳磨牙是无症状的，可以进行严密充填，防止微渗漏，建议采取选择性去腐的方法（间接牙髓治疗）治疗深龋

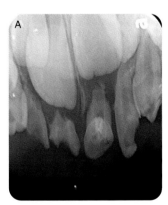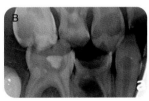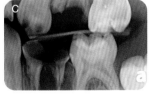

图3.1.2　（A）上颌中切牙、上颌侧切牙的术前根尖片。注意冠部的破坏和主要围绕在中切牙根部的病理性骨吸收。（B）右侧术前咬合翼片。注意右上第一乳磨牙、第二乳磨牙和上颌乳尖牙的广泛龋坏，右下两颗乳磨牙的冠部大面积缺损和根尖周病变。（C）左侧术前咬合翼片。注意左侧上下颌乳磨牙和上颌乳尖牙广泛龋损，左侧上下颌第一乳磨牙的冠部大面积缺损和根尖周病变

- 综合治疗其他龋损
- 行为管理
- 必要时行间隙保持
- 定期复查和龋齿预防计划：
  ○ 术后和家庭护理建议
  ○ 饮食改变

- 建议高氟和再矿化牙膏
- 复诊计划（每3个月）
  每3个月龋风险再评估和涂氟保护漆
  6个月后X线片复查

治疗技术

- 由于中度焦虑和不安，在50%笑气镇静下局部麻

背景信息1

深龋去腐

- 治疗无不可复性牙髓炎症状的活髓深龋时，有许多方法可以选择（Ten Cate 2001; Yoshiyama et al. 2002; Ricketts et al. 2013; Green et al. 2015; Innes et al. 2016; Schwendicke et al. 2016）
- 对于这些方法的选择取决于龋坏深度和牙列类型（乳牙列还是恒牙列）
- 无选择性去腐直到硬化牙本质（完全挖除或完全去除腐质）：这种方法在去除龋洞洞壁周围和髓壁的腐质时采用相同的标准，去净腐质仅保留硬化牙本质，这种方式可能是一种过度激进的治疗（Innes et al. 2016）
- 选择性去腐（IPT）直到较硬的牙本质：这个方法

在窝洞髓壁留下皮革状牙本质，在洞的边缘去净腐质直到硬化牙本质，适用于治疗X线片上病损未达牙本质近髓1/3或1/4的深龋
- 选择性去腐到软化的牙本质：这种方法用于深龋洞（X线片上病损累及牙本质近髓1/3或1/4），在髓壁保留软化牙本质，避免暴露牙髓和避免对牙髓进一步的损伤，洞壁周围的釉质和牙本质去净腐质直到硬化的牙本质，以保证边缘封闭密合和充填体持久保存。同无选择性去腐或选择性去腐到较硬的牙本质两种方法相比，选择性去腐到软化牙本质明显减少了牙髓暴露的风险（Maltz et al. 2012; Schwendicke et al. 2013; Innes et al. 2016）

背景信息2

保护性垫底

- AAPD指南建议在龋洞预备的髓壁和轴壁放一层保护性洞衬或垫底材料作为在充填材料和牙体组织间的屏障（AAPD 2018—2019）
- 牙本质有渗透性的，允许物质从口腔到牙髓或者反过来从牙髓到口腔的移动。许多年来大家一直认为牙髓炎症是由材料的毒性引起的（Stanley 1990）。但是现在有充分的证据显示牙科材料所引起的牙髓炎症是轻微的、暂时的，牙髓炎症反应

的主要来源是细菌或其毒素的侵入（Brannstrom 1984; Murray et al. 2001）
- 继发龋持续的边缘渗漏可能是引起充填体下方牙髓变性的最主要的原因。在深龋洞，牙髓表面的牙本质很薄，牙本质小管管径粗大且紧密排列，形成了从外界直达牙髓的通路
- 最常用作窝洞封闭剂的材料通常具有多重粘接能力，能把充填材料和牙齿粘接在一起，包括树脂水门汀、玻璃离子和牙本质粘接剂（Hilton 2009）

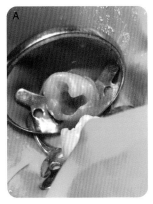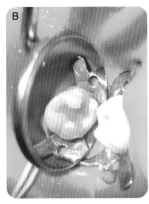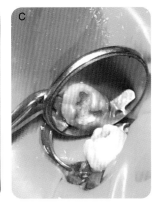

图3.1.4 窝洞预备。（A）侧壁完全去净腐质直到硬化牙本质，在髓壁留下软化的牙本质；（B）髓壁用玻璃离子水门汀覆盖；（C）银汞合金充填牙齿

醉上橡皮障进行治疗
- 选择性去腐（IPT），在髓壁上保留软化牙本质（图3.1.4A）
- 在软化牙本质上覆盖含玻璃离子的光固化洞衬材料，选择这个材料是因为它的生物相容性，能促进脱矿牙本质再矿化以及释氟的性能（图3.1.4B）
- 由于材料的封闭性能和患儿治疗的不配合，Ⅰ类洞（OP）选择用银汞合金充填（图3.1.4C）

M. 影像学复查
- 6个月后复查，拍摄双侧咬合翼片（图3.1.5）

N. 预后和讨论
- 龋病预后：降低龋风险性预防方案的实施取决于父母对减少致龋风险以及定期复查的理解和配合。在本病例中，父母按要求分别在3个月和6个月后带患儿复诊，但口腔卫生仍不满意。刷牙不规律，仍持续高龋风险的饮食，堆积的菌斑增加了患龋的风险，破坏充填体的边缘，引起微渗漏。由于依从性不佳，预告可能发生新龋或再发龋
- 对于选择性去腐（IPT）的预后：间接牙髓治疗的预后一般是非常好的，无症状的乳磨牙进行选择性去腐可降低牙髓暴露的风险。Coll等（2017）报道认为无论去除最少的腐质（极端保守主义）还是完全去除腐质，它们在露髓率、龋损的进展

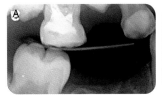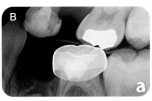

图3.1.5 治疗后6个月咬合翼片。（A）右侧咬合翼片；（B）左侧咬合翼片。左上第二乳磨牙可以看到由于反应性牙本质的形成，远中髓角退缩

和修复材料的使用寿命方面没有显著差异。据报道，乳牙间接牙髓治疗成功率在90%以上，但仅建议对术前诊断为无牙髓变性迹象的患牙行间接牙髓治疗。一定要强调采集详细病史结合仔细的临床检查和影像学检查对于临床诊断的重要性

O. 常见并发症和相应治疗计划
- 间接牙髓治疗失败最常见并发症是牙髓坏死和根尖病变。这可能是最初对不可复性炎症或牙髓坏死牙齿的误诊或由于不良修复体微渗漏导致的失败
- 在本病例中，银汞充填体使用寿命取决于长期临床复诊，定期检查修复体边缘的完整性以排除微渗漏。另外，新的邻面病变的出现可能危及间接牙髓治疗的成功率。因此，对于高龋风险的患儿，可在间接牙髓治疗后用不锈钢冠进行冠部修复

自学问题

1. 在本病例中哪些措施可预防龋齿牙数增加和龋损加重?

2. 封闭剂能预防殆面龋损的发生和进展吗?

3. 间接牙髓治疗可以保护牙髓，但它减少了充填体的长期保留吗?

4. 乳磨牙间接牙髓治疗的禁忌证是什么?

5. 不良依从性和高龋风险将如何影响治疗方法的选择?

（答案在本书最后）

参考文献

[1] American Academy of Pediatric Dentistry. 2018–2019. Use of vital therapies in primary teeth with deep caries lesions. In: *Clinical Practice Guidelines and Best Practices (Reference Manual)*. *Pediatr Dent* 40:179–92. https://www.aapd.org/research/oral-health-policies--recommendations/vital_pulp_therapies_in_primary_teeth_with_deep_caries_lesions.

[2] Brannstrom M. 1984. Communication between the oral cavity and the dental pulp associated with restorative treatment. *Oper Dent* 9:57–68.

[3] Coll JA, Seale NS, Vargas K et al. 2017. Primary tooth vital pulp therapy: a systematic review and meta-analysis. *Pediatr Dent* 39:217–25.

[4] Fuks AB. 2005. Pulp therapy for the primary dentition. In: Pediatric Dentistry, Infancy Through Adolescence, 4th Edition Pinkham JR, Casamassimo PS, McTigue DJ, Fields HW Jr., Nowak AJ (eds). Elsevier Saunders: St. Louis. p. 375–93.

[5] Fuks A, Kupietzky A, Guelmann M. 2019. Pulp therapy for the primary dentition. In: *Pediatric Dentistry: Infancy through Adolescence*, 6th edition. Nowak A, et al. (eds). Philadelphia: Elsevier. p. 329.

[6] Fuks A, Peretz B. 2016. Pediatric endodontic past and present perspectives and future directions. In: *Pediatric Endodontics*. Fuks AB, Peretz B (eds). Basel: Springer International Publishing Switzerland.

[7] Green D, Mackenzie L, Banerjee A. 2015. Minimally invasive long-term management of direct restorations: the '5rs'. *Dent Update* 42:413–26, 2015.

[8] Guelmann M. 2016. Clinical pulpal diagnosis. In: *Pediatric Endodontics*. Fuks AB, Peretz B (eds). Basel: Springer International Publishing Switzerland.

[9] Hilton TJ. 2009. Keys to clinical success with pulp capping: a review of the literature. *Oper Dent* 34:615–25.

[10] Innes NP, Frencken JE, Bjørndal L et al. 2016. Managing carious lesions: consensus recommendations on terminology. *Adv Dent Res* 28:49–57.

[11] Maltz M, Garcia R, Jardim JJ et al. 2012. Randomized trial of partial vs. stepwise caries removal. *J Dent Res* 91:102–31.

[12] Murray PE, About I, Franquin JC et al. 2001. Restorative pulpal and repair responses. *J Am Dent Assoc* 132:482–91.

[13] Ricketts D, Lamont T, Innes NPT et al. 2013. Operative caries management in adults and children. *Cochrane Database Syst Rev* 28;3:CD003808.

[14] Schwendicke F, Dörfer CE, Paris S. 2013. Incomplete caries removal: a systematic review and meta-analysis. *J Dent Res* 92:306–14.

[15] Schwendicke F, Frencken JE, Bjorndal L et al. 2016. Managing carious lesions: consensus recommendations on carious tissue removal. *Adv Dent Res* 28:58–67.

[16] Stanley HR. 1990. Pulpal responses to ionomer cements – biological characteristics. *J Am Dent Assoc* 120:25–9.

[17] Ten Cate JM. 2001. Remineralization of caries lesions extending into dentin. *J Dent Res* 80:1407–11.

[18] Yoshiyama M, Tay FR, Doi J et al. 2002. Bonding of self-etch and total etch adhesives to carious dentin. *J Dent Res* 81:556–60.

病例2

乳切牙外伤的部分牙髓切断术

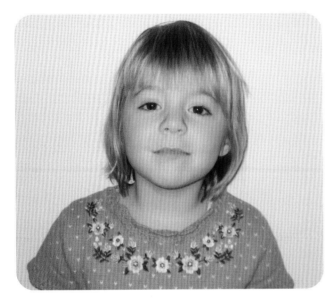

图3.2.1　面像

A. 一般情况

- 4岁2个月，高加索女孩（图3.2.1）
- 急诊就诊

B. 主诉

- 母亲诉1小时前女儿在幼儿园里和别的小朋友玩耍时摔倒，她的2颗上前牙摔断（第4章有关于颌面创伤治疗相关内容）

C. 家庭社会情况

- 家中3个孩子，排行第2
- 父母双方都受过良好教育
- 中等收入家庭，母亲兼职

D. 全身病史

- 到目前为止，未见明显异常，无已知的食物及药物过敏史，目前没有接受药物治疗，按时接种疫苗

E. 内科会诊

- 不需要

F. 牙科病史

- 参加牙科之家
- 饮食习惯包括富含蛋白质和低碳水化合物的平衡饮食
- 良好的口腔卫生习惯，在家长的监督下每天刷牙2次
- 使用含氟牙膏
- 饮用水氟化水平适宜
- 既往没有外伤史

G. 口外检查

- 排除头部外伤，上唇轻度肿胀

H. 口内检查

软组织

- 上唇黏膜瘀伤，上颌前部区域牙龈和唇系带撕裂

硬组织

- 未见明显异常

牙列的咬合评估

- 磨牙近中关系，尖牙Ⅰ类关系

牙科检查

- 乳牙列没有龋齿

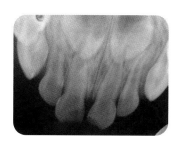

图3.2.2 上颌前部根尖片显示冠折露髓

- 上颌中切牙伴有复杂冠折
- 2颗上颌中切牙叩诊轻度敏感
- 2颗外伤切牙有生理动度
- 极度焦虑

I. 诊断方法

- 上颌前牙根尖片（图3.2.2），因为患儿接受家庭牙医的定期检查，所以没有拍摄咬合翼片

J. 鉴别诊断

- 上颌乳中切牙复杂冠折
- 复杂冠根折
- 复杂冠折伴亚脱位

K. 诊断和问题小结

诊断

- 根据疼痛史，临床检查和X线表现，最有可能的诊断是上颌乳中切牙复杂冠折

问题小结

- 上颌乳中切牙露髓并有牙髓息肉需要紧急处理
- 患儿非常焦虑，从未用过局部麻醉药

L. 综合治疗计划

- 即刻行部分牙髓切断术治疗暴露的牙髓（图3.2.3～图3.2.5）
- 用美学金属冠或烤瓷冠或树脂冠修复（图3.2.6）
- 向患儿的母亲解释保存这2颗乳牙牙髓活力的重要性
- 行为管理的考虑（考虑使用笑气镇静）
- 后续护理包括：
  ○ 术后和家庭口腔护理

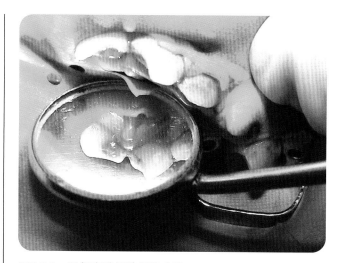

图3.2.3 局部麻醉后放置橡皮障

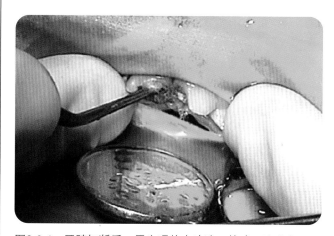

图3.2.4 牙髓切断后，用生理盐水冲洗，棉球压迫止血

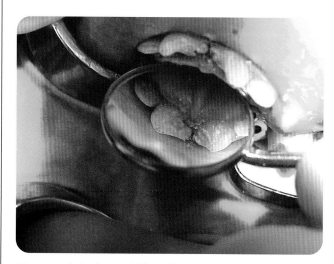

图3.2.5 止血后，牙髓断面用氢氧化钙或MTA覆盖，然后用暂时充填材料垫底

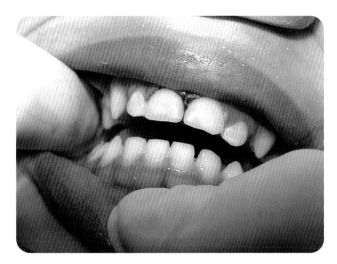

图3.2.6　外形美观的完好充填修复。牙髓活力保持

○复诊计划
•在3个月、6个月、12个月、18个月和24个月时拍摄X线片，之后每年检查1次直到牙齿生理脱落

M. 预后和讨论
•长期研究发现盖髓术和部分牙髓切断术对于保存牙髓有很高的成功率。盖髓术后3个月X线片检查即可发现硬组织封闭露髓孔处
•冠折后影响牙髓存活的主要因素是由于牙齿移位性损伤导致牙髓血运受损。冠折伴移位性损伤的牙齿出现牙髓坏死的概率增加。Cvek（1994）报道外伤露髓的恒牙应用氢氧化钙做部分牙髓切断术的成功率是96%。包括根尖发育完成的牙齿和根尖未发育完成的年轻恒牙的研究都发现，相对于露髓孔的大小和牙髓暴露的时间，盖髓前去除表面感染的牙髓组织更为重要。对恒牙部分牙髓切断术进行长期的跟踪调查研究发现，3年内治疗成功的恒牙可以保持疗效至10～15年
•氢氧化钙或MTA可用于治疗乳中切牙外伤露髓。过去认为氢氧化钙牙髓切断术会导致根管内吸收。现在我们知道大多数盖髓剂导致这种病理性

并发症的发生，可能和暴露的牙髓状态有关。因为牙髓在外伤暴露时是正常的（暴露部位除外），所以去除受影响的组织后预后较好

要点1
复杂冠折
•定义：釉质–牙本质折断伴牙髓暴露
•诊断：临床和X线片显示牙齿结构的缺失伴牙髓暴露
•治疗目标：保持牙髓活力和恢复正常的形态及功能，受伤的唇、舌和牙龈应该仔细检查是否有牙齿碎片嵌入
•牙髓的治疗方法有部分牙髓切断术、全部牙髓切断术、牙髓摘除术和牙齿拔除术

乳牙
•尽可能用简单的方法，要考虑到患儿的行为和牙齿的存留时间，应根据创伤牙齿的预期寿命和牙髓的活性做出决定
•应该把治疗风险和对恒牙的影响同乳牙治疗后能获得的功能受益结合在一起，综合评估治疗的利弊

要点2
部分牙髓切断术的优点
•保存细胞丰富的冠部牙髓
•增加牙髓愈合的潜能
•生理性颈部牙本质沉积
•不需要根管治疗
•保持自然的颜色和透明度
•保持牙髓活力

背景信息1

部分牙髓切断术（Cvek牙髓切除术）的适应证和操作技术

适应证：外伤露髓

- 最初只应用于恒牙。目前，有足够的证据证明也可用于乳牙

操作技术

- 诊断完成后，麻醉牙齿
- 如果可能，治疗应在橡皮障隔离下和无菌的环境中进行，以阻止细菌微生物进一步侵入牙髓组织（图3.3.3）。在外伤牙上放置橡皮障时 定要小心谨慎，如果牙齿有松动，橡皮障必须放到相邻的未受伤害的牙齿上
- 在外伤暴露的牙髓中，只去除有炎症的牙髓。Cvek（1994）报道外伤导致的露髓，不管露髓孔的大小和暴露的时间，牙髓的变化表现为增生性反应，且炎症只延伸到牙髓内几毫米。当增生的炎性牙髓（大约2mm）被去除后，就可以看到健康的牙髓组织。对于龋源性露髓的牙齿，可能需要去除更深层牙髓组织才能到达无感染的牙髓
- 在牙髓切断术中，去除组织的工具选择金刚砂车针，操作时用高速手机伴大量的水冷却，研究显示用这种技术对其下组织的损伤最小
- 必须仔细检查确保去除了牙髓断面冠方的所有牙髓，无细小的牙髓纤维组织存留，否则出血将不易控制

- 在切断牙髓后，用生理盐水或无菌水全面冲洗去除所有的碎屑，然后用吸唾去除水分，棉球压迫止血（图3.2.4）。在暴露的牙髓上不能直接吹气，因为这样会造成脱水和组织损伤
- 可通过放置有盐水的微湿棉球（湿润后蘸干，几乎是干的）在牙髓断面上来控制出血。不用完全干的棉球，是因为干棉球的纤维会混入血凝块中，移出棉球时引起出血。干棉球放在湿棉球上面，在组织断面上轻微加压以控制出血
- 用这种方法出血应在几分钟内止住。可能需要换棉球来控制出血。如果出血持续，医生应仔细检查确保牙髓断面的细丝均已被清除，断面是齐整的
- 2.5%次氯酸钠溶液可用于暴露的牙髓断面以达到盖髓前止血的目的。它还有杀菌的作用。据报道次氯酸钠溶液用作止血剂时对牙髓细胞没有损害，而且不会抑制牙髓的愈合、成牙本质细胞的形成或牙本质桥的形成
- 如果不能控制出血，牙髓切除应向根方再深入一些。一旦出血得到控制，马上将氢氧化钙和MTA置于根髓断面上，再在上面放置薄层垫底充填材料或流动复合树脂，光照固化（图3.2.5）。否则，在酸蚀过程中盖髓材料会被冲掉。最后酸蚀牙齿，树脂冠修复（图3.2.6）

N. 常见并发症和相应治疗计划

- 部分牙髓切断术失败后会导致牙髓坏死和/或伴有或不伴有瘘管的根尖周脓肿。这些并发症可能是由于冠修复体的边缘不合适导致微渗漏而引起的慢性刺激造成的。另一个失败的原因可能与再次创伤有关，这在低龄儿童身上经常发生。如果最初的治疗是牙髓摘除术，也可以出现这些并发症
- 虽然拔除是一种治疗选择，但是对于儿童这种治疗不太令人满意

自学问题

1. 复杂冠折的治疗目标是什么?

2. Cvek的报道中,外伤露髓牙齿的牙髓变化是什么?

3. 在牙髓切断术中应用次氯酸钠溶液止血的优势是什么?

4. 对于复杂冠折的牙齿,部分牙髓切断术相对于牙髓摘除术的优势是什么?

5. 在部分牙髓切断术中,最常用的盖髓材料是什么? 它们的特性是什么?

(答案在本书最后)

参考文献

[1] Camp JH, Fuks AB. 2006. Pediatric endodontics: endodontic treatment for the primary and young permanent dentition. In: *Pathways of the Pulp*, 9th edition. Cohen S, Hargreaves KM (eds). St Louis: Mosby Elsevier. Chapter 22.

[2] Cvek M. 1994. Endodontic management of traumatized teeth. In: *Textbook and Color Atlas of Traumatic Injuries to the Teeth*, 3rd edition. Andreasen JO, Andreasen FM (eds). Copenhagen: Munksgaard.

[3] Fuks AB, Heling I, Nuni E. 2012. Pulp therapy for the young permanent dentition. In: *Pediatric Dentistry, Infancy Through Adolescence*, 5th edition. Casamassimo PS et al. (eds). St Louis: Elsevier. pp. 490–502.

[4] Fuks AB, Nuni E. 2019. Pulp therapy for the young permanent dentition. In: *Pediatric Dentistry: Infancy through Adolescence*, 6th edition. Nowak A, et al. (eds). Philadelphia: Elsevier. p. 482.

[5] Geneser MK, Owais A. Pulp therapy in primary and young permanent teeth. In: *The Handbook of Pediatric Dentistry*, 5th edition. Nowak AJ, Casamassimo PS (eds). Chicago: American Academy of Pediatric Dentistry. pp. 138–56.

[6] Kupietzky A, Holan G. 2003. Treatment of crown fractures with pulp exposure in primary incisors. *Pediatr Dent* 25:241–48.

[7] Ram D, Holan G. 1994. Partial pulpotomy in a traumatized primary incisor with pulp exposure: case report. *Pediatr Dent* 16:46–8.

病例3

乳磨牙龋源性露髓的牙髓切断术

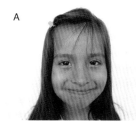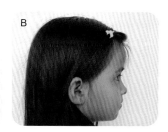

图3.3.1 （A，B）面像

A. 一般情况

• 5岁6个月，西班牙裔女孩（图3.3.1）

• 急诊患儿

B. 主诉

• 母亲诉患儿左下后牙进食时疼痛，未用镇痛剂，几分钟后疼痛可自行缓解

C. 家庭社会情况

• 家中6个孩子，排行第4

• 低等收入家庭

D. 全身病史

• 无重大疾病史，未见明显异常，无药物及食物过敏史，按时接种疫苗

E. 内科会诊

• 不需要

F. 牙科病史

• 未参加牙科之家

• 低蛋白高碳水化合物的饮食习惯

• 口腔卫生差，无监督刷牙

• 使用含氟牙膏

• 饮用水氟化水平适宜

• 无外伤史

• 牙齿疼痛7天，不伴发热和肿胀

G. 口外检查

• 未见明显异常

H. 口内检查

软组织

• 广泛性牙龈炎

硬组织

• 未见明显异常

乳牙列咬合评估

• 磨牙近中阶梯关系、尖牙 I 类关系

牙科检查

• 广泛的菌斑堆积

• 多颗牙齿有龋洞：上颌第一乳磨牙、左下第一乳磨牙、上颌中切牙和侧切牙

I. 诊断方法

• 上颌中切牙根尖片（图3.3.2）

• 两侧咬合翼片（图3.3.3）

• 患儿不能配合，未拍摄后牙根尖片

• X线片显示上颌第一乳磨牙、第二乳磨牙、上颌乳中侧切牙、左下第一乳磨牙、下颌乳尖牙、右下第一乳磨牙和第二乳磨牙均有病损

J. 鉴别诊断

• 深龋

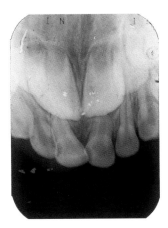

图3.3.2　上颌中切牙根尖片

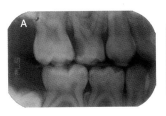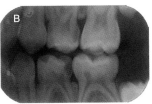

图3.3.3　咬合翼片。（A）右侧咬合翼片；（B）左侧咬合翼片

- 可复性牙髓炎
- 不可复性牙髓炎
- 牙髓部分坏死
- 牙髓全部坏死

K. 诊断和问题小结

诊断
- 根据疼痛史、临床检查和影像学检查，最可能的诊断为左下第一乳磨牙深龋伴可复性牙髓炎

问题小结
- 多颗未治疗的龋齿
- 高度患龋风险（致龋性饮食、口腔卫生状况差、大量菌斑堆积）
- 未参加牙科之家

L. 综合治疗计划
- 上颌双侧第一乳磨牙，左下第一乳磨牙牙髓切断术治疗，不锈钢预成冠修复
- 向患儿母亲解释保持乳磨牙对于正常咬合的重要性

- 其他龋齿的综合治疗
- 随访的内容：
  - 口腔治疗后和家庭维护指导
  - 龋齿预防计划
  - 适当的复查计划

M. 影像学复查
- 术后咬合翼片（图3.3.4）显示：6个月后复查充填体完好

N. 预后和讨论
- 牙髓切断术的基本原理是切除受影响或感染的冠

要点1
乳牙牙髓切断术
治疗目的
- 去除潜在的感染
- 维持牙齿稳定状态
- 为继承恒牙保留间隙
- 如果继承恒牙先天缺失可以保留乳牙

牙髓切断术的适应证
- 一些深龋甚至并未露髓
- 深龋或外伤露髓伴一过性热刺激痛和/或化学刺激痛
- 生理性动度
- 软组织正常
- 没有叩诊不适（排除食物嵌塞）
- 牙周膜清晰而连续
- 根尖周和/或根分歧下牙槽骨完整无病变

影响判断牙髓状态的因素
- 牙髓出血的颜色是判断乳牙临床和组织状态的可靠指标（Aaminabadi et al. 2017）
- 出血过多与牙髓变性强相关
- 1/3因龋露髓的牙齿有正常的牙髓
- 1/3深龋未露髓的牙齿可能有牙髓异常

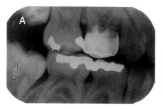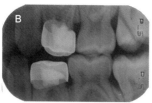

图3.3.4 术后咬合翼片。（A）术后右侧咬合翼片；（B）术后左侧咬合翼片

髓后，根髓组织是健康的或可以愈合的。任何感染波及根髓的症状或体征都是牙髓切断术的禁忌证

- 理想的盖髓剂：
  - 杀菌
  - 促进根髓愈合
  - 对牙根生理性吸收无影响
- 对于牙髓保存剂有大量的争议，遗憾的是目前还没有理想化的盖髓剂。目前常用的盖髓剂是FC（Buckley溶液：甲醛、甲酚、甘油、水）
- 临床和影像学证据显示FC牙髓切断术的成功率可达97%。尽管报道显示临床成功率很高，但很多文献对FC的应用越来越有质疑（Fuks et al. 2019; Coll et al. 2017）

O. 常见并发症和相应治疗计划

- 乳牙牙髓切断术失败可能导致牙根内吸收进而骨吸收、牙根周围病变和/或根尖周脓肿，伴或不伴有牙龈脓肿。大多数这样的情况牙齿只能拔除

背景信息1

乳牙牙髓切断术

技术

- 去除腐质，切除冠髓，止血，放置盖髓剂，永久性充填

甲醛甲酚（FC）牙髓切断术

- 机制：使组织固定
- 根髓的组织学变化：
  - 嗜酸性变区；固定（近冠）
  - 苍白染色区；萎缩（中间）
  - 较宽的炎性细胞区（根尖）
- 杀菌性
- 62%～97%的成功率
- 无牙本质桥形成，但牙髓钙化明显
- 持续的慢性炎症
- 对继承恒牙损伤小
- 加速乳牙替换
- 细胞毒性

- 免疫致敏的风险
- 体液和细胞介导的免疫反应：有争议
- 潜在的致突变和致癌性：有争议

硫酸铁牙髓切断术（FS）

- 15.5%水溶液，pH=1
- 机制：止血、蛋白质变性、形成铁离子复合体使血管闭合
- 比FC牙髓切断术操作时间短（10～15秒）
- 成功率与FC相同
- 可见自限性牙根内吸收

MTA牙髓切断术（MTA）

- 机制：矿化作用，分散的晶体和无定形结构的牙科水门汀，pH=12.5
- 常见根管闭锁
- 与FC成功率相同
- 临床效果良好

自学问题

1. 牙髓切断术的适应证是什么？

2. 牙髓切断术的禁忌证是什么？

3. 牙髓切断术的目的？

4. 乳牙牙髓切断术失败的并发症有哪些？

5. 理想的盖髓剂的特征是什么？

（答案在本书最后）

参考文献

[1] Aaminabadi NA, et al. 2017. Pulp bleeding color is an indicator of clinical and histohematologic status of primary teeth. *Clin Oral Invest* 21:1831–41.

[2] Coll JA, et al. 2017. Primary tooth vital pulp therapy: a systematic review and meta-analysis. *Pediatr Dent* 39(1): 16–123.

[3] Dhar V, Marghalani AA, Crystal YO et al. 2017. Use of vital pulp therapies in primary teeth with deep caries lesions.

Pediatr Dent 39(5):E146–E159.

[4] Fuks A, Kupietzky A, Guelmann M. 2019. Pulp therapy for the primary dentition. In: *Pediatric Dentistry: Infancy through Adolescence*, 6th edition. Nowak A, et al. (eds). Philadelphia: Elsevier. p. 329.

[5] Geneser MK, Owais A. 2018. Pulp therapy in primary and young permanent teeth. In: *The Handbook of Pediatric Dentistry*, 5th edition. Nowak AJ, Casamassimo PS (eds). Chicago: American Academy of Pediatric Dentistry. pp. 138–56.

病例4

乳磨牙根管治疗

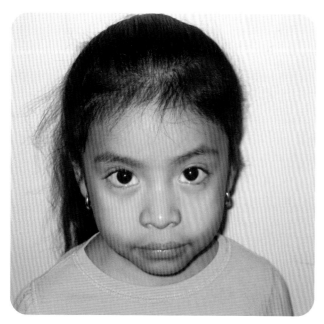

图3.4.1　面像

A. 一般情况

• 5岁2个月，西班牙裔女孩（图3.4.1）

• 初次急诊就诊

B. 主诉

• 母亲诉说"患儿昨晚睡觉时因出现牙齿剧痛而苏醒，右下后牙附近牙龈肿胀发红"

C. 家庭社会情况

• 3个孩子中最小的

• 低等收入家庭

D. 全身病史

• 复习病史发现患儿患有先天性耳聋，无已知的药物及食物过敏史，目前没有接受药物治疗，按时接种疫苗

E. 内科会诊

• 不需要

F. 牙科病史

• 未参加牙科之家

• 患儿第1次牙科就诊为昨日急诊，开具抗生素处方

• 口腔卫生习惯差

• 低蛋白高碳水化合物饮食习惯

• 使用含氟牙膏

• 饮用水氟化水平适宜

• 无外伤史

G. 口外检查

• 未见明显异常

H. 口内检查

软组织

• 右下第二乳磨牙周围牙龈红肿

硬组织

• 未见明显异常

乳牙列咬合评估

• 垂直末端平面，平面型咬合关系

牙科检查

• 中度菌斑聚集

• 口内有数颗龋坏严重的牙齿

I. 诊断方法

• 2张咬合翼片

• 上颌前牙根尖片

根尖片显示右下第二乳磨牙根分歧处有严重的透影区

J. 鉴别诊断

- 急性牙槽脓肿
- 牙周脓肿
- 根尖周肉芽肿
- 含牙囊肿
- 根尖囊肿

K. 诊断和问题小结

诊断

- 依据疼痛病史、临床检查及影像学检查最可能的诊断是右下第二乳磨牙急性牙槽脓肿
- 其他乳磨牙广泛龋齿

问题小结

- 多个因素造成高度患龋风险（致龋性饮食、口腔卫生不良、有中等到重度的菌斑堆集、特殊护理需求）
- 多个未治疗的龋齿
- 未参加牙科之家
- 极度不安
- 耳聋

L. 综合治疗计划

- 紧急对发生根尖周脓肿的右下颌第二乳磨牙进行根管治疗和预成冠修复
- 向患儿母亲说明保留第二乳磨牙的重要性，尤其在第一恒磨牙萌出之前，以维持间隙
- 考虑行为管理（考虑使用笑气）
- 其余龋齿的全面治疗
- 复诊内容包括：
  - 术后护理及家庭护理指导
  - 预防计划
  - 复诊计划，包括其他必要的咨询（正畸、牙体牙髓科、外科等）

M. 影像学复查

- 多张术后复查的咬合翼片显示根管治疗和预成冠修复成功，最终前磨牙在正常的咬合位置萌出（图3.4.2～图3.4.5）

N. 预后和讨论

- 牙髓摘除术的目的是保留乳牙避免缺牙。牙髓摘除术适用于根髓有慢性炎症或坏死的患牙，龋源性露髓的牙齿在冠髓切断后有根髓充血表现的患

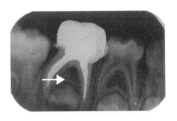

图3.4.2　根管治疗后的X线片。注意根分歧处的严重病变（箭头示）

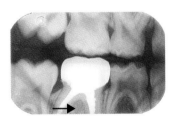

图3.4.3　治疗后15个月的X线片。注意根分歧处病变愈合有骨质形成（箭头示）

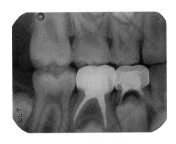

图3.4.4　治疗后4年8个月显示治疗成功

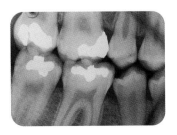

图3.4.5　前磨牙完全萌出，咬合正常

牙，或者是龋源性/非龋性根髓坏死的患牙都是适应证

- 相反地，牙髓摘除术不适用于感染累及继承恒牙胚牙囊的患牙，牙冠无法修复，髓底穿通，内吸收穿通至下方骨组织的患牙和牙根外吸收超过1/3的患牙（Moskovitz et al. 2005）

- 然而，有的临床医生对在乳牙进行牙髓摘除术提出质疑。乳牙根管系统的复杂和多变性使根管预备变得困难，对牙根结构不完整的牙齿治疗的不确定性，进展性的内吸收、外吸收及根尖周组织的吸收，器械预备、药物和充填材料对正在发育的继承恒牙胚的影响等因素阻碍了一些临床医生使用牙髓摘除术。患儿有时会出现的行为管理问题使一些牙医对乳牙使用该技术的疑虑进一步增加。尽管有这些问题的存在，但是乳牙牙髓摘除术的成功疗效还是让大多数的儿牙医生更倾向于采用此方法，而非采用拔牙和间隙保持

- 一些特定的临床情况必须进行牙髓摘除术，即使预后并不理想。例如第一恒磨牙萌出之前第二乳磨牙牙髓坏死的病例。第二乳磨牙过早拔除而又没有进行间隙保持会导致第一恒磨牙近中萌出，使第二前磨牙萌出的间隙丧失。虽然可以使用远中导板间隙保持器，但保留天然牙齿仍是明确的选择。因此，在第二乳磨牙进行牙髓摘除术是可行的，即使第二乳磨牙只保留至第一恒磨牙萌出，然后拔除第二乳磨牙并放置间隙保持器（Fuks et al. 2019）

背景信息1

乳磨牙根管治疗

- 根管治疗适用于乳磨牙的不可复性牙髓炎，表现为牙髓出血持续5分钟以上，或牙髓坏死。影像学检查显示根尖周或根分歧下透射影，未累及恒牙胚，是治疗的适应证。同样地，乳牙内吸收未发生穿通，外吸收未累及恒牙胚，2/3以上的牙根完整都适于进行根管治疗（Moskovitz and Tickotsky 2016）

操作技术

- 根管治疗通常可以一次性完成。在局部麻醉下，上橡皮障，去腐，获得髓腔入路。取出感染或坏死的牙髓，利用21mm长的K锉系列（Unitek Corp., Morovia, CA）进行根管机械预备至30号。工作长度根据术前根尖片确定。用氯己定或次氯酸钠溶液与生理盐水交替进行根管冲洗，纸尖吸干。由于乳牙的根管系统极其复杂，很难通过机械预备清洁，所以化学消毒更加有效

- 利用螺旋输送器置于慢速手机上将含碘仿的根充材料导入根管，用氧化锌暂时封闭

- 拍摄术后根尖片确定根管内充填的情况。超填更容易导致根管治疗的失败

- 要求患儿在1个月后复诊进行冠部修复。如果临床炎症的病理表现消失，有足够的牙体组织保证充填体的固位，根管治疗后的乳磨牙可使用银汞、玻璃离子或复合树脂进行充填修复。否则，进行冠修复。牙齿保留到自然脱落的时间取决于牙根生理性吸收的情况，也可能与选择的充填体有关

根管治疗的评估

- 患儿应每6个月对根管治疗后的磨牙进行临床和影像学复查。如果牙齿无疼痛、周围软组织健康、松动度正常、影像学显示之前的透射区缩小或无变化，则说明根管治疗成功。如果之前的透射影病变增大或出现新的病变则提示根管治疗失败（Smaïl-Faugeron et al. 2013）

O. 常见并发症和相应治疗计划

- 如果影像学检查显示之前存在的根尖周或根分歧病变区扩大，之前没有病理性透射影的牙齿出现新的病变，说明治疗真正的失败，应拔除患牙。然而，如果病变区治疗前后无明显变化，患儿则需要在6个月后复查再次进行评估。乳牙不成功的根管治疗可能导致患牙因病理性牙根吸收而提前脱落，继承恒牙早萌。乳牙根管治疗后并发囊肿性病变并不多见

- 含牙囊肿是乳牙根管治疗后不常见的并发症。图3.4.6的囊性病变出现在成功牙髓治疗6.5年之后。拔除乳磨牙和囊肿减压术使恒前磨牙正常萌出并建殆

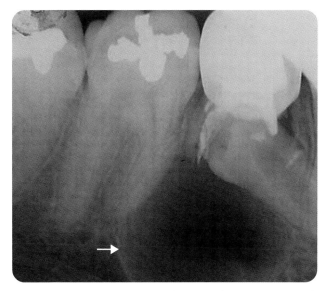

图3.4.6　X线片显示乳磨牙根管治疗的并发症–牙源性囊肿（箭头示囊肿的边界）

自学问题

1. 根据美国儿童牙科学会指南，牙髓摘除术的适应证有哪些？

2. 哪些情况是乳磨牙根管治疗的禁忌证？

3. 根管治疗失败的影像学表现有哪些？如何处置？

4. 对于乳牙根管系统的消毒，哪种方式更加有效：器械预备还是化学清创？

（答案在本书最后）

参考文献

[1] Fuks A, Kupietzky A, Guelmann M. 2019. Pulp therapy for the primary dentition. In: *Pediatric Dentistry: Infancy through Adolescence*, 6th edition. Nowak A, et al. (eds). Philadelphia: Elsevier. p. 329.

[2] Moskovitz M, Sammara E, Holan G. 2005. Success rate of root canal treatment in primary molars. *J Dent* 33:41–7.

[3] Moskovitz M, Tickotsky N. 2016. Pulpectomy and root canal treatment (RCT) in primary teeth: techniques and materials. In: *Pediatric Endodontics: Current Concepts in Pulp Therapy for Primary and Young Permanent Teeth*. Fuks AB, Peretz B (eds). Basel: Springer International Publishing Switzerland.

[4] Smaïl-Faugeron V, et. al. 2013. Development of a core set of outcomes for randomized controlled trials with multiple outcomes - example of pulp treatments of primary teeth for extensive decay in children. *PLoS One* 8(1):e51908.

病例5

年轻恒牙龋源性露髓的部分牙髓切断术

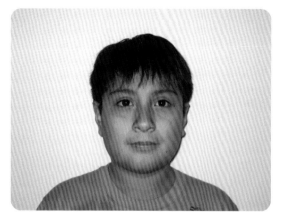

图3.5.1　面像

A. 一般情况

- 8岁6个月，西班牙裔男孩（图3.5.1）
- 病历记录显示急诊求治

B. 主诉

- 母亲证实患儿右下区牙齿疼痛5天。疼痛持续数分钟，未服用止痛药

C. 家庭社会情况

- 家中3个孩子，排行第1
- 单亲母亲
- 中等收入家庭

D. 全身病史

- 未见明显异常，无已知的药物或食物过敏史，目前没有接受药物治疗，按时接种疫苗

E. 内科会诊

- 不需要

F. 牙科病史

- 5天来进甜食或喝冰的饮料时牙齿疼痛，牙齿无肿胀
- 曾经接受过大面积充填治疗
- 高致龋性饮食
- 口腔卫生习惯差，几乎无成人监督
- 使用含氟牙膏
- 饮用水氟化水平适宜
- 无外伤史

G. 口外检查

- 未见明显异常

H. 口内检查

软组织

- 菌斑性牙龈炎

硬组织

- 未见明显异常

混合牙列咬合评估

- 磨牙和尖牙Ⅰ类关系

牙科检查

- 广泛菌斑堆积
- 数颗牙齿大面积充填体
- 上颌第二乳磨牙、上颌第一恒磨牙及所有下颌磨牙均有广泛龋损

I. 诊断方法

- 2张咬合翼片显示多发龋坏（图3.5.2）

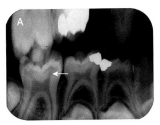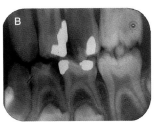

图3.5.2 术前咬合翼片。（A）术前右侧咬合翼片（箭头示深龋坏）；（B）术前左侧咬合翼片

- 由于患儿严重的咽反射敏感，右下第一恒磨牙未拍摄根尖片

J. 鉴别诊断

- 右下第一恒磨牙深龋，可能的诊断有：
  - 可复性牙髓炎
  - 不可复性牙髓炎
  - 部分牙髓坏死
  - 全部牙髓坏死

K. 诊断和问题小结

诊断

- 根据疼痛病史、临床检查、影像学表现，最可能的诊断是深龋伴可复性牙髓炎

问题小结

- 多因素导致的高致龋风险（致龋饮食，口腔卫生差伴大量菌斑堆积）
- 深的龋坏（图3.5.2A箭头示）
- 牙科就诊的依从性差
- 右上第一乳磨牙早失：考虑间隙保持
- 行为管理：严重的咽反射，极度不安

L. 综合治疗计划

- 右下第一恒磨牙龋损急待进行部分牙髓切断术和银汞充填治疗
- 向患儿母亲解释保存第一恒磨牙对于咬合关系的重要性
- 行为管理计划：笑气镇静
- 其他龋损牙齿的全面治疗
- 确定龋齿预防计划
- 后续复诊包括：
  - 术后及家庭护理指导
  - 合理的预防及复查计划
- 任何必要的咨询（正畸、牙体牙髓、外科咨询等）

背景信息1

年轻恒后牙部分牙髓切断术

- 部分牙髓切断术适用于小范围龋源性露髓（<2mm）的年轻恒牙，且牙髓出血在1~2分钟能够控制。牙齿必须是活髓，诊断为牙髓正常或可复性牙髓炎。该治疗通常应用于轻度疼痛或无疼痛史、无根尖周病变、无叩痛、肿胀、松动度的牙齿（AAPD 2011—2012）
- 治疗程序包括去除露髓点下方被认为是感染的牙髓（通常1~3mm）直至下方的健康牙髓组织。牙髓出血必须要能够很快控制，牙髓断面用氢氧化钙或者MTA覆盖，然后进行冠方充填以防止微渗漏

（Chailertvanikul er al. 2014）

- 在开始治疗之前，评估牙髓的感染程度以鉴别牙髓的状态为可复性或不可复性牙髓炎至关重要。传统观点对有疼痛史的恒牙是禁忌采取活髓保存治疗的。尽管临床症状和组织学之间的关联性较差，但是由于年轻恒牙血运丰富，愈合能力强，因此适合采取保守性治疗。对于年轻恒牙来说，失去牙髓会使治疗复杂化，因此部分牙髓切断术是可取的。如果治疗失败，还可以改行根尖诱导成形术（Camp and Fuks 2006）

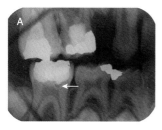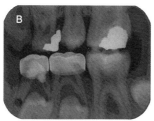

图3.5.3　术后咬合翼片。（A）右侧术后咬合翼片（箭头示牙本质桥）；（B）左侧术后咬合翼片

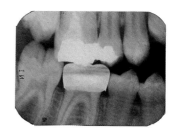

图3.5.5　术后4年9个月右侧咬合翼片

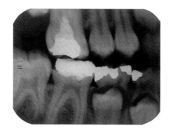

图3.5.4　术后3年10个月右侧咬合翼片

M. 影像学复查

- 术后9个月咬合翼片（图3.5.3）：在右下第一恒磨牙髓角的牙髓断面上方可见牙本质桥（箭头示）。两颗左下乳磨牙进行了牙髓切断术加不锈钢预成冠修复。拔除了左上第二乳磨牙
- 术后3年10个月咬合翼片（图3.5.4）：右下第一恒磨牙的牙髓表现在正常范围，但充填体有崩解的迹象
- 术后4年9个月X线片（图3.5.5）：牙髓仍然正常，牙齿行预成冠修复

N. 预后和讨论

- 长期研究显示盖髓术和部分牙髓切断术对于牙髓存活的成功率都很高。本病例中盖髓后3个月就能

在影像学上看到牙髓切断处硬组织屏障的形成
- Mejare和Cvek（1993）报道，在追踪2年至11年8个月的随访中，对无临床症状和根尖周病变的病例采取部分牙髓切断术的成功率是91%。类似的研究报道了伴有短暂疼痛及轻度根尖周病变的6例病例中有4例治疗取得了成功。另外，有研究（Mass and Zilberman 1993）报道35个病例12~48个月的成功率是91%
- Crek及其同事（1978，1982）报道恒牙外伤性露髓采用氢氧化钙盖髓术和部分牙髓切断术的成功率为96%。只要在盖髓前能够去除表面感染的牙髓组织，则牙髓暴露的范围及时间对疗效的影响都不大。这些研究包括成熟恒牙和年轻恒牙。之后的研究也证实了这一点
- 由于修复原因拔除部分牙髓切断术成功治疗后的牙齿，进行组织学研究发现，这些牙齿的牙髓并没有病理性改变（Crek et al. 1982）

O. 常见并发症和相应治疗计划

- 在年轻恒牙采取部分牙髓切断术失败后可能会导致牙髓坏死和最终的根尖周脓肿。这些病例随后必须采用根尖诱导成形术或者根尖屏障技术

自学问题

1. 年轻恒牙部分牙髓切断术的适应证是什么?

2. 为什么年轻龋坏恒牙适合进行保守治疗,例如部分牙髓切断术?

3. 年轻恒磨牙部分牙髓切断术的禁忌证是什么?

4. 为什么对牙髓出血的控制是诊断牙髓状况时的工具?

（答案在本书最后）

参考文献

[1] American Academy of Pediatric Dentistry. 2018–2019. Pulp therapy for primary and immature permanent teeth. In: *Clinical Practice Guidelines and Best Practices (Reference Manual)*. *Pediatr Dent* 40:343–51.https://www.aapd.org/research/oral-health-policies–recommendations/pulp-therapy-for-primary-and-immature-permanent-teeth.

[2] Camp J, Fuks AB. 2006. Pediatric endodontics: endodontic treatment for the primary and young, permanent dentition. In: *Pathway of the Pulp*, 9th edition. Cohen S, Hargreaves KM (eds). St Louis: Elsevier. pp. 822–82.

[3] Chailertvanitkul P et al. 2014. Randomized control trial comparing calcium hydroxide and mineral trioxide aggregate for partial pulpotomies in cariously exposed pulps of permanent molars. *Int Endod J* 47(9):835–42.

[4] Cvek M. 1978. A clinical report on partial pulpotomy and capping with calcium hydroxide in permanent incisors with complicated crown fractures. *J Endod* 4:232–7.

[5] Cvek M, Cleaton-Jones P, Austin J, Andreasen JO. 1982. Pulp reactions to exposure after experimental crown fractures or grinding in adult monkeys. *J Endod* 8:391–7.

[6] Fuks A, Nuni E. 2019. Pulp therapy for the young permanent dentition. In: *Pediatric Dentistry: Infancy through Adolescence*, 6th edition. Nowak A, et al. (eds). Philadelphia: Elsevier. p. 482.

[7] Mass E, Zilberman U. 1993. Clinical and radiographic evaluation of partial pulpotomy in carious exposures of permanent molars. *Pediatr Dent* 15:257–9.

[8] Mejare I, Cvek M. 1993. Partial pulpotomy in young permanent teeth with deep carious lesions. *Endod Dent Traumatol* 9:238–42.

病例6

年轻恒磨牙MTA牙髓切断术

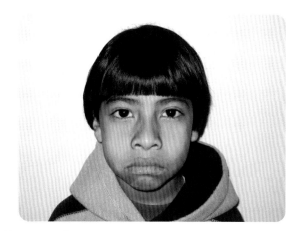

图3.6.1　面像

A. 一般情况

• 8岁8个月，男孩（图3.6.1）

B. 主诉和现病史

• 牙医转诊该名患儿进行右下第一恒磨牙的根管治疗。在牙医首诊时，患牙无症状，但去除腐质时露髓。医生将氢氧化钙糊剂置于露髓孔处并进行暂时充填，同时建议到牙体牙髓科继续治疗

C. 家庭社会情况

• 5个孩子中最小的
• 中等收入家庭

D. 全身病史

• 遗传性葡萄糖-6-磷酸脱氢酶（G6PD）缺乏症，其他正常
• 无已知的药物或食物过敏史，目前没有接受药物治疗，按时接种疫苗

E. 内科会诊

• 儿科医生排除了贫血

F. 牙科病史

• 参加牙科之家
• 低碳水化合物饮食
• 良好的口腔卫生习惯，在家长的监督下每天刷牙2次
• 使用含氟牙膏
• 饮用水氟化水平适宜
• 无外伤史
• 患儿配合

G. 口外检查

• 未见明显异常

H. 口内检查

软组织

• 未见明显异常

硬组织

• 未见明显异常

混合牙列咬合评估

• 未见明显异常

牙科检查

• 少量菌斑堆积
• 有几颗充填过的牙齿，包括牙髓治疗
• 右下第一恒磨牙呈现釉质发育不全，近中牙面龋坏。牙齿生理动度对叩诊、电活力测及冷测不

敏感

I. 诊断方法

- 根尖片（图3.6.2）

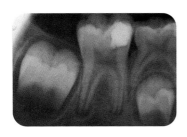

图3.6.2　术前右下颌根尖片

- 右下第一恒磨牙影像学检查发现：
  ○ 牙齿近中见充填体阻射影像
- 髓腔宽大，髓角高
- 牙根发育未完成
- 根尖区圆形低密度透影区，周围骨质阻射影

J. 鉴别诊断

- 牙髓：
  ○ 可复性牙髓炎
  ○ 不可复性牙髓炎
  ○ 全部牙髓坏死或部分牙髓坏死
- 根尖周：
  ○ 正常：牙囊
  ○ 慢性根尖周炎

K. 诊断和问题小结

诊断

- 根据临床检查和影像学所见，可能的诊断为可复性牙髓炎

问题小结

- 露髓范围不详
- 年轻恒牙冷测及电活力测结果不可靠
- 牙囊及慢性根尖周炎的影像学表现较难鉴别
- 较难判断暴露牙髓的炎症范围

L. 综合治疗计划

- 右下第一恒磨牙行MTA牙髓切断术

- 向患儿家长解释维持年轻恒磨牙活髓的重要性

技术

- 局部麻醉，橡皮障隔湿
- 去除暂封及盖髓材料
- 去除髓腔中炎症牙髓组织至根髓水平
- 2.5%次氯酸钠溶液冲洗
- 湿棉球置于根髓断面止血
- MTA覆盖根髓断面
- 临时充填牙齿

其他治疗选择

- 分2次就诊：将湿棉球放置在MTA的上方，第2次复诊时确定MTA硬固后进行永久充填
- 一次完成治疗：将玻璃离子水门汀洞衬在MTA上方，直接进行永久充填

随访治疗

- 龋齿预防
- 永久充填
- 术后3个月、6个月、12个月复查

M. 影像学复查

- 在随访过程中，患牙无症状，患牙根尖区影像学表现同对侧同名牙。患牙对电活力测无反应归因于冠髓组织缺失（图3.6.3～图3.6.6）

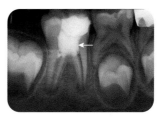

图3.6.3　术后即刻根尖片显示MTA位于髓腔中（箭头示），进行临时充填

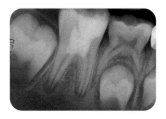

图3.6.4　术后3个月根尖片

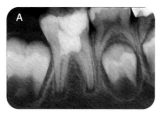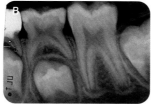

图3.6.5 （A，B）术后15个月以及对侧根尖片

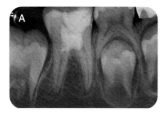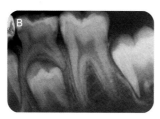

图3.6.6 （A，B）术后29个月以及对侧根尖片

N. 预后和讨论

- 牙髓治疗的目的是最大限度地保存牙髓活性和功能直到牙根发育完成。深龋露髓牙齿的牙髓组织虽然处于慢性炎症状态，但仍具有修复的潜能。临床上，牙齿通常无症状，因此诊断为可复性牙髓炎。但是对于有明显叩痛，肿胀或其他明显牙髓坏死指征的牙齿，就不应该进行活髓保存治疗

- 牙髓暴露可以发生在去腐或窝洞预备的过程中。保守的治疗方法包括：
  ◦ 在恒牙或年轻恒牙进行直接盖髓术
  ◦ 如果牙髓出血可止住，在年轻恒牙可行部分牙髓切断术
  ◦ 如果出血不能控制时，可行牙髓切断术到根管口

- 年轻恒牙进一步的牙髓治疗方法包括氢氧化钙根尖诱导成形术或MTA根尖封闭术。对于恒牙，则进行传统的根管治疗术（Fuks et al. 2019）

O. 常见并发症和相应治疗计划

- 如果牙髓切断术的结果不理想，患儿会表现出疼痛和/或根尖区低密度透射影，在这种情况下就需要进行根管治疗。对于牙根未发育完成的牙齿治疗更加复杂，可以行根尖诱导成形术或MTA根尖封闭术。氢氧化钙根尖诱导成形术周期较长，

背景信息1

矿物三氧化物凝聚体（MTA）

- MTA 在20世纪90年代早期被引入牙科治疗。它包含氧化物，大约65％的成分是氧化钙，当氧化钙浸入水中时可转化为氢氧化钙（Tomson et al. 2007）

- MTA 应与灭菌水以3∶1的粉/液比混合。一些操作指南建议治疗时将湿棉球置于MTA上方直到下次复诊。在水化过程中，MTA会形成胶态凝胶，大概在3～4小时凝固成硬的结构。在这个过程中需要周围环境保持湿润

- 水化的MTA初始pH为10.2，在混合后3小时pH升至12.5（Sarkar et al. 2005）。在很多以细菌为基础的微渗漏研究中，MTA与传统材料相比微渗漏更小。同氢氧化钙相比，MTA维持牙髓组织完整性的能力更强，可以形成更厚的牙本质桥，出现炎症、充血及牙髓坏死的情况更少（Roberts et al. 2007）

并可能导致根管壁薄弱，这是因为经常更换氢氧化钙药物降低了牙根的强度（Andreasen et al. 2006）。在牙根发育完成前失去牙髓会导致牙本质壁薄弱及冠根比例失调（Fuks and Peretz 2016）

- 活髓保存治疗的另一个并发症是由于牙本质沉积加速导致根管钙化（PCO）。根管钙化是恒牙外伤的常见并发症，临床上也可发生于牙髓切断术后。对恒牙根管钙化的治疗在临床上存在争议。一些临床医生认为一旦钙化开始应尽早行根管治疗，而另一些临床医生则倾向于定期观察这种更为保守的治疗手段，只有当出现明显的牙髓坏死症状时才进行干预。虽然随着观察时间的增加，钙化根管牙髓坏死的发生概率升高，但是常规进行预防性根管治疗并不合理（Kats-Sagi et al. 2004）

背景信息2

牙髓切断术和氢氧化钙

- 牙髓切断术的过程包括去除部分发生弥漫性出血或变性的牙髓组织，完整保留剩余的有活性组织。去除牙髓组织的深度由临床判断决定。随后要在牙髓组织断面覆盖一层盖髓剂，目的是在切断部位促进修复性牙本质的形成。对多根牙行牙髓切断术，牙髓组织去除要达到根管口（Camp and Fuks 2006）

- 氢氧化钙是用于牙髓切断术的传统制剂，具有较好的临床效果。将其置于健康牙髓组织时可以促进牙本质桥的形成。由于具有强碱性，氢氧化钙可以引起表面组织坏死和刺激第三期牙本质的形成，同时起到抗菌的效果（Witherspoon, Small and Harris 2006）

- 研究表明牙本质基质贮备有生长因子和其他生物活性分子，它们隐藏在牙本质形成过程中。这些分子有可能释放进入牙髓组织促进牙本质的修复和再生。氢氧化钙的有效性可能在于促进生长因子从牙本质基质的释放（Tomson et al. 2007）。另一种具有类似作用机制的材料是MTA（见背景信息1）

自学问题

1. 对MTA牙髓切断术的年轻恒牙，后续可能的治疗方式有哪些？

2. 年轻恒牙活髓治疗的目的是什么？

3. 在去腐或洞型预备过程中露髓的保守治疗方案有哪些？

4. MTA的优点有哪些？

5. 年轻恒牙牙髓切断术失败后的治疗方案是什么？

（答案在本书最后）

参考文献

[1] Andreasen JO, Munksgaard EC, Bakland LK. 2006. Comparison of fracture resistance in root canals of immature sheep teeth after filling with calcium hydroxide or MTA. *Dent Traumatol* 22:154–6.

[2] Camp JH, Fuks AB. 2006. Pediatric endodontics: endodontic treatment for the primary and young permanent dentition. In: *Pathways of the Pulp*, 9th edition. Cohen S, Hargreaves KM (eds). St Louis: Mosby.

[3] Fuks AB, Peretz B. (eds) 2016. *Pediatric Endodontics: Current Concepts in Pulp Therapy For Primary And Young Permanent Teeth*. Basel: Springer Publishing International Switzerland.

[4] Fuks AB, Nuni E. 2019. Pulp Therapy for the young permanent dentition. In: *Pediatric Dentistry: Infancy through Adolescence*, 6th edition. Nowak A, et al. (eds).

Philadelphia: Elsevier. p. 482.

[5] Kats-Sagi H, Moskovitz M, Moshonov J, Holan G. 2004. Pulp canal obliteration in an unerupted permanent incisor following trauma to its primary predecessor: a case report. *Dent Traumatol* 20:181–3.

[6] Roberts HW, Toth JM, Berzins DW, Charlton DG. 2007. Mineral trioxide aggregate material use in endodontic treatment: a review of the literature. *Dent Mater* 20:1–16.

[7] Sarkar NK, Caicedo R, Ritwik P et al. 2005. Physicochemical basis of the biologic properties of mineral trioxide aggregate. *J Endodon* 31:97–100.

[8] Tomson PL, Graver LM, Lumley PJ et al. 2007. Dissolution of bio-active dentine matrix components by mineral trioxide aggregate. *J Dent* 35:636–42.

[9] Witherspoon DE, Small JC, Harris GZ. 2006. Mineral trioxide aggregate pulpotomies: *a case series outcomes assessment*. *JADA* 137:610–18.

病例7

根尖封闭术 – 氢氧化钙根尖诱导成形术

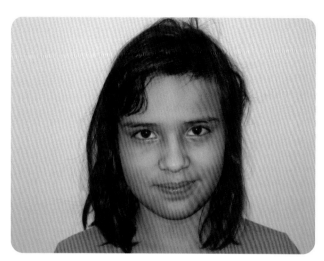

图3.7.1　正面像

A. 一般情况

• 10岁，女孩（图3.7.1）

B. 主诉和现病史

• 患儿就诊要求进行左上中切牙根管治疗，9个月前患儿骑车摔倒时该牙侧向移位

• 治疗史：第1次牙科就诊时该牙对电活力测无反应，同时根尖区可见低密度透影区。诊断为无症状慢性根尖周炎。以氢氧化钙充填根管并以临时充填材料封闭根管口

C. 家庭社会情况

• 家中5个孩子，排行第3

• 中等收入家庭

D. 全身病史

• 回顾全身病史，未见明显异常，无已知的药物或食物过敏史，目前没有接受药物治疗，按时接种疫苗

E. 内科会诊

• 不需要

F. 牙科病史

• 参加牙科之家

• 常规均衡饮食

• 良好的口腔卫生习惯，每天至少刷牙1次，无家长监督

• 使用含氟牙膏

• 饮用水氟化水平适宜

• 9个月前牙外伤

• 配合

G. 口外检查

• 未见明显异常

H. 口内检查

软组织

• 未见明显异常

硬组织

• 未见明显异常

混合牙列咬合评估

• 磨牙 I 类关系，前牙拥挤

牙科检查

• 少量菌斑堆积

• 无龋

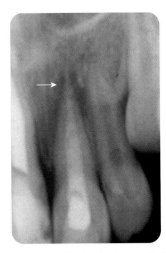

图3.7.2 诊断性根尖片（箭头示根尖周低密度透影区）

- 第一前磨牙有银汞充填体
- 左上中切牙舌侧有完整的临时充填体

I. 诊断方法

- 左上中切牙根尖片（图3.7.2）可见根管内阻射材料，根管宽大根管壁薄。年轻恒牙根尖口开放根尖低密度透影区（图3.7.2，箭头示），同时根尖区可见高密度阻射材料
- 临床检查发现临时充填材料；1mm牙周袋；生理动度；叩痛阴性，电活力测和冷测均无反应；根尖区扣诊轻度疼痛；牙龈无瘘管，无肿胀

J. 鉴别诊断

- 不需要

K. 诊断和问题小结

诊断

- 年轻恒牙伴有根尖周病变，氢氧化钙超填

问题小结

- 超出根尖孔的氢氧化钙可能会延缓愈合
- 年轻恒牙难以确定正确的工作长度
- 根管壁薄的牙根管预备存在风险
- 电活力测和冷测对年轻恒牙而言不可靠
- 牙囊和慢性根尖周炎的根尖片表现较难区别

L. 综合治疗计划

- 向患儿家长解释年轻恒牙的治疗难度

- 左上中切牙根尖诱导成形术，然后行根管治疗术和永久充填
- 复查应包括：
  - 每次治疗后及时的术后和家庭护理说明
- 1年后复查，之后5年内每年复查根尖片

牙科治疗

- 第1次就诊：
  - 局部麻醉下，橡皮障隔离，去除临时充填材料
  - 工作长度确定采用根尖片结合纸尖的方法。新一代有刻度的纸尖是测定工作长度的有效方法
  - 大量0.5%氯己定冲洗配合少量根管机械预备，同时配合超声荡洗
  - 因为没有根尖止点，采用有标尺针的注射器输送氢氧化钙糊剂，然后进行临时充填
- 第2次就诊，2周后：
  - 大量0.5%氯己定冲洗
  - 氢氧化钙稠糊剂严密充填根管。拍根尖片确定氢氧化钙密度。临时充填开髓孔
- 第3次就诊，3个月后：
  - 无根尖止点形成，继续重复根尖诱导成形术的过程
- 第4次就诊，3个月后：
  - 根尖屏障形成，擦干根管，牙胶封闭根管，Coltosol®及临时充填材料双层封闭根管口。建议患儿至家庭牙医处就诊行该牙永久充填（图3.7.3和图3.7.4）

M. 临床和影像学复查

- 术后12个月，该牙无症状并且可以行使功能（图3.7.5）。慢性根尖周炎愈合

N. 预后和讨论

- 根尖诱导成形术通常需要多次换氢氧化钙制剂，因此需要患儿和家长高度的依从性
- 因为牙本质壁薄弱，这些牙齿很容易折断，因此建议在有风险的情况下（运动、骑车等）佩戴运动防护牙托以避免创伤。总之家长和患儿本人应

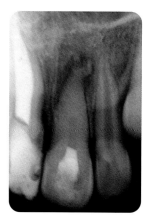

图3.7.3 根尖片显示氢氧化钙根尖诱导成形术，注意根管内X线阻射密度与牙本质相近

时刻谨记患牙有可能因为折断而丧失

O. 常见并发症和相应治疗方案

常见并发症

- 根尖诱导成形术后，由于牙根比正常恒牙牙根短，因而冠根比例失调，致使预后受到影响。由于根管粗大，桩（如果需要的话）难以固位，同时患儿处于发育过程，所以永久冠修复应该推迟

相应治疗方案

- 相应治疗方案包括用生物陶瓷类材料，例如Bio-dentine®，EndoSequence BC Putty™，或MTA进行一步法根尖诱导成形术。另外，对根管壁特别薄的年轻恒牙可考虑进行牙髓再血管化/牙髓再生治疗

要点1

根管消毒

- 理想的根管冲洗剂应具备以下特点：强大的抗菌活性，溶解残余有机组织，冲洗出机械预备根管后的残屑，润滑根管，对根尖周组织无毒性刺激（Harrison 1984）

- 次氯酸钠溶液是最常见的根管冲洗剂，因为其具有广泛的抗菌谱和溶解坏死残余组织的特殊性能（Hasselgren et al. 1988）。次氯酸钠溶液的使用浓度为0.5%～5.25%，但当次氯酸钠溶液进入根尖周组织时有细胞毒性（Tanomaru Filho et al. 2002）

- 尽管次氯酸钠溶液是有效的根管冲洗剂，但是浓度在2%以内的次氯酸钠溶液不能作为主要根管冲洗剂，因为该浓度内的次氯酸钠溶液不能有效溶解残余组织（Naenni et al. 2004）。氯己定（2%浓度）引起的炎症反应要<0.5%的次氯酸钠溶液（Tanomaru Filho et al. 2002）

- 氢氧化钙作为根管内封药要求7天的消毒周期。联合其他药物可以增强其消灭根管系统内剩余细菌的能力（Siqueira and Lopes 1999）。氢氧化钙的高pH和低溶解性可以长期保持其抗菌活性（Siqueira and Lopes 1999）。氢氧化钙还可以辅助根管内清创，增加坏死组织的溶解性

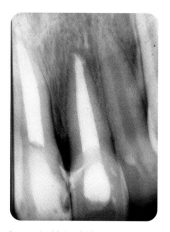

图3.7.4 根尖片显示根管充填情况

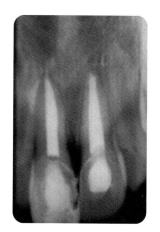

图3.7.5 术后12个月根尖片

背景信息1

根尖诱导成形术

- 根尖诱导成形术的目的是促使因牙髓坏死导致牙根生长和发育停止的年轻恒牙根尖形成根尖屏障。浓稠的氢氧化钙糊剂是常用的根尖诱导成形术的药物。该种方法相对成功率高是由于氢氧化钙具有：①高pH；②钙离子；③氢氧根离子；④抗菌作用（Fava and Saunders 1999）

- 第1次就诊时应在根管内充填氢氧化钙制剂，第2次的就诊时间应安排在2周或1个月后。第2次就诊的目的是完成根管清创术并去除残余组织（Hasselgren et al. 1988）。在第2次就诊时，用根管充填器械将稠状氢氧化钙糊剂充填入根管（Rafter 2005）。在下次就诊时，如果根尖屏障未

形成同时患儿对根管挫的碰触有感觉，应重复进行根尖诱导成形术的过程直至根尖屏障形成。当根尖屏障形成后，可选择冷牙胶侧方加压充填或者热牙胶充填技术充填根管（Rafter 2005）

- 根尖诱导成形术的操作包括充分开敞的冠方通路，应包括髓角在内，以防止术后可能的感染和牙冠变色。对于氢氧化钙根尖诱导成形术和MTA根尖封闭术，二者根管预备方法相似。年轻恒牙根管工作长度可通过根尖片结合纸尖的方法来确定。根管清创应包括最少量的根管预备，以防止对薄弱的牙本质壁造成进一步损伤。用消毒液进行根管冲洗时应小心，避免将冲洗液推出根尖孔

背景信息2

根尖诱导成形术的风险和并发症

- 应用氢氧化钙可以成功地实现根尖诱导成形，然而该治疗方法还存在几点缺陷，氢氧化钙根尖诱导成形术后牙颈部折断的风险高（Cvek 1992; Andreason et al. 2006; Rosenberg et al. 2007）。年轻恒牙根折的概率由牙根发育较少牙齿的77%到牙根大部分发育完成牙齿的28%。这可能是氢氧化钙的吸水性和蛋白溶解性导致牙本质干燥的结果

- 根尖屏障的形成需要3~24个月的时间，需要患儿和家长具有良好的依从性。治疗选择可以在根尖区放置人工屏障使根尖封闭，而后即刻使用牙胶进行

根管充填。然而有报道显示使用MTA进行一步法根尖诱导成形术与氢氧化钙具有相同的弱化牙本质强度的缺点。MTA还存在使牙冠变色的问题，使用Biodentine®或EndoSequence可以解决这个问题（Huang 2009; Marconyak et al. 2016）

- 牙髓再血管化可能是替代根尖诱导成形术的另一个选择，这项技术不但可以使根尖封闭，还可以使牙根变长，根管壁增厚（Huang 2009）。尽管牙髓再血管化治疗技术十分有前景，但其治疗结果仍不可控，需要更多的研究去完善（Banchs and Trope 2004; Chen et al. 2012; Galler 2016）

自学问题

1. 牙根发育的阶段与该儿童的年龄一致吗?

2. 进行年轻恒牙根管冲洗时应特别注意什么?

3. 根尖孔开放牙齿的根管工作长度确定建议采用什么方法?

4. 如何确定氢氧化钙糊剂充满整个根管长度?

5. 除氢氧化钙根尖诱导成形术外，其他的治疗方式有哪些?

（答案在本书最后）

参考文献

[1] Andreasen JO, Munksgaard EC, Bakland LK. 2006. Comparison of fracture resistance in root canals of immature sheep teeth after filling with calcium hydroxide or MTA. *Dent Traumatol* 22:154–6.

[2] Banchs F, Trope M. 2004 Revascularization of immature permanent teeth with apical periodontitis: new treatment protocol? *J Endod* 30:196–200.

[3] Chen MY, Chen KL, Chen CA et al. 2012. Responses of immature permanent teeth with infected necrotic pulp tissue and apical periodontitis/abscess to revascularization procedures. *Int Endod J* 45(3):294–305.

[4] Cvek M. 1992. Prognosis of luxated non-vital maxillary incisors treated with calcium hydroxide and filled with gutta percha. A retrospective study. *Endod Dent Traumatol* 8:45–55.

[5] Duggal M, Tong HJ, Al-Ansary M et al. 2017. Interventions for the endodontic management of non-vital traumatised immature permanent anterior teeth in children and adolescents: a systematic review of the evidence and guidelines of the European Academy of Paediatric Dentistry. *Eur Arch Paediatr Dent* 18(3):139–51.

[6] Fava LR, Saunders WP. 1999. Calcium hydroxide pastes: classification and clinical indications. *Int Endod J* 32: 257–82.

[7] Galler KM. 2016. Clinical procedures for revitalization: current knowledge and considerations. *Int Endod J* 49:926–36.

[8] Harrison JW. 1984. Irrigation of the root canal system. *Dent Clin North Am* 4:797–808.

[9] Hasselgren G, Olsson B, Cvek M. 1988. Effects of calcium hydroxide and sodium hypochlorite on the dissolution of necrotic porcine muscle tissue. *J Endod* 14:125–7.

[10] Huang GT. 2009. Apexification: the beginning of its end. *Int Endod J* 42(10):855–66.

[11] Marconyak LJ Jr, Kirkpatrick TC, Roberts HW et al. 2016. A comparison of coronal tooth discoloration elicited by various endodontic reparative materials. *J Endod* 42(3):470–3.

[12] Naenni N, Thoma K, Zehnder M. 2004. Soft tissue dissolution capacity of currently used and potential endodontic irrigants. *J Endod* 30:785–7.

[13] Rafter M. 2005. Apexification: a review. *Dent Traumatol* 21:1–8.

[14] Rosenberg B, Murray PE, Namerow K. 2007. The effect of calcium hydroxide root filling on dentin fracture strength. *Dent Traumatol* 23:26–9.

[15] Siqueira JF Jr, Lopes HP. 1999. Mechanisms of antimicrobial activity of calcium hydroxide: a critical review. *Int Endod J* 32:361–9.

[16] Tanomaru Filho M, Leonardo MR, Silva LAB et al. 2002. Inflammatory response to different endodontic irrigating solutions. *Int Endod J* 35:735–9.

病例8

MTA根尖封闭术

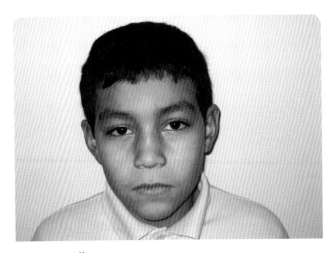

图3.8.1　面像

A. 一般情况

• 9岁男孩（图3.8.1）

B. 主诉和现病史

• 患儿由其牙医介绍进行右上颌中切牙根管治疗。该牙在7岁时有外伤史

• 治疗史：就诊前1周因面部肿胀在急诊就诊，诊断为右上中切牙来源的急性根尖脓肿。开放根管，可见有脓液引出。牙医将氢氧化钙置于根管中，然后进行临时充填。同时嘱服阿莫西林250mg/5cm^3，每天3次，服用1周

C. 家庭社会情况

• 家中独生子

• 中等收入家庭

D. 全身病史

• 未见明显异常，无已知的药物或食物过敏史，目前没有接受药物治疗，按时接种疫苗

E. 内科会诊

• 不需要

F. 牙科病史

• 参加牙科之家

• 常规均衡饮食

• 良好的口腔卫生习惯，每天刷牙2次，无家长监督

• 使用含氟牙膏

• 饮用水氟化水平适宜

• 7岁时牙外伤

• 配合

G. 口外检查

• 未见明显异常，面部肿胀已恢复

H. 口内检查

软组织

• 未见明显异常

硬组织

• 未见明显异常

混合牙列咬合评估

• 磨牙Ⅰ类关系，乳尖牙，前牙拥挤，深覆盖5mm，深覆𬌗50%

牙科检查

• 少量菌斑堆积

• 无龋

• 第一前磨牙有银汞充填体

- 右上中切牙舌侧面可见临时充填体

I. 诊断方法

- 右上中切牙根尖片（图3.8.2）显示临时充填体，根管粗大，根管壁薄弱，根尖孔开放的年轻恒牙，根尖区见低密度透影区（图3.8.2，箭头示）周围围绕高密度阻射影
- 临床检查见临时充填体，2mm牙周袋；生理动度；叩痛阴性，电活力测及冷测均无反应；根尖扣诊轻度疼痛；牙龈无瘘管，无肿胀

J. 鉴别诊断

- 剩余牙囊
- 根尖真性囊肿
- 非牙源性病损

K. 诊断和问题小结

诊断

- 年轻恒牙慢性根尖周炎

问题小结

- 年轻恒牙难以确定正确的工作长度
- 根管壁薄的牙根管预备存在风险
- 根尖孔开放，根管充填可能超填
- 年轻恒牙电活力测和冷测结果不可靠
- 牙囊和慢性根尖周炎的根尖片表现较难区别

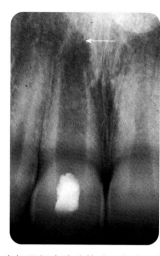

图3.8.2　右上中切牙根尖片（箭头示根尖周低密度透影区）

L. 综合治疗计划

- 向患儿家长解释年轻恒牙的治疗难度
- 以MTA封闭根尖，然后进行根管治疗和永久充填
- 复查应包括：
  ○ 每次治疗后及时的术后和家庭护理说明
  ○ 1年后复查，之后5年内每年复查根尖片

牙科治疗

- 第1次就诊：
  ○ 局部麻醉下，橡皮障隔离，去除临时充填材料
  ○ 采用根尖片结合纸尖的方法确定工作长度
  ○ 0.5%氯己定冲洗配合少量根管机械预备，同时

背景信息1

矿物三氧化物凝聚体

- 矿物三氧化物凝聚体（MTA）是由亲水性颗粒组成的粉末，遇湿润环境可引发反应；当遇到体液时可形成硬的根尖屏障
- MTA是第一种可以持续促进牙骨质生长并促使牙周膜再生的修复材料（Torabinejad et al. 1997; Schwartz et al. 1999）
- 使用MTA只要求患儿进行1次或2次就诊就可以完成根尖诱导成形术，主要取决于使用MTA的类型

（Duggal et al. 2017）
- 使用时存在的潜在问题是牙冠变色。在美学区域，现在有可替代的材料进行根尖封闭。例如生物陶瓷类材料Biodentine®或EndoSequence™，牙齿染色问题较MTA要好很多，同时也具有骨诱导能力（Cheng et al. 2010; Możyńska et al. 2017）。此外，还可以通过放置根尖隔离层，用于防止根尖封闭药物扩散超过根管边界引起牙冠变色
- 根管的剩余部分可以通过垂直加压热牙胶来进行充填

配合超声荡洗

○ 因为没有根尖止点，采用有小刻度的注射器输送氢氧化钙糊剂，然后进行临时充填

- 第2次就诊，2周后：

  ○ 大量0.5%氯己定冲洗

  ○ MTA封闭根尖孔

  ○ 湿纸尖和湿棉球置于MTA上然后进行临时充填（图3.8.3）

- 第3次就诊，1周后：

  ○ 确定MTA封闭根尖区

  ○ 0.5%氯己定冲洗，擦干根管

  ○ 热牙胶充填根管（图3.8.4）

  ○ Coronal及临时充填材料双层封闭根管口

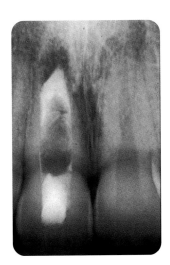

图3.8.3 根尖片显示MTA根尖封闭

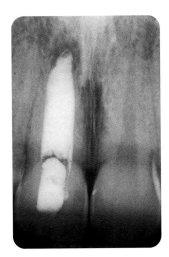

图3.8.4 根尖片显示根管充填

○ 建议患儿至家庭牙医处行永久充填

M. 临床和影像学复查

- 术后12个月，该牙无症状并且可以行使功能（图3.7.5）。根尖透影区面积减小；可预见该病变完全愈合

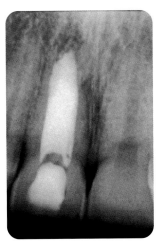

图3.8.5 术后12个月根尖片

要点1

氢氧化钙和MTA

- 同氢氧化钙根尖诱导成形术相比，MTA根尖封闭术减少了治疗时间、就诊次数和根尖片拍照次数。牙齿可以延迟修复，以减少根折和再感染的风险。越来越多的证据支持并建议使用MTA取代氢氧化钙用于治疗前牙外伤的根尖诱导成形术

N. 预后和讨论

- 由于牙本质壁薄弱，这类牙齿很易折断。因而建议佩戴运动防护牙托以降低风险情况下（运动、骑车等）受伤的可能性。总之家长和患儿本人应时刻谨记患牙有可能因为折断而丧失

O. 常见并发症和相应治疗方案

常见并发症

- 根尖诱导成形术后，牙根变短、冠根比例不恰当。由于根管粗大，桩（如果需要的话）难以固

位，同时患儿处于生长发育及牙龈组织成熟过程中，所以永久冠修复应该推迟

相应治疗方案

• 氢氧化钙根尖诱导成形术

• 牙髓再血管化可以作为另一种治疗选择，尤其是对于根管壁特别薄的牙齿以及牙根发育处于早期阶段的牙齿。治疗过程包括两步，第一步是用三联抗生素糊剂进行根管消毒。第二步是根尖区引血，使血液充盈根管作为可以使牙根继续发育的干细胞生存的支架（Banchs and Trope 2004; Diogenes and Ruparel 2017）。牙髓再血管化治疗外伤后牙髓坏死的年轻恒牙，很有应用前景，但治疗后牙根的成熟情况尚无规律（Saoud et al. 2014）

自学问题

1. 年轻恒牙根管治疗的主要问题包括哪些?

2. 年轻恒牙确定工作长度的主要问题有哪些?

3. 选用MTA一次性根尖封闭术而非氢氧化钙根尖诱导成形术的原因是?

4. 用于根尖诱导成形术可选择的材料有哪些，各自的优点是?

（答案在本书最后）

参考文献

[1] Banchs F, Trope M. 2004. Revascularization of immature permanent teeth with apical periodontitis: new treatment protocol? *J Endod* 30(4):196–200.

[2] Cheng L, Ye F, Yang R et al. 2010.Osteoinduction of hydroxyapatite/beta-tricalcium phosphate bioceramics in mice with a fractured fibula. *Acta Biomater*6(4):1569–74.

[3] Diogenes A, Ruparel NB. 2017. Regenerative endodontic procedures: clinical outcomes. *Dent Clin North Am* 61(1):111–25.

[4] Duggal M, Tong HJ, Al-Ansary M et al. 2017. Interventions for the endodontic management of non-vital traumatised immature permanent anterior teeth in children and adolescents: a systematic review of the evidence and guidelines of the European Academy of Paediatric Dentistry. *Eur Arch Paediatr Dent* 18(3):139–51.

[5] Możyńska J, Metlerski M, Lipski M, Nowicka A. 2017. Tooth discoloration induced by different calcium silicate-based cements: a systematic review of in vitro studies. *J Endod* 43(10):1593–601.

[6] Saoud TM, Zaazou A, Nabil A et al. 2014. Clinical and radiographic outcomes of traumatized immature permanent necrotic teeth after revascularization/revitalization therapy. *J Endod* 40(12):1946–52.

[7] Schwartz RS, Mauger M, Clement DJ, Walker WA 3rd. 1999. Mineral trioxide aggregate: a new material for endodontics. *JADA* 130:967–75.

[8] Torabinejad M, Pitt Ford TR, McKendry DJ et al. 1997. Histologic assessment of mineral trioxide aggregate as a root-end filling in monkeys. *J Endod* 23:225–8.

[9] Yadav P, Pruthi PJ, Naval RR et al. 2015. Novel use of platelet-rich fibrin matrix and MTA as an apical barrier in the management of a failed revascularization case. *Dent Traumatol* 31(4):328–31.

病例9

年轻恒牙牙髓坏死伴慢性根尖周炎的牙髓再血管化治疗

A. 一般情况

• 7岁5个月，高加索男孩

B. 主诉和现病史

• 无主诉疼痛症状

• 由于右上中切牙根尖区出现低密度影由其牙医转诊

C. 家庭社会情况

• 家中3个孩子，排行第2

• 中等收入家庭

D. 全身病史

• 健康

• 未见明显异常，无药物或食物过敏史

E. 内科会诊

• 不需要

F. 牙科病史

• 常规均衡饮食，不喜甜食，喜欢快餐，喝自来水

• 参加牙科之家

• 口腔卫生差，使用含氟牙膏，每天刷牙2次，无家长监督

• 饮用水氟化水平为0.1～0.2ppm

• 由于中度焦虑，之前的牙科治疗都是在笑气辅助下进行

• 外伤史：

　○4个月前，患儿在其房间玩耍时摔倒，双侧上前牙折断，近中切角折断，无牙髓暴露

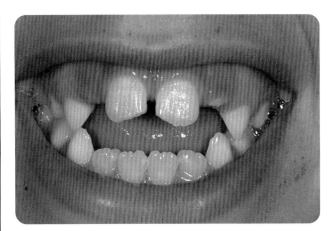

图3.9.1　术前口内像。注意开殆以及双侧上颌中切牙近中切角缺损

　○1周前在常规牙科检查时进行外伤牙检查，右上中切牙根尖区发现低密度透影区转诊进行进一步治疗

　○有关获取外伤史在更多信息，请参见第4章口腔颌面部创伤

G. 口外检查

• 无特殊

H. 口内检查（图3.9.1）

• 混合牙列

• 前牙开殆

• 左上中切牙近中切角折断无明显症状

• 右上中切牙：

　○近中切角折断

　○无牙冠变色

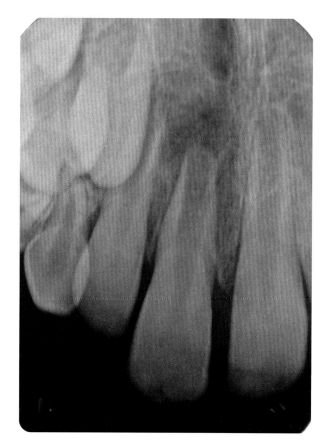

图3.9.2　上颌前牙区术前根尖片。注意右上中切牙牙根短，牙本质壁薄。同时注意，与左上中切牙相比右上中切牙根尖区的低密度透影区

　○松动度正常

I. 诊断方法

• 上颌前牙区根尖片（图3.9.2）

• 右上中切牙冷测无反应，叩诊疼痛

J. 右上中切牙鉴别诊断

• 无症状根尖周炎（牙髓坏死）

• 牙根纵裂（牙髓坏死）

K. 诊断和问题小结

右上中切牙诊断

• 牙髓坏死

• 无症状根尖周炎

• 由于牙根发育未完成，根管壁薄且有外伤史，存

在牙根纵裂的可能。但牙根纵裂最常见的症状是肿胀、窦道或深而窄的牙周袋。而本病例中并没有发现上述症状，最有可能的诊断是无症状根尖周炎

要点1

名词定义

• 无症状根尖周炎：牙髓源性的根尖周炎症和骨质破坏，表现为根尖区低密度透影区，不伴有临床症状

• 牙根纵裂：牙根的不完全折裂，折断片未与牙齿发生分离，可以是颊舌向或近远中向；折裂可引起单独的牙周缺损或窦道；可伴有或不伴有影像学表现

（American Association of Endodontists 2015）

问题小结

• 年轻恒牙根管消毒困难，存在根管冲洗液超出根尖孔的可能

• 根管壁薄的牙根管预备存在风险

• 根尖孔开放，根管充填可能超填

• 年轻恒牙电活力测和冷测结果不可靠

• 根折风险（因为牙本质壁薄弱）

• 冠根比例失调

• 由于中度焦虑导致潜在的不配合行为

L. 综合治疗计划

• 向患儿家长解释年轻恒牙的治疗难度

• 笑气行为管理

• 牙髓再血管化治疗

• 牙体缺损修复

• 复查应包括：

　○正畸咨询

　○牙髓再血管化治疗后3个月、6个月、12个月复查，之后每年复查1次

背景信息1

年轻恒牙牙髓坏死再血管化治疗

适应证

- 牙根未发育完成的年轻恒牙，无其他治疗方案可以选择
- 牙髓坏死
- 对使用抗生素无过敏者

技术

第一步

- 根管消毒
- 局部麻醉下，使用橡皮障隔离术野
- 传统入路打开牙齿，根管长度测量（根尖片结合根管锉或牙胶尖），根管锉应离根尖孔3mm以免影响根尖组织活力
- 不要对根管进行机械预备
- 使用1.5%的次氯酸钠溶液轻柔冲洗根管（20mL/根管，5分钟），再使用17%EDTA冲洗（20mL/根管，5分钟），冲洗器尖端应距离根尖2～3mm
- 使用灭菌纸尖擦干根管
- 用灭菌生理盐水等比混合环丙沙星、甲硝唑形成二联抗生素糊剂（Wigler 2013）
- 使用灭菌注射器将二联抗生素糊剂注射入根管，注射器尖端距离根尖2～3mm
- 用3～4mm厚的临时充填材料封闭根管口

第二步（2～4周后）

- 确保牙齿无症状，并且无任何病理表现（例如瘘管）
- 使用不含血管收缩剂的3%甲哌卡因局部麻醉，橡皮障隔离术野
- 大量生理盐水和17%EDTA轻柔冲洗根管
- 灭菌纸尖干燥根管
- 用根管锉或者根管探针超出根尖2mm刺破根尖周组织将血液引入充满整个根管（图3.9.3）
- 用湿棉球（生理盐水浸泡）止血至釉牙骨质界下3～4mm；10分钟后血液在该水平凝固成血凝块
- 可考虑在血凝块上覆盖可吸收材料，例如CollaPlug™、Collacote™、CollaTape™
- 将MTA或其他生物陶瓷类材料覆盖于血凝块上，应位于釉牙骨质界的根尖方向，以防止牙冠染色。用玻璃离子水门汀或复合树脂封闭根管口，确保严密的冠方封闭
- 拍摄根尖片作为复查基线
- 定期复查，评估治疗效果

（American Association of Endodontists 2016; Duggal 2017）

M. 治疗过程中及治疗后照片（图3.9.3～图3.9.6）

N. 预后和讨论

- 尽管根管闭锁牙齿的预后较好，特别是牙周膜间隙连续、牙根发育良好的病例（图3.9.6）。然而，该牙还需密切复查，未来还存在进一步治疗的可能
- 如预期的一样，由于复合树脂和MTA的存在，患牙治疗3个月或2年5个月后对电活力测没有反应

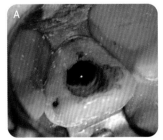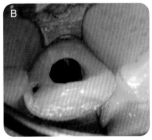

图3.9.3　术中像。（A）血液充盈根管；（B）距釉牙骨质界3～4mm处形成血凝块

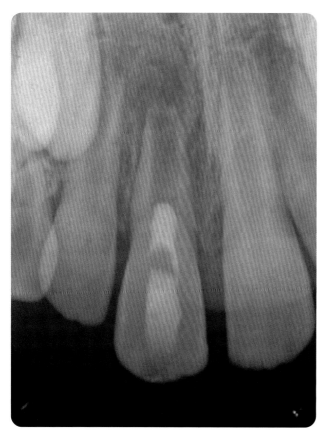

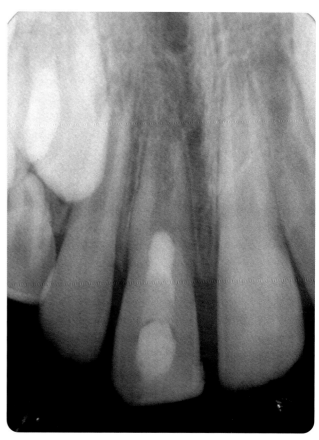

图3.9.4 术后即刻根尖片。白色MTA放置于根管内血凝块上。开髓洞型用临时充填材料封闭

图3.9.5 术后3个月复查根尖片。注意根尖区低密度影完全愈合，牙根略有增长，根管壁增厚。临时充填材料用复合树脂替换

- 牙外伤后的牙髓坏死主要与外伤的类型，严重程度以及牙根发育的阶段相关。当有牙髓坏死的指征或在临床和/或根尖片发现有感染指征时应进行牙髓治疗（Barnett 2002）
- 年轻恒牙牙髓坏死最好的治疗选择应为牙髓再血管化。牙髓再血管化的优点在于有可能促进牙根进一步发育，通过硬组织沉积增强牙本质壁强度（Banchs, Trope 2004; Murray 2007; Altaii 2017; Duggal 2017）

O. 常见并发症和相应治疗计划

常见并发症

- 应用含米诺环素的三联抗生素糊剂后牙冠可能会呈灰色变色，影响美观（Kim 2010），因此，不

推荐使用米诺环素

- 耐药性是潜在风险，杀菌效果会受影响
- 对抗生素过敏可能会导致非常严重的后果，因而在采集全身病史时要特别注意询问有无相关食物或药物过敏史
- 远期失败可能表现为症状复发或根尖片显示根尖区低密度影

相应治疗计划

- 非固化氢氧化钙糊剂可用于根管消毒
- 自体移植的前磨牙可用来替代患牙
- 上前牙区严重拥挤的情况下可采用拔除患牙关闭间隙的治疗方法

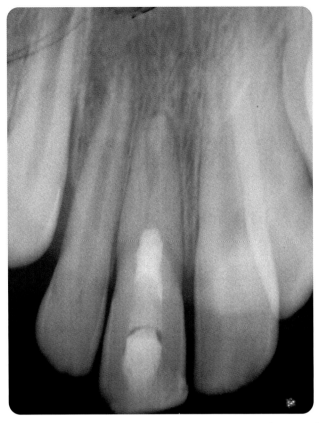

图3.9.6 术后2年5个月根尖片。注意根管内明显但不均一的阻射影像。同时注意连续的牙周膜间隙

自学问题

1. 牙髓再血管化的适应证包括哪些?

2. 用于牙髓再血管化根管消毒的药物是什么?

3. 本病例中牙髓再血管化治疗的结果?

4. 牙齿外伤后牙髓治疗的指征是什么?

5. 牙髓再血管化的可能并发症有哪些?

（答案在本书最后）

参考文献

[1] Altaii M. 2017. Histological assessment of regenerative endodontic treatment in animal studies with different scaffolds: a systematic review. *Dent Traumatol* 33:235–44.

[2] American Association of Endodontists. 2015. *Glossary of Endodontic Terms*, 9th edition. Chicago.

[3] American Association of Endodontists. 2016. *Clinical Considerations for a Regenerative Procedure* (on the AAE website).

[4] Banchs F, Trope M. 2004. Revascularization of immature permanent teeth with apical periodontitis: new treatment protocol? *J Endod* 30:196–200.

[5] Barnett F. 2002. The role of endodontics in the treatment of luxated permanent teeth. *Dent Traumatol* 18:47–56.

[6] Duggal M. 2017. Interventions for the endodontic management of non-vital traumatised immature permanent anterior teeth in children and adolescents: a systematic review of the evidence and guidelines of the European Academy of Paediatric Dentistry. *Eur Arch Paediatr Dent* 18:139–51.

[7] Kim JH. 2010. Tooth discoloration of immature permanent incisor associated with triple antibiotic therapy: a case report. *J Endod* 36:1086–91.

[8] Murray PE. 2007. Regenerative endodontics: a review of current status and a call for action. *J Endod* 33:377–90.

[9] Wigler R. 2013. Revascularization: a treatment for permanent teeth with necrotic pulp and incomplete root development. *J Endod* 39:319–26.

第4章

口腔颌面部创伤

S. Thikkurissy, Jennifer Cully

病例1

乳牙列挫入性损伤

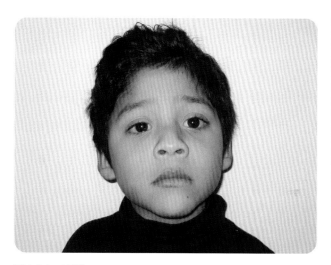

图4.1.1　面像

A. 一般情况

- 2岁7个月，男孩（图4.1.1）
- 就诊于急诊的初诊患儿

B. 主诉和现病史

- 母亲诉"我儿子奔跑时撞到了我们房子的楼梯上"
- 3小时前患儿在家里奔跑，摔倒并撞到了水泥楼梯上。母亲描述了外伤的情况，她说患儿外伤后"呕吐了食物"。没有意识丧失
- 患儿曾就诊于当地的急诊室，明确没有封闭性颅脑外伤
- 患儿没有感到疼痛

C. 家庭社会情况

- 患儿是独生子

要点1

获取外伤病史

- 确认目前是否具有破伤风免疫。如果最后一次破伤风增强剂注射于5年或更多年前，同时伤口被泥土、碎屑等污染，需要再次注射破伤风毒素增强剂（American Academy of Pediatrics 2011）
- 如果患儿存在以下阳性体征，要排除封闭性颅脑损伤，并请内科会诊（Centers for Disease Control and Prevention 2017）：
  - 记忆缺失
  - 恶心/呕吐
  - 头痛
  - 昏睡/烦躁不安/意识模糊
  - 意识丧失
- 学龄前时期牙外伤的发生呈现波峰，有些报道称发生率高达35%（Hargreaves et al. 1999）

- 母亲是主要监护人，全职母亲
- 低等收入家庭

D. 全身病史

- 母亲诉有复发性中耳炎病史
- 无已知的药物或食物过敏史，目前没有接受药物治疗，按时接种疫苗

E. 内科会诊

- 在急诊室已经完成

F. 牙科病史

- 未参加牙科之家
- 口腔卫生较好，由母亲每天给患儿刷牙
- 与年龄相应的饮食
- 使用含氟牙膏
- 氟化水平适宜
- 目前没有外伤史
- 患儿表现符合此年龄特征，拒绝与母亲分离

G. 口外检查

- 软组织损伤：唇部发现擦伤
- 未见明显异常

H. 口内检查

软组织

- 未见明显异常

硬组织

- 未见明显异常

乳牙列咬合评估

- 磨牙近中阶梯关系，尖牙Ⅰ类关系

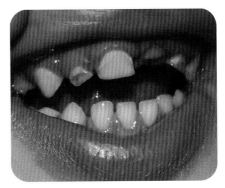

图4.1.2　口内像显示左上乳中切牙挫入

其他

- 可以见到很少量的菌斑
- 牙列无龋
- 右上乳侧切牙：轻微松动，中1/3褐色变色
- 右上乳中切牙：轻微松动
- 左上乳中切牙：挫入至龈缘（图4.1.2）
- 左上乳侧切牙：轻微松动，中1/3褐色变色

I. 诊断方法

- 由于患儿配合程度非常差，不能进行X线片检查

要点2

外伤的X线和临床检查

- 排除其他损伤，例如根折、牙槽骨骨折等。
- 乳牙的电活力测是不可靠的，牙髓坏死的确认通常依靠临床表现（Pugliesi et al. 2004）
- 侧位咬合片（图4.1.3）是将一个大的咬合片固定于压舌板上，然后让患儿咬住压舌板，这样做也有助于确定方向。如果患儿太小不能咬住或不能配合，可以选择让家长坐在椅子上，患儿和家长都在保护下，让家长握住咬合片放在患儿的脸颊上
- 本病例对患儿的检查发现内源性的褐色着色。有几种儿童牙齿着色的理论，包括全身性系统疾病和某些药物治疗。有些牙齿着色，例如四环素造成的颜色改变已经被证实；其他例如外源性阿莫西林克拉维酸的着色研究很少，认识还不全面（Garcia-López et al. 2001）

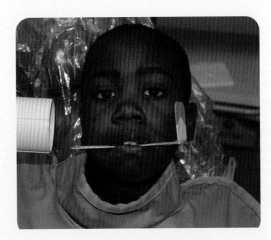

图4.1.3　口外侧方咬合X线片技术展示

- 电活力测延后进行

J. 诊断和问题小结

诊断

- 右上乳侧切牙，右上乳中切牙和左上乳侧切牙：亚脱位

- 左上乳中切牙：挫入

问题小结

- 未参加牙科之家

- 完全挫入的左上乳中切牙

K. 治疗

- 此时没有治疗的指征（见本章末的流程图A：挫入伤）

- 要告知家长可能对恒牙胚造成损伤，包括可能的钙化不全

- 出院指导：
  - 在没有告知前，避免使用外伤牙切割食物
  - 注意：例如牙龈脓肿或瘘管之类的临床表现

- 随访治疗：
  - 1个月和2个月复诊时，可以见到挫入的牙齿有少量的再萌出
  - 4个月随访：母亲诉患儿没有自觉临床症状，左上乳中切牙已再次完全萌出至原有的位置（图

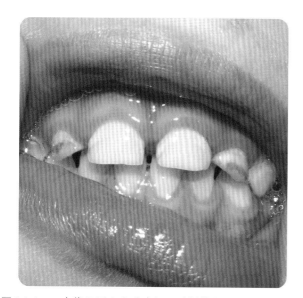

图4.1.4　口内像显示左上乳中切牙重新萌出

4.1.4）（McTigue and Thinkkurissy 2018）

- 为牙科之家提供便利

- 这颗牙的整体预后是基于牙齿发生了再萌出。治疗后4个月的影像学检查显示无根尖周吸收和根尖透影区（图4.1.5）。乳牙外伤对恒切牙的影响在二维X线片中并不能很好地显示，恒切牙的正常萌出是治疗成功的标志

L. 预后和讨论

- 随访建议：
  - 1周，临床检查
  - 3~4周，临床检查及拍摄X线片
  - 6~8周，临床检查
  - 6个月，临床检查及拍摄X线片
  - 1年，临床检查及拍摄X线片

- 总体预后是建立在观察到患牙确实重新萌出的基础上的。术后4个月的X线片显示没有根尖吸收或低密度透影（图4.1.5）。对外伤影响的全面了解受到二维X线片的局限，恒切牙的良好萌出是最终治疗成功的标准

M. 常见并发症和相应治疗计划

- 如果挫入牙齿根尖显示朝向唇颊侧，则可以保留牙齿等待其自行萌出复位。如果根尖进入到正在发育的恒牙胚中，则外伤乳牙应该拔除

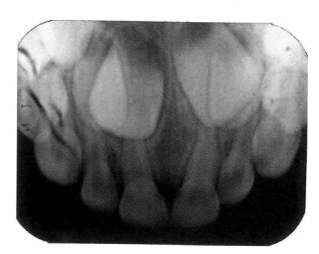

图4.1.5　X线片显示没有与左上乳中切牙相关的根尖吸收或低密度透影

- 如果外伤牙齿在诊断后6个月内不能重新萌出，应建议拔除。这是因为牙根任何部位的固连都有可能阻碍恒切牙的萌出

- 尽管比较罕见，乳切牙的牙根仍可能伴有根折。如果冠方折断片存在误吸的风险，则建议拔除冠方折断片，同时可以保留根方断片

要点3

外伤并发症

- 乳牙的外伤可以导致继承恒牙发育不良（图4.1.6）（Sennhenn-Kirchner and Jacobs 2006）
- 大部分挫入的切牙位于唇侧（Holan and Ram 1999）
- 外伤累及的所有牙齿必须进行牙髓损伤评估，这些损伤可能并不立即表现出来
- 大部分挫入的乳切牙（一些报道中有88%）可以在6个月内重新萌出（Holan and Ram 1999）

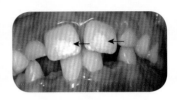

图4.1.6 乳切牙挫入后造成继承恒牙发育不全（箭头示）示例

- 如果没有对恒牙胚造成撞击，等待并且观察可能更为明智，因为大部分切牙会在6个月内重新萌出

自学问题

1. 哪种情况下会建议立即拔除挫入的乳切牙？

2. 多长时间内可以等待并观察挫入的乳切牙重新萌出？

3. 如果在外伤后1周挫入的牙齿没有临床症状，是否说明牙髓是健康的？

4. 如果在根尖1/3处存在根折，是否建议手术拔除残留的根尖部？

5. 在随访中，发现牙齿呈现淡黄色改变。这颗牙齿可能的牙髓状态是怎样的？

（答案在本书最后）

参考文献

[1] American Academy of Pediatrics, Committee on Infectious Diseases. 2011. Additional recommendations for use of tetanus toxoid, reduced-content diphtheria toxoid, and acellular pertussis vaccine (Tdap). *Pediatrics* 128(4):809–12. http://dx.doi.org/10.1542/peds.2011-1752.

[2] Centers for Disease Control and Prevention (CDC). 2017. Traumatic Brain Injury and Concussion. https://www.cdc.gov/traumaticbraininjury/symptoms.html.

[3] Garcia-López M, Martinez-Blanco M, Martinez-Mir I, Palop V. 2001. Amoxycillin-clavulanic acid-related tooth discoloration in children. *Pediatrics* 108(3):819.

[4] Hargreaves JA, Cleaton-Jones PE, Roberts GJ et al. 1999. Trauma to primary teeth of South African pre-school children. *Endod Dent Traumatol* 15(2):73–6.

[5] Holan G, Ram D. 1999. Sequelae and prognosis of intruded primary incisors: a retrospective study. *Pediatr Dent* 21(4):242–7.

[6] McTigue D, Thikkurissy S. 2018. Trauma. In: *The Handbook of Pediatric Dentistry*, 5th edition. Nowak AJ, Casamassimo PS (eds). Chicago: American Academy of Pediatric Dentistry.

[7] Pugliesi DM, Cunha RF, Delberm AC, Sundefeld ML. 2004. Influence on the type of dental trauma on the pulp vitality and the time elapsed until treatment: a study in patients aged 0–3 years. *Dent Traumatol* 20(3):139–42.

[8] Sennhenn-Kirchner S, Jacobs HG. 2006. Traumatic injuries to the primary dentition and effects on permanent successors – a clinical follow-up study. *Dent Traumatol* 22(5):237–41.

病例2

乳牙列根折

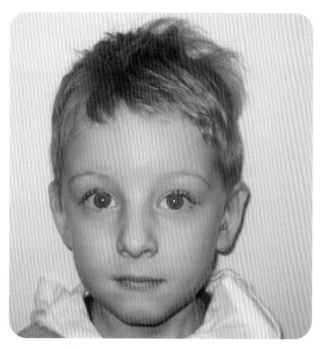

图4.2.1 面像

A. 一般情况

• 4岁6个月，高加索男孩（图4.2.1）

• 急诊室初诊患儿

B. 主诉和现病史

• 母亲诉"我儿子昨天撞到了牙齿，现在看起来牙齿变成褐色的"。患儿在商场的操场上玩耍，然后摔倒。母亲看到了外伤过程。没有意识丧失和疼痛的主诉

C. 家庭社会情况

• 患儿没有兄弟姐妹

• 母亲是主要看护人，全职母亲

• 低等收入家庭

D. 全身病史

• 有复发性中耳炎病史

• 无已知的药物或食物过敏史，目前没有接受药物治疗，按时接种疫苗

E. 内科会诊

• 不需要

F. 牙科病史

- 患儿从18个月开始看牙医

- 较好的口腔卫生，没有成人监督

- 与年龄特征相符的饮食

- 每天2次使用含氟牙膏

- 居住于氟化水源地区

- 在此之前没有外伤史

- 患儿的行为与年龄特征相符，对牙科器械比较好奇

要点1

口腔外伤后的健康病史

- 确认目前是否具有破伤风免疫。如果最后一次破伤风增强剂注射于5年或更多年前，同时伤口被泥土、碎屑等污染，需要再次注射破伤风毒素增强剂（American Academy of Pediatrics 2011）

- 如果患儿存在以下的阳性体征，要排除封闭性颅脑损伤，并请内科会诊（Centers for Disease Control and Prevention 2017）：
  - 记忆缺失
  - 恶心/呕吐
  - 头痛
  - 昏睡/烦躁不安/意识模糊
  - 意识丧失

G. 口外检查

- 软组织损伤：上唇轻微挫伤

H. 口内检查

软组织

- 上颌磨牙区颊侧少量菌斑聚集

硬组织

- 外伤牙齿：上颌右侧和左侧乳中切牙——Ⅰ度松动（图4.2.2）

乳牙列咬合评估

- 未见明显异常

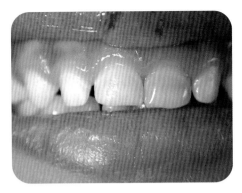

图4.2.2　上颌右侧和左侧乳中切牙口内像

要点2

牙齿外伤的检查

- 拍摄合适的X线片显示所有的受累牙齿

- 排除其他损伤，例如软组织撕裂伤，牙槽骨骨折等

- 乳牙电活力测是不可靠的，牙髓坏死的确认通常依靠临床表现（Pugliesi et al. 2004）

其他

- 无龋牙列

I. 诊断方法

- 根尖X线片显示上颌右侧和左侧乳中切牙根中1/3处根折（图4.2.3）

- 电活力测推迟进行

J. 诊断

- 上颌右侧和左侧乳中切牙：根中部根折

K. 治疗

- 目前没有治疗指征（见本章末的流程图B：根折）

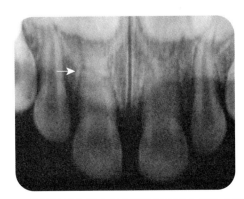

图4.2.3　X线片显示上颌右侧（箭头示）和左侧乳中切牙根折

- 出院指导：进软食，在没有告知前，避免使用外伤牙齿切割食物。注意以下临床表现，例如出现牙龈脓肿或瘘管、黏膜炎症或肿胀、松动度增加，或变色。如果有疼痛不适，必要时使用止疼药
- 随访治疗：在4周内进行随访，再次评估预后及未来可能的治疗计划（McTigue and Thikkurissy

背景信息2

牙齿根折

- 根折通常有以下4种愈合方式：
  - 钙化组织愈合（骨性愈合）
  - 结缔组织长入
  - 骨和结缔组织长入
  - 肉芽组织长入
- 最常见的根折愈合方式是硬组织愈合和结缔组织愈合（Cvek et al.1995）
- 乳牙的固定应该在仔细进行风险效益评估后再进行，包括：
  - 患儿的配合程度
  - 如果使用树脂夹板是否可以实现良好隔湿
  - 父母的依从性以及是否可以进行随访治疗
- 尽管一些研究表明乳牙固定是可以成功的，但应该与看护人讨论相关医疗法律方面的问题

2018）

L. 预后和讨论

- 根尖1/3根折预后较好。根中部根折的牙齿像病例中介绍的一样需密切观察。越靠近冠部的根折预后越差。冠部断端伴有明显动度的病例预后较差

M. 常见并发症和相应治疗计划

- 如果折断位于近冠1/3，由于预后较差，建议拔除冠部折断部分。对于根尖断片是否需要拔除是有争议的。可以直视到的根尖断片容易拔除，当视野较差或不能看到时可能会导致对恒牙胚的损伤

要点3

牙外伤的并发症

- 牙齿变色是最常见的牙外伤并发症
- 乳切牙外伤后很快出现的暗灰色变色有可能逐渐褪去，不是马上进行治疗的证据
- 在外伤后很快出现的牙齿变色不是牙髓诊断的明确标准（Holan 2004）
- 牙齿外伤长时间后出现的牙齿变色提示牙髓活力的改变及牙髓坏死的可能（Soxman et al. 1984）
- 外伤累及的所有牙齿必须进行可能的牙髓损伤的再评估

自学问题

1. 根折在哪些情况下可以拔除牙齿和/或断片？

2. 如果牙齿变色发生在外伤26个月之后处理是否不同？

3. 什么时候建议可以进行乳牙固定？

（答案在本书最后）

参考文献

[1] American Academy of Pediatrics, Committee on Infectious Diseases. 2011. Additional recommendations for use of tetanus toxoid, reduced-content diphtheria toxoid, and acellular pertussis vaccine (Tdap). *Pediatrics* 128(4):809–12. http://dx.doi.org/10.1542/peds.2011-1752.

[2] Centers for Disease Control and Prevention (CDC). 2017. Traumatic Brain Injury and Concussion. https://www.cdc.gov/traumaticbraininjury/symptoms.html.

[3] Cvek M, Andreasen JO, Borum MK. 1995. Healing of 208 intra-alveolar root fractures in patients aged 7–17 years. *J Endod* 21(7):391–3.

[4] Eberl R, Schalamon J, Singer G et al. 2009. Analysis of 347 kindergarten-related injuries. *Eur J Pediatr* 168:163–6.

[5] Ehrlich PF, Longhi J, Vaughan R, Rockwell S. 2001. Correlation between parental perception and actual childhood patterns of bicycle helmet use and riding practices: implications for designing injury prevention strategies. *J Pediatr Surg* 36(5):763–6.

[6] Fakhruddin KS, Lawrence HP, Kenny DJ, Locker D. 2007. Use of mouthguards among 12- to 14-year-old Ontario schoolchildren. *J Can Dent Assoc* 73(6):505.

[7] Hargreaves JA, Cleaton-Jones PE, Roberts GJ et al. 1999. Trauma to primary teeth of South African pre-school children. *Endod Dent Traumatol* 15(2):73–6.

[8] Holan G. 2004. Development of clinical and radiographic signs associated with dark discolored primary incisors following traumatic injuries: a prospective controlled study. *Dent Traumatol* 20(5):276–87.

[9] McTigue D, Thikkurissy S. 2018. Trauma. In: *The Handbook of Pediatric Dentistry*, 5th edition. Nowak AJ, Casamassimo PS (eds) Chicago: American Academy of Pediatric Dentistry.

[10] Pugliesi DM, Cunha RF, Delberm AC, Sundefeld ML. 2004. Influence on the type of dental trauma on the pulp vitality and the time until treatment: a study in patients ages 0–3 years. *Dent Traumatol* 20(3):139–42.

[11] Soxman JA, Nazif MM, Bouquot J. 1984. Pulpal pathology in relation to discoloration of primary anterior teeth. *ASDC J Dent Child* 51(4):282–4.

[12] Spinas E, Savasta A. 2007. Prevention of traumatic dental lesions: cognitive research on the role of mouthguards during sport activities in paediatric age. *Eur J Paediatr Dent* 8(4):193–8.

病例3

恒牙复杂冠折

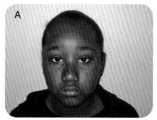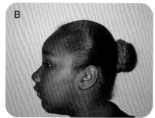

图4.3.1 （A，B）面像

A. 一般情况

- 8岁7个月，非洲裔美国女孩（图4.3.1）
- 急诊室初诊患儿

B. 主诉和现病史

- 母亲诉"我女儿从自行车上摔下，撞到了牙齿"
- 大约3.5个小时前患儿在奶奶的房子里骑自行车时摔下来。奶奶没有交通工具所以患儿一直等到母亲下班回家后来到诊所。12岁的堂兄看见了事情发生的过程。患儿没有意识丧失

C. 家庭社会情况

- 患儿上三年级
- 和母亲一起住在奶奶家，有一个弟弟，2个堂兄妹
- 母亲做两份工作，赡养全家；奶奶是主要看护人
- 低等收入家庭

D. 全身病史

- 未见明显异常，无已知的药物或食物过敏史，目前没有接受药物治疗，按时接种疫苗

要点1

外伤病史

- 如果患儿存在以下的阳性体征，要排除封闭性颅脑损伤，并请内科会诊（Centers for Disease Control and Prevention 2017）：
  - 记忆缺失
  - 恶心/呕吐
  - 头痛
  - 昏睡/烦躁不安/意识模糊
  - 意识丧失
- 问一下患儿和家长是否知道摔断的牙齿断片在哪里。排除误吸或断片进入唇或舌软组织伤口
- 如果有软组织外伤，并且被泥土污染，确认目前是否具有破伤风免疫（American Academy of Pediatrics 2011）

E. 内科会诊

- 不需要

F. 牙科病史

- 未参加牙科之家
- 母亲诉偶尔在当地学校的项目中进行牙科检查
- 高精制碳水化合物饮食
- 口腔卫生差
- 患儿说每天使用含氟牙膏刷牙1次
- 居住地水源氟化
- 之前没有牙科外伤史

G. 口外检查

- 未见明显异常

H. 口内检查

软组织

- 未见明显异常

硬组织

- 没有明显龋坏
- 外伤牙齿：右上恒中切牙——复杂冠折（牙髓暴露），Ⅱ度松动（图4.3.2）

混合牙列咬合评估

- 未见明显异常

其他

- 口腔卫生差，大面积菌斑聚集

I. 诊断方法

- 根尖X线片显示上颌切牙根尖未发育完成（图4.3.3）
- 叩诊
  - 上颌恒侧切牙：阴性
  - 上颌恒中切牙：+2

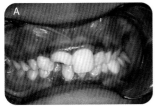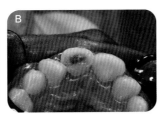

图4.3.2　（A，B）口内像显示右上恒中切牙——复杂冠折（牙髓暴露）

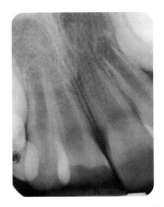

图4.3.3　根尖X线片显示上颌切牙根尖未发育完成

- 电活力测：推迟进行

J. 诊断

- 右上恒中切牙：复杂冠折伴亚脱位

要点2

外伤冠折检查

- 使用合适的X线片以显示所有的受累牙齿，包括根尖
- 注意根尖发育情况，因为这会影响治疗的选择（见本章末的流程图C：冠折）和预后。在脱位牙齿中，根尖未发育完成的牙齿牙髓存活的可能性更大。在未成熟的恒牙发生脱位性损伤时，根管闭锁是最常见的并发症
- 排除其他损伤，例如根折、牙槽骨骨折
- 经常进行电活力测，外伤后3个月都可能是假阴性结果（Flores et al. 2007）

背景信息1

冠折的治疗

- 外伤后应尽早进行治疗。患儿的行为、缺少适合的设备和材料，或者处理其他更严重的外伤，这些情况都有可能延误治疗。报道显示复杂冠折的治疗推迟到几天之后进行，也可以获得成功的效果，因此如果有必要的话，医生可以选择第二天早上再进行治疗，以确保患儿得到最佳治疗
- 治疗的目的是清除感染或污染的牙髓组织，保留健康的牙髓组织。这在未发育成熟的牙齿中尤为重要，以促进牙根的良好发育（根尖形成）

（Cvek 1978; Flores et al. 2007）

K. 综合治疗计划

- 见本章末的流程图C：冠折
- 右上恒切牙：部分牙髓切断术（Cvek technique，见要点3和第3章复杂牙髓治疗）：
  - 使用橡皮障隔离牙齿
  - 使用无菌钻针在充分水冷却（最好是无菌水）的情况下轻柔地去除1.5～2mm牙髓组织（图4.3.4）
  - 湿棉球止血
  - 氢氧化钙覆盖牙髓断面，其上玻璃离子水门汀垫底
  - 复合树脂暂时充填（图4.3.5）。如果能够避免进一步损伤，可以同时进行最终修复。但如果牙齿松动，则应延迟最终修复
  - 根据需要给患儿使用非处方药，例如对乙酰氨基酚或布洛芬类止痛药

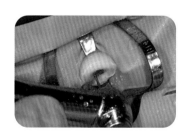

图4.3.4 部分牙髓切断术

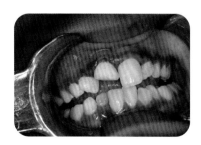

图4.3.5 复合树脂暂时充填

出院指导

- 在牙痛消除之前，避免使用外伤牙切割食物
- 告知家长注意牙齿变色、牙龈脓肿或瘘管等临床表现
- 告知患儿及家长如果疼痛或松动加重，要及时随访
- 改善家中的饮食及口腔卫生维护，参加牙科之家

随访治疗

- 术后2周复查：
  - 临床检查：使用冷测和电活力测来评估牙髓活力；评估牙冠颜色、松动度和叩诊疼痛
  - 如果首次就诊时没有进行修复的话，此时进行最终修复
- 术后6周复查：
  - 临床检查：重复上述检查
  - X线片检查：评估是否有牙髓坏死、根尖周密度减低或炎症性根吸收表现，并且评估牙根是否继续发育
- 在6个月和1年时重复同样的术后评估

L. 预后和讨论

- 预后取决于右上恒中切牙是否可以保存牙髓活力。通过去除感染的牙髓组织，保留根管内和冠部健康牙髓，目的是达到牙根的完全发育。虽然直接盖髓术可能比部分牙髓切断术更简单，操作更快，但是失败的结果（牙髓坏死）对于根尖未发育完成的牙齿是非常糟糕的。没有活的牙髓，则牙根完全发育完成的机会显著降低。对于电活力测的假阴性反应可能会持续3个月。未成熟牙齿的牙根继续发育是治疗成功的表现（Flores et al. 2007）

M. 常见并发症和相应治疗计划

- 需要进行良好的封闭以防止细菌通过唾液污染牙髓组织。折断线延伸到龈下，组织液控制欠佳，使得充填体严密封闭复杂化。如果充填体封闭不良，则不可避免地会发生牙髓坏死。进行密切随访观察是非常必要的，因为如果牙髓坏死，炎症性吸收会很快破坏薄弱的牙根

- 对于牙髓坏死的未成熟恒切牙来说，不能进行部分牙髓切断术，因为这是一种活髓治疗技术。对于未成熟的牙齿，可以尝试进行牙髓再血管化。首先在根管内填入抗生素糊剂进行消毒，然后刺激出血形成支架来使健康的结缔组织长入。如果成功的话，这种技术可以使牙根生理性发育成熟（根尖形成）。另一种选择是根尖诱导成形术，这种技术是在根尖形成机械屏障以放置充填材料。使用MTA可以在临床上一步完成根尖诱导成形术（在第3章复杂牙髓治疗中详细介绍了复杂冠折的治疗）

要点3

部分牙髓切断术

- 仅去除表层感染的牙髓组织，保留髓腔内和根管内健康的牙髓组织
- 在充分水冷却的情况下，使用锋利、无菌钻针以减小对剩余牙髓的损伤
- 入口预备应足够深（1.5～2mm）以容纳盖髓材料（氢氧化钙或MTA）和玻璃离子水门汀封闭（Cvek 1978; Flores et al. 2007）

自学问题

1. 需要在多长时间之内进行部分牙髓切断术以确保良好的预后？

2. 哪种情况会影响部分牙髓切断术的成功？

3. 使用部分牙髓切断术治疗的牙齿是否可以立即进行最终充填？

4. 治疗牙髓完全坏死、牙根未发育完成的恒切牙可以有哪些选择？

（答案在本书最后）

参考文献

[1] American Academy of Pediatrics, Committee on Infectious Diseases. 2011. Additional recommendations for use of tetanus toxoid, reduced-content diphtheria toxoid, and acellular pertussis vaccine (Tdap). *Pediatrics* 128(4):809–12. http://dx.doi.org/10.1542/peds.2011-1752.

[2] Centers for Disease Control and Prevention (CDC). 2017. Traumatic Brain Injury and Concussion. https://www.cdc.gov/traumaticbraininjury/symptoms.html.

[3] Cvek M. 1978. A clinical report on partial pulpotomy and capping with calcium hydroxide in permanent incisors with complicated crown fractures. *J Endod* 4:232–7.

[4] Flores MT, Andersson L, Andreasen JO et al. 2007. Guidelines for the management of traumatic dental injuries. I. Fractures and luxations of permanent teeth. *Dent Traumatol* 23:66–71.

病例4

恒牙列牙齿移位性损伤

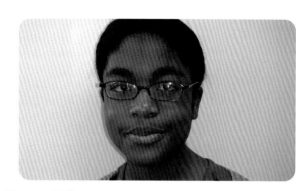

图4.4.1　面像

A. 一般情况

- 13岁6个月，非洲裔美国女孩（图4.4.1）
- 急诊室初诊患儿

B. 主诉和现病史

- 母亲说"我女儿的牙齿被撞歪了"
- 45分钟前患儿在踢足球时绊倒，摔倒在另一个孩子身上。朋友目睹了外伤的发生。没有意识丧失或呕吐
- 患儿有轻微不适

C. 家庭社会情况

- 母亲是主要看护人，全职工作
- 中等收入家庭
- 患儿有一个7岁的妹妹
- 患儿打篮球和踢足球

D. 全身病史

- 未见明显异常，无已知的药物或食物过敏史，目前没有接受药物治疗，按时接种疫苗

E. 内科会诊

- 不需要

F. 牙科病史

- 参加牙科之家，每6个月看一次牙医
- 较好的口腔卫生习惯，母亲不监督
- 使用含氟牙膏
- 适宜的氟化水源
- 之前没有外伤史
- 患儿配合，表现与年龄特征相符
- 曾因深覆盖进行过正畸咨询

G. 口外检查

- 软组织：上唇肿胀

H. 口内检查

软组织

- 牙龈和上唇黏膜擦伤

硬组织

- 上颌骨区域性骨折，包括左上恒中切牙和侧切牙（图4.4.2）。右上恒侧切牙和中切牙：Ⅰ度松动

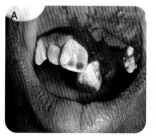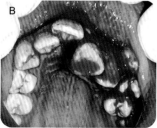

图4.4.2　（A，B）口内像显示软组织和牙外伤

- 左上恒中切牙：腭向移位约6mm
- 左上恒侧切牙：腭向移位约4mm

恒牙列咬合评估

- 双侧 II 类磨牙关系，双侧 II 类尖牙关系，上颌中度拥挤

要点1

外伤病史

- 确认目前是否具有破伤风免疫。如果最后一次破伤风增强剂注射于5年或更多年前，同时伤口被泥土、碎屑等污染，需要再次注射破伤风毒素增强剂（American Academy of Pediatrics 2011）
- 如果患儿存在以下的阳性体征，要排除封闭性颅脑损伤，并请内科会诊（Centers for Disease Control and Prevention 2017）：
  - 记忆缺失或意识丧失
  - 恶心/呕吐
  - 头痛
  - 昏睡/烦躁不安/意识模糊
- 研究显示覆盖超过3mm和/或安氏 II 类错𬌗是牙外伤的显著风险因素。过大的覆盖和 II 类错𬌗通常伴有唇闭合不全，这是牙外伤的另一个显著风险因素。大约30%的牙外伤是由运动伤导致的（Cornwell 2005）
- 根据美国牙科学会（ADA）的推荐，运动防护牙托的标准包括：
  - 可以很好地适应佩戴者的口腔，与其口腔结构严密贴合
  - 使用弹性材料制成，覆盖牙弓上所有的牙齿，通常用于上颌
  - 固位舒适且安全
  - 与佩戴者具有较好的生理相容性
  - 清洁相对简单
  - 可以大量吸收撞击力，减少撞击力的传导
- 研究支持使用定制的防护牙托以减少运动造成的口腔损伤（ADA 2006）

其他

- 下颌切牙少量菌斑聚集
- 无龋牙列

I. 诊断方法

- 根尖X线片显示左上恒中切牙和侧切牙移位，可见根尖完全发育完成（图4.4.3）
- 电活力测推迟进行

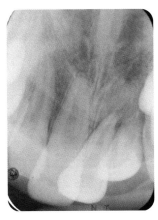

图4.4.3　X线片显示移位性损伤

J. 诊断和问题小结

诊断

- 右上恒侧切牙和中切牙：亚脱位
- 左上恒中切牙和侧切牙：侧向移位伴牙槽骨骨折。由于移位的程度和根尖发育的阶段，两颗牙齿发生牙髓坏死的可能性很大

问题小结

- 上颌恒切牙移位
- 牙槽骨骨折
- 软组织擦伤

K. 治疗

- 牙槽骨断片需要尽量严密复位以促进愈合。见本章末的流程图D：侧向移位/脱出性损伤
- 左上恒中切牙和侧切牙：与牙槽骨折断片同时复位，通过X线片确定位置。如果有需要，则缝合牙龈撕裂伤
- 使用夹板固定4周。夹板固定应是被动的，牙

要点2

牙外伤的检查

- 使用合适的X线片以显示所有受累的牙齿
- 注意根尖发育情况，因为会影响到治疗的选择和预后
- 排除其他损伤，例如根折、牙槽骨骨折
- 外伤当天甚至外伤后3周内的电活力测不能作为治疗依据，因为可能会提供不可靠的信息（Flores et al. 2007）
- 外伤常发生于多颗牙齿，因此整个牙列都应进行外伤的评估（Wright et al. 2007）

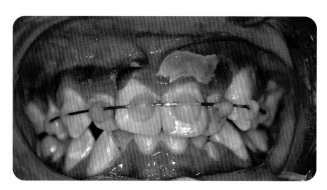

图4.4.4　口内像显示夹板固定

齿要有生理动度；材料可以是钓鱼线［40lb（1lb ≈ 0.454kg）］或细的正畸不锈钢弓丝（0.16～0.18mm）（图4.4.4）

出院指导

- 如果有需要服用布洛芬或对乙酰氨基酚类药物进行止疼
- 在没有告知前，避免使用外伤牙切割食物
- 注意牙齿变色、牙龈脓肿或瘘管等牙髓坏死的临床表现
- 如果出现夹板移位，患儿要告知医生

随访治疗

- 术后2周评估：
  - 右上恒侧切牙和中切牙：冷测反应正常，电活力测有反应

- 左上恒中切牙和侧切牙：冷测无反应，电活力测无反应。发现牙冠变灰，根尖片提示有早期牙根吸收
- 治疗：
  - 摘除左上恒中切牙和侧切牙的牙髓，使用氢氧化钙作为暂时的充填材料（见本章末的流程图D：侧向移位/脱出性损伤）

L. 预后和并发症

- 最初的预后主要取决于牙髓何时被摘除。对有症状的牙齿，如果在伤后2周内未采取任何治疗，则发生炎症性吸收的可能性增加
- 对牙根表面受到破坏的严重外伤，破骨细胞和矿化的牙本质/牙骨质直接接触可能导致替代性吸收，又称为固连
- 复查随访时间应该在2周、4周、6～8周、6个月、1年，之后每年随访至第5年

M. 常见并发症和相应治疗计划

- 如果牙槽骨断片不能马上复位，应在咬合向或牙冠方向使用固定力以促进复位。如果不成功，则需进行开放性复位术，包括翻瓣术，以在直视下进行操作（见要点3）

要点3

牙槽骨骨折

- 复位后，折断的牙槽骨断片应该进行坚固固定，例如可以使用40lb钓鱼线或者细的正畸不锈钢弓丝，以获得理想的生理愈合
- 常见因骨折片复位不准确而造成的咬合改变（Flores et al. 2007）
- 牙槽骨断片内牙齿的牙周检查应在骨折愈合后进行，通常是外伤后6～8周（Andreasen et al. 1993）
- 外伤累及的牙齿都应该进行牙髓损伤的评估，这种损伤有时可能并不马上表现出来（Flores et al. 2007）

- 如果出血过多导致无法进行良好的夹板固定，则可考虑选择悬吊缝合固定

- 在根尖未发育完成的牙齿，牙髓治疗可以推迟，因为这种牙齿有很强的再血管化能力

自学问题

1. 为什么在2周随访时摘除牙髓？

2. 患儿的错殆（Ⅱ类）是否是这类外伤的风险因素？

3. 外伤当天对冷测无反应提示什么信息？

4. 何时可以对移位牙槽骨断片上的牙齿进行牙周探诊？

（答案在本书最后）

参考文献

[1] ADA Council on Access, Prevention, and Interprofessional Relations; ADA Council on Scientific Affairs 2006. Using mouthguards to reduce the incidence and severity of sports-related oral injuries. *J Am Dent Assoc* 137(12): 1712–20.

[2] American Academy of Pediatrics, Committee on Infectious Diseases. 2011. Additional recommendations for use of tetanus toxoid, reduced-content diphtheria toxoid, and acellular pertussis vaccine (Tdap). *Pediatrics* 128(4): 809–12.

[3] Andreasen FM, Steinhardt U, Bille M, Munksgaard EC. 1993. Bonding of enamel-dentin crown fragments after crown fracture. An experimental study using bonding agents. *Endod Dent Traumatol* 9(3):111–14.

[4] Centers for Disease Control and Prevention (CDC). 2017. Traumatic Brain Injury and Concussion. https://www.cdc.gov/traumaticbraininjury/symptoms.html.

[5] Cornwell H. 2005. Dental trauma due to sport in the pediatric patient. *J Calif Dent Assoc* 33(6):457–61.

[6] Flores MT, Andersson L, Andreasen JO et al. 2007. Guidelines for the management of traumatic dental injuries. I. Fractures and luxations of permanent teeth. *Dent Traumatol* 23:66–71.

[7] McTigue D, Thikkurissy S. 2018. Trauma. In: *The Handbook of Pediatric Dentistry*, 5th edition. Nowak AJ, Casamassimo PS (eds). Chicago: American Academy of Pediatric Dentistry.

[8] Wright G, Bell A, McGlashan G et al. 2007. Dentoalveolar trauma in Glasgow: an audit of mechanism and injury. *Dent Traumatol* 23(4):226–31.

病例5

恒牙根折伴部分脱出

A. 一般情况

- 14岁1个月, 高加索男孩
- 急诊室就诊

B. 主诉和现病史

- 母亲诉"我的儿子昨天晚上玩滑板时摔倒"
- 昨天患儿在距离诊所75mi (1mi≈1609m) 的一个小镇玩滑板时摔倒。在当地医院的急诊室进行了检查, 上唇撕裂伤进行了缝合。没有外伤目击者, 但是患儿诉没有意识丧失

要点1

病史

- 确认目前是否具有破伤风免疫。如果最后一次破伤风增强剂注射于5年或更多年前, 同时伤口被泥土、碎屑等污染, 需要再次注射破伤风毒素增强剂 (American Academy of Pediatrics 2011)
- 如果患儿存在以下的阳性体征, 要排除封闭性颅脑损伤, 并请内科会诊 (Centers for Disease Control and Prevention 2017):
  - 记忆缺失
  - 恶心/呕吐
  - 头痛
  - 昏睡/烦躁不安/意识模糊
  - 意识丧失

C. 家庭社会情况

- 患儿上九年级。是家里的独生子, 与父母一起居住
- 中等收入家庭

D. 全身病史

- 注意力缺陷多动障碍 (ADHD, 俗称多动症), 除此之外无其他特殊
- 用药情况: 口服Adderall™ (一种治疗多动症的药物) 15mg, 每天4次, 但患儿并不遵从医嘱
- 无已知的药物或食物过敏史, 至今按时接种疫苗, 上次破伤风疫苗是18个月之前

E. 内科会诊

- 昨天晚上在急诊室完成。没有其他的内科诊断及建议

F. 牙科病史

- 参加牙科之家
- 较好的口腔卫生习惯。每天使用含氟牙膏刷牙2次, 无人监督
- 高碳水化合物饮食, 饮用甜味软饮料
- 每年有大约一处新的殆面龋, 多数牙齿光滑面有白垩色斑块
- 居住地氟化水源
- 之前没有外伤史
- 可以配合治疗

G. 口外检查

- 软组织: 上唇有2.5cm撕裂伤, 昨晚已在急诊室缝

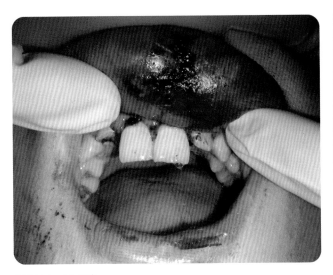

图4.5.1　口内像

合，上唇肿胀

H. 口内检查

软组织

- 上颌中切牙间龈乳头处有约5mm垂直撕裂伤

硬组织和牙科检查（图4.5.1）

- 没有骨折
- 第一恒磨牙咬合面可见树脂充填体，第二恒磨牙窝沟封闭。光滑面多处白垩色斑块
- 右上恒侧切牙：复杂冠折，牙髓暴露，Ⅰ度松动
- 右上恒中切牙：有根折的可能，牙冠脱出2mm，Ⅲ度松动
- 左上恒中切牙：脱出3mm，Ⅲ度松动
- 左上恒侧切牙：简单冠折，包括釉质和牙本质，Ⅰ度松动

恒牙列咬合评估

- 磨牙和尖牙Ⅰ类关系，覆盖4mm，覆𬌗50%

其他

- 中等量菌斑聚集

I. 诊断方法

- 上颌前部根尖片显示：
  - 前牙牙根发育完成，根尖封闭
  - 右上恒侧切牙复杂冠折，牙髓暴露
  - 右上恒中切牙根中1/3根折（图4.5.2箭头示）

- 左上恒中切牙部分脱出
- 左上恒侧切牙简单冠折

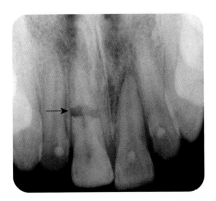

图4.5.2　右上恒中切牙根折X线片（箭头示折断处）

- 叩诊
  - 右上恒尖牙：阴性
  - 右上恒侧切牙：阳性
  - 右上及左上恒中切牙：推迟进行
  - 左上恒侧切牙：阳性
  - 左上恒尖牙：阴性
- 电活力测
  - 推迟进行

J. 诊断和问题小结

诊断

- 牙和软组织外伤

问题小结

- 右上恒侧切牙：复杂冠折伴亚脱位
- 右上恒中切牙：根中1/3根折
- 左上恒中切牙：部分脱出，根尖牙髓组织的神经血管束很可能断裂
- 左上恒侧切牙：釉质和牙本质简单冠折

K. 治疗计划

- 右上恒侧切牙：见第4章病例3进行临床处理
- 右上恒中切牙：见本章末的流程图B。用手指加压复位牙齿折断片。使用50lb单根钓鱼线或细的正畸弓丝作为弹性夹板固定4周。通过X线片确定牙齿的位置

- 左上恒中切牙：见本章末的流程图D。使用手指力量复位脱出的牙齿。使用40lb单根钓鱼线或细的正畸弓丝作为夹板固定2周。此时牙周膜的再附着尚未完成，所以不能达到正常的松动度。研究显示在这种情况下预后是可以改善的，应告知患儿在恢复正常的动度之前避免使用外伤牙齿进行咬合。用树脂将夹板粘接在牙齿上，这样医生可以选择性地拆除某些牙齿的固定而其他牙齿仍保持固定

- 左上恒侧切牙：通过临床检查和X线片检查监测牙髓活力，如果牙髓坏死则应进行牙髓摘除术

- 缝合牙龈撕裂伤（如果有指征）

出院指导

- 氯己定漱口2周

- 进软食，直到疼痛消失前避免用患牙切割食物

- 每餐后轻柔刷牙以保持良好的口腔卫生

- 如必要，使用对乙酰氨基酚或布洛芬类止痛药

随访治疗

- 右上恒中切牙：4周后去除夹板。在至少1年内通过临床和X线片检查（图4.5.3）监测牙髓状况和牙周膜的愈合。如果出现牙髓坏死，要进行到根折线处的根管治疗

- 左上恒中切牙：2周后去除夹板。此时进行牙髓摘除术。氢氧化钙充填根管2～4周，之后如果没有牙根吸收的表现则行牙胶根充

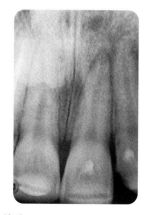

图4.5.3　随访X线片

要点2

根折

- 多次X线片投照，有角度的投照可以提高诊断的准确性。推荐使用咬合向和90°垂直方向观察

- 移位的牙齿和冠方断端应尽快复位（Flores et al. 2007）

- 根折的愈合类型包括：
  - 硬组织愈合：断端紧密接触，折断线几乎不可见
  - 硬组织和软组织长入折断线：断端被牙周膜包围并被向内生长的骨组织分离
  - 仅有软组织长入：折断处封闭但是被牙周膜间隙分离

- 根折的预后较好，60%～78%。根中1/3和根尖1/3折断的预后要好于冠方1/3折断

- 影响预后的因素包括：
  - 牙根发育的程度
  - 有限的冠方断端移位：1mm或更少
  - 复位到理想的位置，例如折断处紧密接触
  - 弹性固定：使用弹性固定且对断端不施加作用力时，成功率明显提高

- 根中和根尖1/3根折固定4周

- 颈1/3根折需要较长的固定时间，可延长到4个月

- 全身应用抗生素似乎不能促进愈合，对于是否应用是有争议的

（Andreasen et al. 1999; Cvek et al. 2001; Andreasen et al. 2004a, b）

L. 预后和讨论

- 右上恒中切牙：这颗根折牙齿的预后较好。根折发生在根中1/3，并且达到了良好的复位。尽管治疗在大约24小时后才进行，研究显示仍然可以有良好的预后。牙齿应行密切监测，只有确认出现牙髓坏死时才进行根管治疗。如果出现牙髓坏死，通常发生在冠方折断端内。仅在冠方折断端

内进行根管治疗即可

• 左上恒中切牙：如果在两周内去除牙髓，这颗牙齿的预后会较好。当牙齿脱出时，根尖牙髓的神经血管束肯定会撕裂。根尖孔开放的未发育成熟的牙齿有血管重建的可能，所以可以在进行根管治疗前适当地观察几周。另外，根尖封闭的成熟牙齿不太可能有血运重建，牙髓应在3周内摘除以防止炎症性吸收

自学问题

1. 脱出的恒切牙是否可以等待并观察直到出现牙髓坏死的症状?

2. 根折牙齿的牙髓坏死如何处理?

3. 关于根折牙齿的固定有什么重要原则?

4. 去除夹板时脱出的牙齿是否有正常松动度?

5. 哪些临床和X线片表现提示根折牙齿有成功的愈合?

（答案在本书最后）

参考文献

[1] American Academy of Pediatrics, Committee on Infectious Diseases. 2011. Additional recommendations for use of tetanus toxoid, reduced-content diphtheria toxoid, and acellular pertussis vaccine (Tdap). *Pediatrics* 128(4): 809–12.

[2] Andreasen JO, Andreasen FM, Bakland LK, Flores MT. 1999. *Traumatic Dental Injuries – A Manual*. Copen-hagen: Munksgaard. pp. 26–7.

[3] Andreasen JO, Andreasen FM, Mejare I, Cvek M. 2004a. Healing of 40 intra-alveolar root fractures. 1. Effect of pre-injury and injury factors such as sex, age, stage of root development, fracture type, location of fracture and severity of dislocation. *Dent Traumatol* 20:192–202.

[4] Andreasen JO, Andreasen FM, Mejare I, Cvek M. 2004b. Healing of 40 intra-alveolar root fractures. 2. Effect of treatment factors such as treatment delay, repositioning, splinting type and period and antibiotics. *Dent Traumatol* 20:203–211.

[5] Centers for Disease Control and Prevention (CDC). 2017. Traumatic Brain Injury and Concussion. https://www.cdc.gov/traumaticbraininjury/symptoms.html

[6] Cvek M, Andreasen JO, Borum MK. 2001. Healing of 208 intra-alveolar root fractures in patients aged 7–17 years. *Dental Traumatol* 17:52–62.

[7] Flores MT, Andersson L, Andreasen JO et al. 2007. Guidelines for the management of traumatic dental injuries. I. Fractures and luxations of permanent teeth. *Dent Traumatol* 23:66–71.

病例6

恒切牙挫入

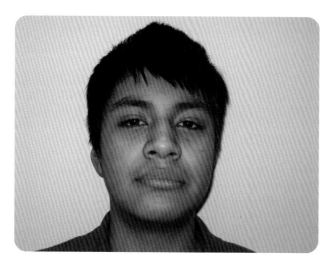

图4.6.1　面像

A. 一般情况

- 12岁7个月，男孩（图4.6.1）
- 急诊室的初诊患儿

B. 主诉和现病史

- 养父诉"他跑步时摔倒，牙齿戳进去了"
- 大约45分钟之前患儿在家中玩躲避球时摔倒。养父马上将他带到医院的牙科诊室。没有意识丧失，但是患儿不记得外伤时的情况，他的2个朋友目击了外伤。患儿说他的头部受伤并且感觉胃部恶心。牙医马上将他送入急诊室以检查封闭性脑损伤。90分钟后回到牙科诊室，急诊室并没有其他发现及建议

C. 社会家庭情况

- 患儿上七年级
- 由于曾受到家庭虐待，患儿目前在寄养中
- 中等收入家庭

D. 全身病史

- 未见明显异常，无已知的药物或食物过敏史，目前没有接受药物治疗，按时接种疫苗

E. 内科会诊

- 在急诊室完成

F. 牙科病史

- 是一名社区牙医的患儿，但他不能提供治疗
- 接受局部正畸治疗，在上颌切牙的舌侧有保持弓丝
- 养父说患儿会吃"任何放在面前的食物"。他尤其喜欢薯条、苏打水和煎炸食品
- 口腔卫生较好
- 使用含氟牙膏刷牙
- 居住地氟化水源，很少饮用瓶装水
- 之前没有牙外伤史

G. 口外检查

- 未见明显异常

H. 口内检查

软组织

- 挫入的右上恒中切牙周围的附着龈撕裂（图4.6.2）

硬组织

- 没有骨折

牙科检查结果（图4.6.2）

- 右上恒侧切牙：Ⅰ度松动
- 右上恒中切牙：挫入大约10mm，没有动度，近中切角简单冠折（釉质和牙本质）

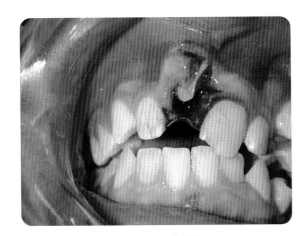

图4.6.2　口内像显示软组织和牙齿外伤

要点1

外伤病史

- 如果患儿存在以下的阳性体征，要排除封闭性颅脑损伤，并请内科会诊（Centers for Disease Control and Prevention 2017）：
  - 记忆缺失
  - 恶心/呕吐
  - 头痛
  - 昏睡/烦躁不安/意识模糊
  - 意识丧失
- 确认目前是否具有破伤风免疫。如果最后一次破伤风增强剂注射于5年或更多年前，同时伤口被泥土、碎屑等污染，需要再次注射破伤风毒素增强剂（American Academy of Pediatrics 2011）
- 与法庭授权的监护人沟通，取得治疗知情同意。此人可能不是养父母，因此，应联系相关机构以确认知情同意程序。美国各州有不同的法规

- 左上恒中切牙：Ⅰ度松动，近中切角简单冠折（釉质和牙本质）

恒牙列咬合评估

- 磨牙和尖牙Ⅰ类关系，覆盖4mm，覆𬌗20%

其他

- 中等量菌斑
- 无龋牙列

I. 诊断方法

- 上颌前部X线片（图4.6.3）：
  - 显示前牙牙根发育成熟，根尖孔闭合
  - 右上恒中切牙挫入大约10mm，并且唇向脱位伴牙槽骨骨折
  - 𬌗片显示根周膜间隙消失
- 全景X线片：
  - 发育正常
  - 没有骨组织折断或移位
- 叩诊：
  - 右上恒侧切牙：阳性
  - 右上恒中切牙：阴性，高调金属音
  - 左上恒中切牙：阳性
  - 左上恒侧切牙：阴性
- 电活力测：
  - 由于在外伤时结果不可信，推迟进行

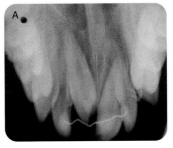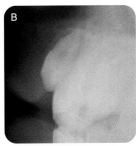

图4.6.3　（A，B）X线片显示牙外伤

J. 诊断

- 右上恒中切牙：挫入/唇向移位伴近中切角简单冠折
- 左上恒中切牙：近中切端简单冠折

要点2

挫入的并发症

- 对电活力测的假阴性反应可能持续3个月
- 挫入的牙齿叩诊时出现高调金属音，X线片上显示牙周膜间隙丧失
- 牙根发育完成的牙齿较未成熟牙齿更易发生并发症（牙髓坏死、牙根吸收和边缘骨丧失）
- 伴有冠折、牙本质暴露，会增加挫入牙齿发生牙髓坏死的风险（Andreason et al. 2006）

K. 治疗计划

- 见本章末的流程图A：挫入伤
- 右上恒中切牙：及时手术复位，并使用40lb单根钓鱼线或细的正畸弓丝作为夹板固定3~4周
- 左上恒中切牙：使用玻璃离子水门汀或复合树脂暂时修复折断处以覆盖暴露的牙本质（图4.6.4）

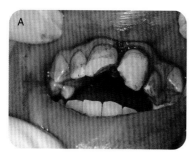

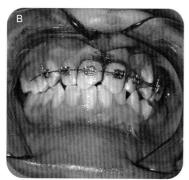

图4.6.4 （A，B）口内像显示挫入牙复位和固定

出院指导

- 必要时使用非处方类对乙酰氨基酚或布洛芬类止痛药
- 在夹板固定期间使用氯己定漱口
- 进软食，直到疼痛消退前避免用患牙切割食物
- 每餐后轻柔刷牙以保持良好的口腔卫生

随访治疗

- 右上恒中切牙：外伤3周内完成牙髓摘除术。使用氢氧化钙充填根管2~4周。因为这类牙齿容易出现固连和替代性吸收，因此除非有牙周愈合的征象，表现为硬骨板存在并且没有牙根吸收，否则不能填充牙胶。4周后去除夹板并完成最终的树脂修复
- 左上恒中切牙：在夹板去除后完成最终的树脂修复

要点3

牙齿挫入

- 牙齿挫入6mm或以内可以通过轻柔的正畸力复位。这样做可以提高理想愈合的可能性
- 根尖孔开放的未成熟牙齿挫入6mm或以下者可以自行复位。如果3周内没有观察到牙齿移动，则应尽快进行正畸复位
- 全身应用抗生素不能改善挫入牙的预后（Andreason et al. 2006）

L. 预后和讨论

- 右上恒中切牙：牙齿的短期预后较好，因为早期进行了复位，并且在出现牙髓坏死和炎症性吸收前摘除了牙髓。牙根发育完成，达到了完全的根长和坚固的根管壁厚度。由于牙齿挫入的严重程度会导致根周膜的严重损伤，因此要注意牙齿的长期预后。挫入的恒牙发生牙髓坏死、边缘骨丧

失，以及炎症性和替代性根吸收的风险很高，尤其是挫入 > 7mm的情况下。这颗牙齿发生固连和替代性吸收的风险很高，在2～3个月内就可出现临床和X线片表现。临床表现包括生理动度消失、叩诊高调金属音，以及由于儿童上颌生长而导致的相对低殆。X线片表现包括牙周膜间隙消失和骨质侵蚀

- 左上恒中切牙：由于牙齿没有脱出，长期预后较好，但是由于右侧中切牙的损伤，应该密切观察临床和X线片表现至少1年甚至更长时间

M. 常见并发症和相应治疗计划

- 最常见的破坏性并发症是挫入的右上中切牙发生固连和替代性吸收。由于患儿只有12岁，可以预见上颌会有明显的生长。牙齿会出现低殆，导致牙周缺陷和美学问题。在这个年龄拔除牙齿会导致此部位支持骨组织的大量丧失，则在种植或进行固定修复前必须进行骨移植。更好的治疗选择是在牙槽骨下方手术去除牙冠（截冠术），以在上颌发育完成后，进行最终修复前维持牙槽骨高度和宽度

自学问题

1. 牙齿挫入的最常见并发症是什么？
2. 如何评估牙齿挫入患儿的神经功能状态？
3. 处理挫入的未成熟恒牙（根尖孔开放）时与成熟的牙齿有什么区别？
4. 处于混合牙列早期的患儿，有时难以分辨切牙是挫入还是仅仅未萌出完全。哪些临床检查可以确定挫入的诊断？
5. 哪些临床和X线表现提示牙齿挫入治疗的成功？

（答案在本书最后）

参考文献

[1] American Academy of Pediatrics, Committee on Infectious Diseases. 2011. Additional recommendations for use of tetanus toxoid, reduced-content diphtheria toxoid, and acellular pertussis vaccine (Tdap). *Pediatrics* 128(4): 809–12.

[2] Andreasen J, Bakland LK, Andreasen FM. 2006. Traumatic intrusion of permanent teeth. Part 2. A clinical study of the effect of preinjury and injury factors, such as sex, age, stage of root development, tooth location, and extent of injury including number of intruded teeth on 140 intruded permanent teeth. *Dent Traumatol* 22:90–8.

[3] Centers for Disease Control and Prevention (CDC). 2017. Traumatic Brain Injury and Concussion. https://www.cdc.gov/traumaticbraininjury/symptoms.html

[4] McTigue D, Thikkurissy S. 2018. Trauma. In: *The Handbook of Pediatric Dentistry*, 5th edition. Nowak AJ, Casamassimo PS (eds). Chicago: American Academy of Pediatric Dentistry.

病例7

恒牙全脱出

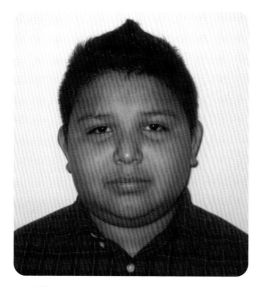

图4.7.1　面像

A. 一般情况

- 11岁5个月，西班牙裔男孩（图4.7.1）
- 就诊于急诊室

B. 主诉和现病史

- 父亲诉"我的儿子打篮球时被肘部撞击，撞掉了一颗牙齿"
- 大约60分钟前在学校发生外伤，由教练和队友目击。没有意识丧失和其他外伤。右上恒中切牙掉到了篮球场地板上。牙齿最初放在装有患儿唾液的茶杯中，并在10分钟内转移到盒装牛奶中。教练给正在工作的父亲打了电话，父亲将患儿带到了他的牙科诊所。牙槽窝和嘴唇出血可以用纱布加压止住

C. 家庭社会情况

- 患儿上六年级
- 与父母和妹妹一起在家中居住
- 中等收入家庭

D. 全身病史

- 未见明显异常。没有已知的药物或食物过敏史，目前没有授受药物治疗，按时接种疫苗

E. 内科会诊

- 不需要

F. 牙科病史

- 从4岁开始在同一牙科诊所内进行常规6个月复查
- 好的口腔卫生和饮食习惯
- 使用含氟牙膏
- 氟化水源
- 之前没有外伤史

G. 口外检查

- 没有骨折
- 上下唇撕裂伤和挫伤
- 唇部可自然闭合

H. 口内检查

软组织

- 上唇轻微撕裂伤

硬组织

- 无龋牙列
- 外伤牙齿（图4.7.2）：

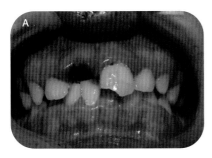
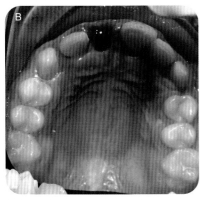

图4.7.2 （A，B）口内像显示全脱出和牙齿折断

○ 右上恒中切牙：全脱出，近中切角釉质和牙本质折断

- 左上恒中切牙：近中切角釉质和牙本质折断

早期恒牙列咬合评估

- 尖牙和磨牙Ⅱ类关系，下前牙拥挤；覆盖3mm，覆𬌗95%

I. 诊断方法

- X线片应延迟到牙齿再植后进行，以缩短牙齿的口外时间
- 叩诊：
  ○ 右上恒侧切牙：阴性
  ○ 左上恒侧切牙：阴性
- 电活力测：
  ○ 延迟进行

J. 诊断

- 右上恒中切牙：全脱出伴近中切角釉质、牙本质折断
- 左上恒中切牙：亚脱位，近中切角釉质、牙本质折断

要点1

再植和牙齿全脱出病史

- 即刻再植是全脱出牙齿最好的治疗方法：
  ○ 诊所的电话咨询人员应建议外伤患儿的监护人在可能的情况下即刻再植牙齿
- 在外伤地点对全脱出恒牙的处理：
  ○ 拿住牙齿的冠部，用流动水轻轻冲洗不超过10秒，不要擦洗根面
  ○ 如果可能的话，在外伤地点即刻再植牙齿。再植后，咬住纱布或干净的毛巾避免牙齿吸入。如果不能再植，将牙齿放在Hank's平衡盐溶液，冷牛奶，盐水或唾液——以此优先顺序，以最大程度保持牙根表面细胞的活性
- 当患儿携带全脱出牙齿就诊时，应询问患儿：
  （1）意外是如何发生的？如果患儿存在以下阳性体征，要排除封闭性颅脑损伤，并请内科会诊（Centers for Disease Control and Prevention

2017）：
  ○ 记忆缺失
  ○ 恶心/呕吐
  ○ 头痛
  ○ 昏睡/烦躁不安/意识模糊
  ○ 意识丧失

（2）外伤在哪里发生？确认目前是否具有破伤风免疫。如果最后一次破伤风增强剂注射于5年或更多年前，同时伤口被泥土、碎屑等污染，需要再次注射破伤风毒素增强剂（American Academy of Pediatrics 2011）

（3）外伤什么时间发生的？
  ○ 口外干燥时间决定了再植牙的预后
  ○ 干燥时间＞60分钟会增加牙齿固连和替代性吸收的风险

- 唇部撕裂伤
- 错𬌗畸形

K. 综合治疗计划

- 见本章末的流程图E:牙齿全脱出
- 右上恒中切牙:检查牙槽窝是否有牙槽骨骨折,如果需要可使用口镜末端进行复位。盐水小心地冲洗牙根,以手指力量再植(图4.7.3)
- 使用弹性夹板固定,应包括相邻的牙齿,使用50lb的单股钓鱼线或细的正畸弓丝,配合光固化或自凝复合树脂固定14天(图4.7.4)
- 通过X线片确定牙齿位置
- (如有必要)缝合牙龈/唇部撕裂伤
- 如有需要,使用对乙酰氨基酚或布洛芬类止痛药
- 开抗生素处方
- 口服青霉素V钾盐7天[20~50mg/(kg·d)分4次服用]

出院指导

- 2周内使用氯己定含漱液,每天漱口2次
- 在夹板去除前进软食
- 保持好的口腔卫生
- 再植后的7~10天回诊所复查

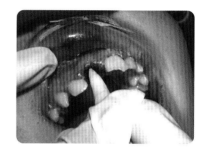

图4.7.3 口内像显示全脱出牙齿的再植

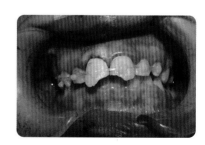

图4.7.4 口内像显示弹性夹板

- 如果全脱出的牙齿根尖孔已闭合,采取牙髓摘除术:使用氢氧化钙充填根管2~4周,然后使用牙胶根充
- 在第1年中要密切监测

随访治疗

- 术后1个月、3个月、6个月和12个月进行临床检查,之后每年复查

- 6～8周进行X线检查以排除根吸收。6个月和12个月时重复检查
- 使用树脂修复患牙
- 正畸科会诊
- 牙体牙髓科会诊
- 每6个月牙科复查

L. 预后和讨论

- 右上恒中切牙（全脱出）：牙齿的长期预后取决于根部牙周膜活性的保持。目标是通过缩短口外时间并且在再植前将牙齿储存在生理性介质中来保存牙周膜活性
- 左上恒中切牙（亚脱位）：通过临床和X线片检查监测牙髓活力，如果出现活力丧失则进行牙髓摘除术

M. 常见并发症和相应治疗计划

- 固连和替代性吸收是全脱出牙齿最常见的并发症。症状包括动度消失、叩诊高调音和X线片上硬骨板及牙周膜的消失。如果牙齿位置下沉 > 1mm，推荐进行截冠术来保存牙槽骨（Cohenca et al. 2007）

要点2
全脱出后可能的预后

- 根尖孔开放的未成熟牙齿可能会发生血运重建，因此牙髓摘除术应推迟至临床或X线片上出现牙髓坏死的表现时再进行
- 如果牙齿出现固连并且位置下沉 > 1mm，推荐进行截冠术以保存牙槽骨（Cohenca et al. 2007）

　　未成熟牙齿的血运重建最常发生于15分钟内进行再植的牙齿。在再植前局部应用盐酸米诺环素微球（Arestin™）涂布根面或浸泡于1%多西环素溶液中，进行根尖组织消毒并促进血运重建；但是，如果不能立即获得这些药物的话，则不应延长口外时间

- 如果发育成熟的全脱出牙齿在3周内没有进行牙髓摘除，则会发生炎症性根吸收。坏死的毒性产物引起牙周膜的炎症反应，会在几周内破坏牙根。炎症性吸收的X线片表现包括典型的根侧面不规则吸收，也可能发生在根尖部。根管应进行彻底清洁和消毒。根管内封氢氧化钙类药物2个月。当X线片确认吸收停止后进行牙胶根管充填

自学问题

1. 牙齿全脱出/再植后，何时使用破伤风疫苗？

2. 全脱出恒牙最初治疗的最重要的原则是什么？

3. 对未成熟（根尖孔开放）的全脱出恒牙的处理与成熟牙齿有什么不同？

4. 如何提高未成熟的全脱出切牙血运重建的预后？

5. 处理固连恒牙的重要原则是什么？

（答案在本书最后）

参考文献

[1] American Academy of Pediatrics, Committee on Infectious Diseases. 2011. Additional recommendations for use of tetanus toxoid, reduced-content diphtheria toxoid, and acellular pertussis vaccine (Tdap). *Pediatrics* 128(4):809–12.

[2] Centers for Disease Control and Prevention (CDC). 2017. Traumatic Brain Injury and Concussion. https://www.cdc.gov/traumaticbraininjury/symptoms.html.

[3] Cohenca A, Cohenca N, Stabholz A. 2007. Decoronation – a conservative method to treat ankylosed teeth for preservation of alveolar ridge prior to permanent prosthetic reconstruction: literature review and case presentation. *Dent Traumatol* 23:87–94.

病例8

软组织损伤的治疗

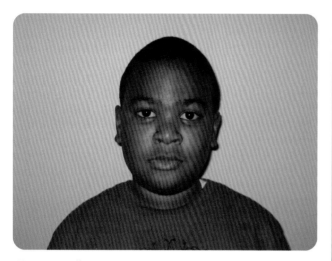

图4.8.1 面像

A. 一般情况

- 7岁9个月，非洲裔美国男孩（图4.8.1）
- 急诊室就诊

B. 主诉和现病史

- 母亲诉"我的儿子在学校摔倒，嘴唇擦伤了"
- 1个小时前患儿在学校大厅内跑步时摔倒。同学和老师看到了外伤的发生。没有意识丧失

C. 家庭社会情况

- 患儿有2个兄弟姐妹，分别为12岁和16岁
- 母亲是主要监护人
- 中等收入家庭

D. 全身病史

- 有轻度的季节性哮喘病史，因此必要时会服用支气管扩张药（β_2拮抗剂）

要点1

口腔软组织外伤病史

- 确认目前是否具有破伤风免疫。如果最后一次破伤风增强剂注射于5年或更多年前，同时伤口被泥土、碎屑等污染，需要再次注射破伤风毒素增强剂（American Academy of Pediatrics 2011）
- 如果患儿存在以下阳性体征，要排除封闭性颅脑损伤，并请内科会诊（Centers for Disease Control and Prevention 2017）：
  - 记忆缺失
  - 恶心/呕吐
  - 头痛
  - 昏睡/烦躁不安/意识模糊
  - 意识丧失

- 对青霉素过敏
- 没有已知的食物过敏，按时接种疫苗

E. 内科会诊

- 不需要

F. 牙科病史

- 从2岁开始每6个月看1次牙医
- 好的口腔卫生习惯，有时有成人监督
- 正常饮食
- 每天2次使用含氟牙膏
- 居住地为氟化水源
- 之前没有外伤史

• 对口腔检查非常配合

G. 口外检查

• 未见明显异常

• 软组织损伤应在硬组织（骨、牙）损伤排除后进行处理（Armstrong 2000）

H. 口内检查

软组织

• 可以见到上颌恒中切牙周围牙龈撕裂（图4.8.2）

硬组织

• 未见明显异常

混合牙列咬合评估

• 磨牙Ⅱ类关系

其他

• 无龋牙列

• 父亲诉右上恒中切牙尚未萌出

• 患儿目前的疼痛评估为6/10级，但是他比较顽皮且可以互动

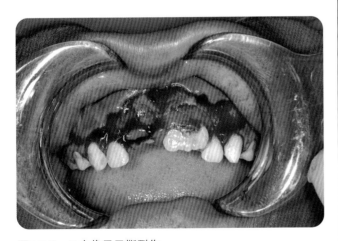

图4.8.2 口内像显示撕裂伤

I. 诊断方法

• 上颌恒中切牙的咬合片和根尖X线片未见明显异常

• 电活力测：推迟进行

• 应用合适的X线片清晰显示所有受伤的牙齿

• 排除其他损伤，例如根折、牙槽骨骨折

J. 诊断

• 牙龈撕裂伤

K. 治疗

• 使用无菌水机械清洁伤口

出院指导

• 在没有医嘱前，避免触碰外伤部位。注意例如脓肿或瘘管之类临床表现的发生

• 根据需要使用非处方类止痛药

• 给予不含酒精的氯己定漱口液保持组织清洁

• 患儿可以与平时一样刷牙

• 1周内进软食

随访治疗

• 外伤后1周：所有的牙齿检查正常（图4.8.3）

• 外伤后5个月：所有的牙齿检查正常（图4.8.4）

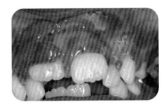

图4.8.3 1周复查口内像

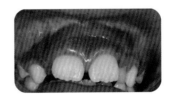

图4.8.4 5个月复查口内像

L. 预后和讨论

• 良好愈合取决于坚持基本的软组织手术原则，例如对外伤区域通过冲洗进行消毒，伤口边缘进行修整。本病例，由于软组织为撕裂伤，可能无法进行完善缝合，因此可以考虑二次愈合，也就是肉芽组织的移行来直接愈合。仔细的机械冲洗/清创对组织愈合很重要。外伤受累的所有牙齿都应该进行牙髓损伤的再评估，牙髓损伤可能并不立即表现出来

M. 常见并发症和相应治疗计划

- 如果患儿在学校有意识丧失，应该在进行牙齿外伤处理前确保全身情况合格
- 如果患儿复诊时有软组织感染，可能有相应的临床表现，包括外伤部位的溢脓、局部组织坏死、和发热。处理方法包括仔细地进行局部清创，并根据经验应用抗生素和止痛药

背景信息1

口腔软组织创伤的处理

- 必须告知患儿及家长由于黑色素细胞受损伤，以及深部病损导致肌肉的损害，有可能出现局部组织颜色改变及外形改变（Essen et al. 2004）
- 进行适当的组织清创术并保证脓液的引流，再加上经验性的适当抗生素治疗都是控制软组织感染的基本原则。例如低氧张力等因素会直接影响组织的愈合（Fung et al. 2003）
- 软组织缝合术为伤口愈合做好准备，并可促进初期愈合（Peterson et al. 1993）
- 临床上经常使用可吸收缝线，例如Polyglycolic Gut（一种可吸收线）。但是可吸收缝线可能会引起局部炎症反应，造成延迟愈合，因此不推荐用于皮肤伤口（Peterson et al. 1993）
- 没有证据显示小的舌撕裂伤进行常规缝合术对愈合有积极的作用。不可控制的出血和可能对气道通畅造成影响是小的舌撕裂伤缝合的直接原因（Ud-din and Gull 2007）

自学问题

1. 在这个病例中，牙龈色素沉着是治疗成功的临床标准吗？

2. 如果牙龈组织仅仅被撕裂，同时发现有相关牙齿的移位，应先处理哪个损伤？

3. 可能影响软组织愈合的局部因素有哪些？

（答案在本书最后）

参考文献

[1] American Academy of Pediatrics, Committee on Infectious Diseases. 2011. Additional recommendations for use of tetanus toxoid, reduced-content diphtheria toxoid, and acellular pertussis vaccine (Tdap). *Pediatrics* 128(4):809–12.

[2] Armstrong BD. 2000. Lacerations of the mouth. *Emerg Med Clin North Am* 18:471–80.

[3] Centers for Disease Control and Prevention (CDC). 2017. Traumatic Brain Injury and Concussion. https://www.cdc.gov/traumaticbraininjury/symptoms.html.

[4] Esen E, Haytac MC, Oz IA et al. 2004. Gingival melanin pigmentation and its treatment with the CO2 laser. *Oral Surg Oral Med Oral Pathol Oral Radiol Endod* 98(5):522–7.

[5] Fung HB, Chang JY, Kuczynski S. 2003. A practical guide to the treatment of complicated skin and soft tissue infections. *Drugs* 63(14):1459–80.

[6] Peterson L, Ellis E, Hupp J, Tucker M. 1993. *Contemporary Oral and Maxillofacial Surgery*, 2nd edition. St Louis: Mosby.

[7] Ud-din Z, Gull S. 2007. Should minor mucosal tongue lacerations be sutured in children? *Emerg Med* 24:123–4.

附录：流程图

流程图A：挫入伤

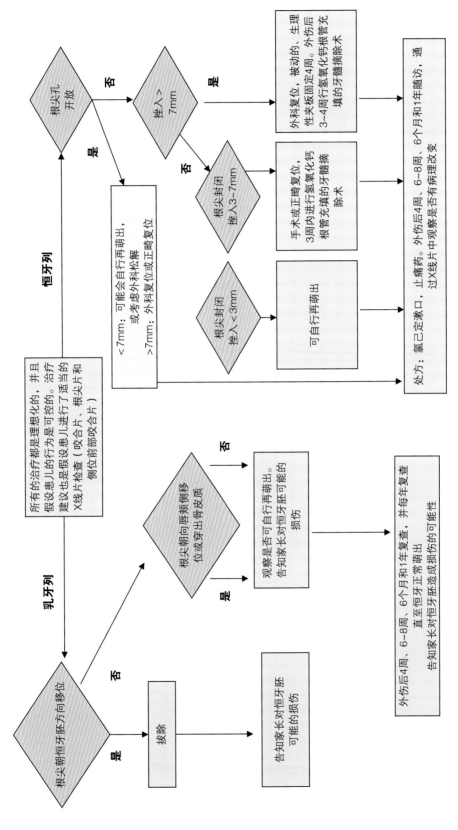

恒牙列

乳牙列

所有的治疗都是理想化的，并且假设患儿的行为是可控的。治疗假设患儿也是假设患儿进行了适当的X线片检查（咬合片、根尖片和侧位前部咬合片）

根尖孔开放 —否→ 挫入 > 7mm —是→ 外科复位、被动的、生理性夹板固定4周。外伤后3~4周行氢氧化钙根管充填的牙髓摘除术

是↓

<7mm：可能会自行再萌出，或考虑外科松解
>7mm：考虑外科复位或正畸复位

根尖孔开放（否分支）

根尖封闭 挫入3~7mm —→ 手术或正畸复位，3周内进行氢氧化钙根管充填的牙髓摘除术

否↓

根尖封闭 挫入<3mm —→ 可自行再萌出

处方：氯己定漱口，止痛药。外伤后4周、6~8周、6个月和1年随访，通过X线片中观察是否有病理改变

根尖朝恒牙胚方向移位 —否→ 根尖朝向唇颊侧位或穿出骨皮质 —否→ 观察是否可自行再萌出。告知家长正常萌出 —→ 外伤后4周、6~8周、6个月和1年复查，并每年复查，直至恒牙正常萌出

是↓

拔除 —→ 告知家长对恒牙胚可能的损伤

根尖朝向唇颊侧位或穿出骨皮质（是分支）—→ 告知家长对恒牙胚可能的损伤

外伤后4周、6~8周、6个月和1年复查，并每年复查，直至恒牙对恒牙胚造成损伤的可能性

经美国儿童牙科学会（AAPD）许可转载

[1] Anne O'Connell, Andrew Spading, Trauma and Sports Dentistry (Chapter 9), pg. 177–190. In: The Handbook of Pediatric Dentistry, AAPD, 5th Ed., Nowak and Casamassimo, 2018.

[2] Trauma Treatment Algorithms, Chapter 9, Fig. 1-5, pg. 183–185.

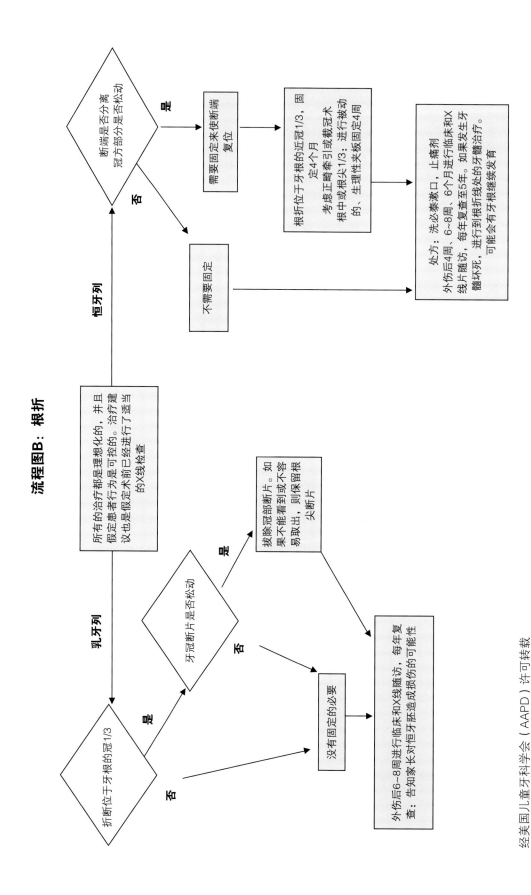

流程图B：根折

经美国儿童牙科学会（AAPD）许可转载

[1] Anne O'Connell, Andrew Spading, Trauma and Sports Dentistry (Chapter 9), pg. 177–190. In: The Handbook of Pediatric Dentistry, AAPD, 5th Ed., Nowak and Casamassimo, 2018.

[2] Trauma Treatment Algorithms, Chapter 9, Fig. 1-5, pg. 183–185.

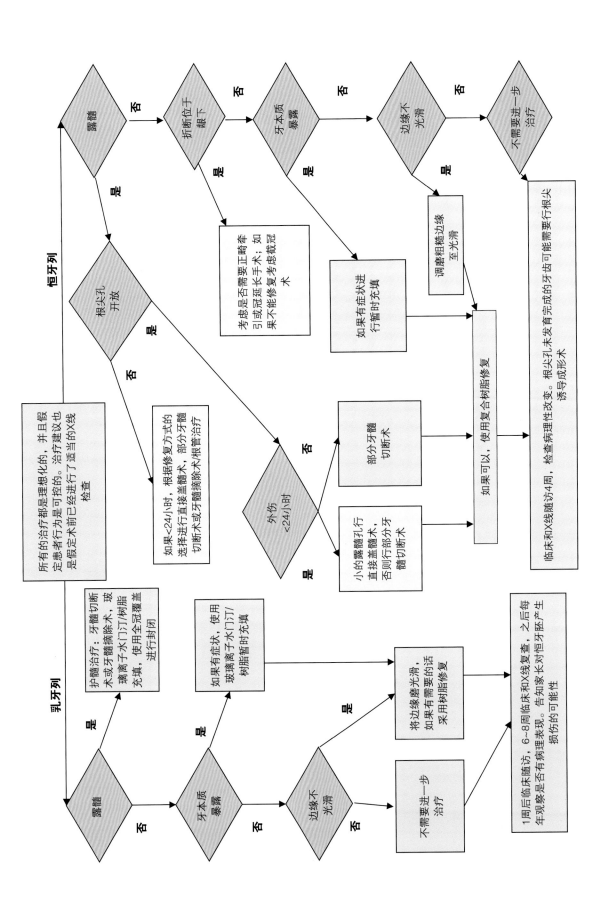

经美国儿童牙科学会（AAPD）许可转载

[1] Anne O'Connell, Andrew Spading, Trauma and Sports Dentistry (Chapter 9), pg. 177–190. In: The Handbook of Pediatric Dentistry, AAPD, 5th Ed., Nowak and Casamassimo, 2018.
[2] Trauma Treatment Algorithms, Chapter 9, Fig. 1-5, pg. 183–185.

流程图D：侧向移位/脱出性损伤

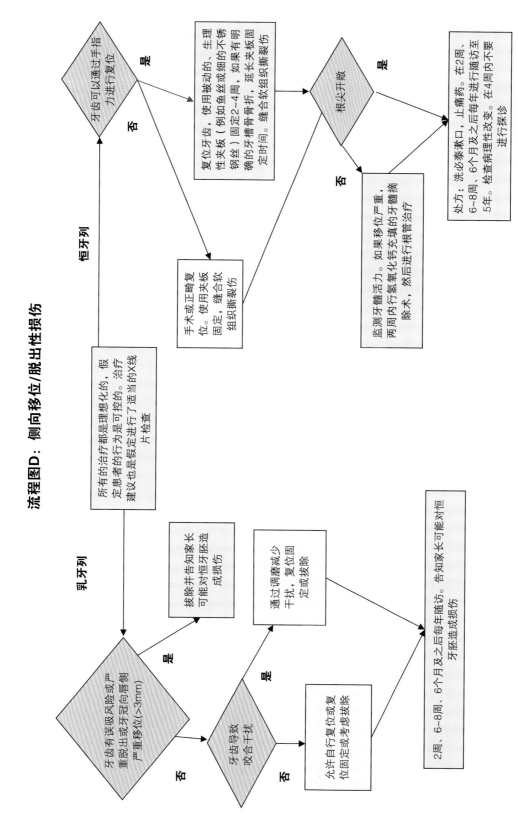

经美国儿童牙科学会（AAPD）许可转载

[1] Anne O'Connell, Andrew Spading, Trauma and Sports Dentistry (Chapter 9), pg. 177–190. In: The Handbook of Pediatric Dentistry, AAPD, 5th Ed., Nowak and Casamassimo, 2018.

[2] Trauma Treatment Algorithms, Chapter 9, Fig. 1-5, pg. 183–185.

流程图E：牙齿全脱出

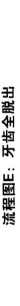
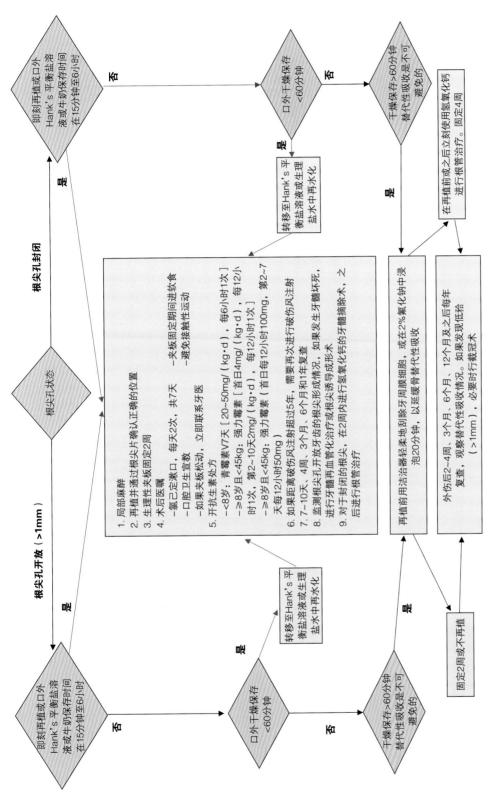

经美国儿童牙科学会（AAPD）许可转载
[1] Anne O'Connell, Andrew Spading, Trauma and Sports Dentistry (Chapter 9), pg. 177–190. In: The Handbook of Pediatric Dentistry, AAPD, 5th Ed., Nowak and Casamassimo, 2018.
[2] Trauma Treatment Algorithms, Chapter 9, Fig. 1-5, pg. 183–185.

第5章

口腔黏膜病和口腔颌面部病理学

Denise A. Trochesset

病例1

新生儿萌出性囊肿，诞生牙/新生牙

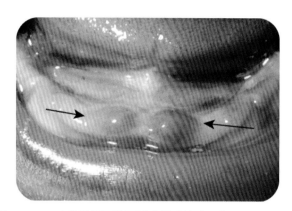

图5.1.1　口内像显示两处圆形病损（箭头示）

A. 一般情况

• 2天，高加索男孩

• 新生儿急诊就诊

B. 主诉

• 母亲和产科医生在患儿出生后发现下颌前部牙槽嵴上2个略带紫色的肿物。目前没有进食障碍。儿科医生寻求牙科会诊

C. 家庭社会情况

• 独子，父母非近亲

• 中等收入家庭

D. 全身病史

• 未见明显异常，药物过敏史未知，近期无用药。足月生产，体重4200g（约9.25lb）。滞产，使用产钳引产，但APGAR评分优良（8和10）

E. 内科会诊

• 不需要

F. 牙科病史

• 不需要

G. 口外检查

• 产钳造成面部和头皮轻微擦伤，但嘴部未累及

H. 口内检查

软组织

• 下颌牙槽嵴中线两侧各一个边界清晰的病损。左右对称，大小一致，直径约4mm（图5.1.1）

• 病损深紫色，加压不变白。质软有波动感，基底向骨面延伸，无蒂

硬组织

• 未见明显异常

I. 诊断方法

• 本病例不需其他检查

J. 鉴别诊断

感染

• 纤维性龈瘤/化脓性肉芽肿

肿瘤

• 新生儿先天性龈瘤/新生儿巨细胞瘤

• 婴儿外胚层黑色素瘤

• 先天性上皮瘤

发育异常

• 萌出性囊肿/血肿

• Bohn结节/牙板囊肿

• 含牙囊肿/牙源性角化囊肿

- 淋巴管瘤

- 血管瘤

- 血管畸形

背景信息1

新生牙和诞生牙

- 诞生牙出生时即存在（图5.1.2），新生牙出生后1个月之内萌出。绝大多数病例，新生牙或诞生牙为早萌的正常乳牙而非多生牙。也就是说，新生牙或诞生牙的丧失会造成乳牙的缺失，但并不影响继承恒牙

- 诞生牙发病率为1：3000～1：2000。新生牙没有确切的发病率

- 治疗取决于牙齿松动程度和牙齿脱落风险。重要的是在出生时，乳切牙牙冠仅5/6形成，必然会很松动。除了理论上的风险，并没有病例报告新生牙或诞生牙误吸

- 如果牙齿特别松动或出现喂养困难，则需拔除

- 拔除新生牙或诞生牙时，需要同时去除牙乳头（牙髓）。如果残存，可能形成硬组织甚至是牙根

- 通常不需局部麻醉，注意保护气道

- 详见第1章，病例1

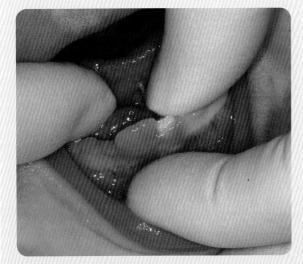

图5.1.2 口内像显示诞生牙

- 新生牙/诞生牙

K. 诊断和问题小结

诊断

- 萌出性囊肿（见要点1）

- 新生牙/诞生牙（见背景信息1）

问题小结

- 新生儿牙槽嵴双侧肿物

L. 综合治疗计划

- 解释并观察

- 如果牙齿萌出，拔除或观察

M. 预后和讨论

- 随着新牙的萌出，囊肿将自行消退，通常不需要外科引流，除非有急性感染。很少出现慢性感染的萌出性囊肿，因为牙齿萌出会自行引流，从而感染消散。父母通常会很担心，需要很好地向其解释这种情况会自行好转

- 早萌的乳牙牙根生长并没有加快，因此牙齿的松动度增加。需要注意的是，母亲能否正常喂养婴儿而不出现乳头的疼痛或损伤。对于下颌牙齿来说这不成问题，因为在进食时舌头可以保护乳头。但是如果舌腹表面出现溃疡或牙齿过度松动，则考虑拔除

N. 常见并发症

- 囊肿感染

- 如果在乳牙萌出时或外科干预时大量出血，可能误诊为血管源性病损

- 松动牙误吸/误吞

- Riga-Fede病：婴儿舌腹部的溃疡，由于舌在下切牙或新生牙/诞生牙表面频繁伸缩导致。主要出现于1个月和1岁的婴儿。治疗包括溃疡的监测、平滑牙齿切嵴或者拔除。Riga-Fede病详情参看第1章病例1

要点1

萌出性囊肿的诊断

• 萌出性囊肿或血肿是牙齿正常萌出的常见变异，通常认为不是病理性的，除非囊肿出现感染。囊肿表现为新萌出牙齿周围一个增大的囊泡。由于新生牙或诞生牙很常见，因此新生儿中萌出性囊肿并不罕见。萌出性囊肿不能与血管源性病损相混淆。可通过按压病损观察该区域是否会因为缺血而发生颜色改变来鉴别。双侧、对称的病损通常是良性的，无须组织病理检查

• 新生儿中最常见与萌出囊肿相似的病损包括血管异常（血管瘤或淋巴管瘤）、婴儿外胚层肿瘤，或其他牙源性囊肿。曾有1例1岁7个月婴儿牙源性角化囊肿类似萌出囊肿的病例报告（Chiang and Huang 2004）

自学问题

1. 新生牙与诞生牙的区别？

2. 如果出生后新生牙很快脱落会出现什么情况？

3. 诞生牙如何拔除？

4. 什么是Riga–Fede病？怎样治疗？

（答案在本书最后）

参考文献

[1] Chiang ML, Huang WH. 2004. Odontogenic keratocyst clinically mimicking an eruption cyst: report of a case. *J Oral Pathol Med* 33:373–5.

[2] Chung NY, Batra R, Itzkevitch M et al. 2010. Severe methemoglobinemia linked to gel-type topical benzocaine use: a case report. *J Emerg Med* 38:601–6.

[3] de Olveira AJ, Silveira MLG, Duarte DA, Diniz MB. 2018. Eruption cyst in the neonate. *Int J Clin Pediatr Dent* 11(1):58–60.

[4] Leung AK, Robson WL. 2006. Natal teeth: a review. *J Natl Med Assoc* 98:226–8.

[5] Padmanabhan MY, Pandey RK, Aparna R, Radhakrishnan V. 2010. Neonatal sublingual traumatic ulceration – case report and review of the literature. *Dent Traumatol* 26:490–5.

[6] Stamfelj I, Jan J, Cvetko E, Gaspersic D. 2010. Size, ultrastructure, and microhardness of natal teeth with agenesis of permanent successors. *Ann Anat* 192:220–6.

[7] Şen-Tunç, Açikel H, Sönmez IS et al. 2017. Eruption cyst: a series of 66 cases with clinical features. *Med Oral Patol Oral Cir Bucal* 22(2):e228–e232.

[8] Vucicevic Boras V, Mohamad Zaini Z, Savage NW. 2007. Supernumerary tooth with associated dentigerous cyst in an infant. A case report and review of differential diagnosis. *Aust Dent J* 52:150–3.

[9] Ziai MN, Bock DJ, Da Silveira A, Daw JL. 2005. Natal teeth: a potential impediment to nasoalveolar molding in infants with cleft lip and palate. *J Craniofac Surg* 16:262–6.

病例2

原发性疱疹性龈口炎

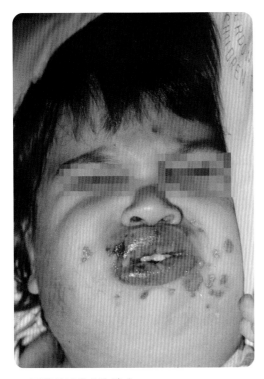

图5.2.1　面像显示炎症和溃疡

A. 一般情况

• 1岁8个月，阿拉伯裔男孩（图5.2.1）

• 急诊收入新患儿

B. 主诉

• 生病这两天伴有高热

• 患儿口腔黏膜感染严重，无法饮食（见要点1）

• 内科医生已开具抗生素并转诊至牙医

C. 家庭社会情况

• 次子，其姐姐长4岁，就读于幼儿园

• 白天有奶奶照料

要点1

获得口腔炎症和发热病史

如何向监护人提问

• 患儿不舒服有多久

• 在家庭中或与患儿接触的孩子、亲友或照顾者中是否有类似症状者

• 患儿最后一次进食水是何时

• 患儿最后一次排尿是何时

• 患儿夜里是否可以睡觉

• 是否有什么方法可以缓解疼痛或不适

• 低等收入家庭

D. 全身病史

• 未见明显异常，无已知食物及药物过敏史，没有接受药物治疗，按时接种疫苗

E. 内科会诊

• 由于患儿已经超过12小时未饮食，请儿科大夫会诊判断体液平衡，评估是否需要入院

F. 牙科病史

• 未参加牙科之家

• 第1次就诊口腔科

• 高糖饮食

• 偶尔刷牙，有大人监督

• 生活于适氟地区

• 无外伤史

G. 口外检查

- 由于患儿健康状况，检查十分困难
- 基本情况不佳，昏睡，急躁；高烧39℃（102.2℉）
- 口外无肿胀，嘴唇及口角明显炎症和溃疡，口周多发溃疡性病损（图5.2.1）

H. 口内检查

软组织（图5.2.2）

- 牙龈炎症，龈缘轻度出血。舌腹及附着龈多处小溃疡，硬腭咽喉无溃疡

硬组织和咬合

- 本次未检查

其他

- 大量菌斑

I. 诊断方法

- 棉拭子检查感染组织部位脱落细胞
- 病毒培养（需要数天得到结果）
- 病毒抗体检测

J. 鉴别诊断

感染：病毒感染

- 疱疹性龈口炎
- 科萨奇病毒感染：疱疹性咽峡炎、手足口病
- 其他病毒感染：传染性单核细胞增多症（Epstein-Barr）、水痘（Chickenpox）

免疫

- 自身免疫性复发性溃疡

- 多形性红斑/Stevens-Johnson综合征
- 白塞综合征

肿瘤

- 血液恶性肿瘤

炎症

- 口面部肉芽肿

K. 诊断和问题小结

诊断

- 原发性疱疹性龈口炎（见要点2和背景信息1）

问题小结

- 急性病毒感染
- 发热疾病
- 口腔炎
- 由于疼痛不适影响饮水，导致缺水

L. 综合治疗计划

- 入院维持体液，漱口水清创，控制疼痛
- 可能的情况下进软食（见要点3）

M. 预后和讨论

- 疾病将在10～14天自愈。如果未痊愈，有必要进行活检排除其他情况。患儿有可能出现因疲劳或免疫力低下或在紫外线照射下发生复发性疱疹性唇炎
- 表面麻醉和局部涂剂可以缓解疼痛，有助于进食。但用于还不会吐的患儿时需要特别注意，可

要点2

疱疹疾病的表现

- 小孩子在疱疹出现1～2天的前驱发热症状后，出现急性口炎是单纯疱疹病毒感染的典型表现。通常，疱疹很快出现并破损形成溃疡，因此不容易发现。通常会出现急性牙龈炎症。基层医生往往会在未确诊情况下即开具抗生素，这是不恰当的做法。当出现溃疡时就可以明确诊断了

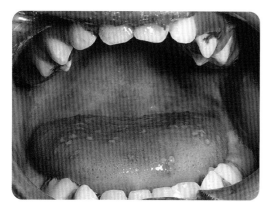

图5.2.2　口内像显示牙龈炎症和黏膜溃疡

要点3

疱疹的治疗

- 治疗的重点是对症。维持体液平衡和进食流食。应用止痛药控制疼痛，有证据表明使用局部消毒剂有一定的效果。不含酒精的氯己定漱口水可以用于清洁口腔，并预防继发口腔细菌感染所致的更多痛苦。建议使用氯己定漱口水，因为有些配方中可能包含10%的酒精，对开放的溃疡有很强的刺激痛

能会出现咬伤

- 吃冰激凌或冰棍有助于缓解口周不适并增加摄水量
- 需要保持口腔卫生并告诫父母及监护人单独使用餐具更换牙刷及奶嘴等，避免与其他儿童接触
- 家长告诫患儿勿揉眼，一旦出现眶周感染则必须住院

N. 常见并发症和相应治疗计划

- 由于摄水不足导致缺水

背景信息1

口腔疱疹

- 病因为单纯疱疹病毒，通常为Ⅰ型，但Ⅱ型也有可能
- 早期的感染通常由于直接接触被感染者，病毒感染神经并潜伏于三叉神经元
- 疾病具有自限性，除重症导致免疫力下降者，一般需要对症治疗。在暴露后72小时内，使用Acyclovir®可以有效控制感染。使用剂量为口服25~100mg/（kg·d），每天5次。重症者可以输液
- 对乙酰氨基酚（扑热息痛）是有效的止痛药
- 20%的患者会出现病毒感染复发。最常见的复发部位是唇部（疱疹性唇炎），也可见少量复发于口腔内（牙龈或硬腭）以及面部或耳朵的皮肤

- 复发性疱疹性唇炎
- 身体其他部位被感染（眼、手指等）
- 感染家庭其他成员或学校内其他儿童
- 在免疫缺陷儿童中传播疱疹感染

自学问题

1. 当患儿出现原发疱疹时，何时需要入院？

2. 是否开具抗病毒药物？

3. 是否开具抗生素？

4. 该患儿是否有其他感染？

（答案在本书最后）

参考文献

[1] AAOM Clinical Practice Statement: Subject: Dental Care for the Patient with an Oral Herpetic Lesion. 2016. *Oral Surg Oral Med Pathol Oral Radiol* 121(6):623–5.

[2] Chung NY, Batra R, Itzkevitch M et al. 2010. Severe methemoglobinemia linked to gel-type topical benzocaine use: a case report. *J Emerg Med* 38:601–6.

[3] Drugge JM, Allen PJ. 2008. A nurse practitioner's guide to the management of herpes simplex virus-1 in children. *Pediatr Nurs* 34:310–18.

[4] Krol DM, Keels MA. 2007. Oral conditions. *Pediatr Rev* 28:15–21.

[5] Nasser M, Fedorowicz Z, Khoshnevisan MH, Shahiri Tabarestani M. 2008. Acyclovir for treating primary herpetic gingivostomatitis. *Cochrane Database Syst Rev* 4:CD006700.

[6] Usatine RP, Tinitigan R. 2010. Nongenital herpes simplex virus. *Am Fam Physician* 82:1075–82.

[7] Wilson SS, Fakioglu E, Herold BC. 2009. Novel approaches in fighting herpes simplex virus infections. *Expert Rev Anti Infect Ther* 7:559–68.

[8] Woo SB, Challacombe SJ. 2007. Management of recurrent oral herpes simplex infections. *Oral Surg Oral Med Oral Pathol Oral Radiol Endod* 103(suppl 1):S12.e1–S12.e18.

病例3

黏液囊肿

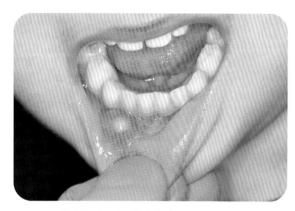

图5.3.1　口内像显示下唇黏液囊肿

A. 一般情况

- 5岁，高加索女孩

B. 主诉

- 下唇水肿1个月

- 家长认为孩子摔倒撞在桌角后几天开始出现症状，并且缓慢变大

C. 家庭社会情况

- 母亲工作，为主要监护人

- 中等收入家庭，独子

D. 全身病史

- 未见明显异常，无已知的食物及药物过敏史，目前没有接受药物治疗，按时接种疫苗

E. 内科会诊

- 不需要

F. 牙科病史

- 每年看牙医1次

- 无龋齿

- 对于牙科治疗中度焦虑

- 1个月前有过外伤史

G. 口外检查

- 正常身高和BMI指数

- 下唇肿胀，表面黏膜正常

H. 口内检查

- 右侧下唇黏膜圆形突起直径1.1cm，高度0.7cm，表面光滑轻度灰色。突起可移动（图5.3.1）

- 乳牙列，无龋

I. 诊断方法

- 切除和病理检查

J. 鉴别诊断

- 黏液囊肿、颌下腺导管囊肿、潴留囊肿

- 肿物/肿瘤：涎腺肿物（良性或恶性）、血管病损（血管瘤、动脉畸形，神经瘤、脂肪瘤）

K. 诊断

- 黏液囊肿

L. 综合治疗计划

- 传统外科手段切除或使用二氧化碳激光（Begher 2018），考虑配合情况需要使用镇静技术

- 术后1周随访，2~3个月复查是否复发

M. 术前照片

- 术前下唇黏膜像（图5.3.1）

要点1

下唇肿物的鉴别诊断

- 对于儿童，下唇短时间内出现的肿物最可能是外伤或是反应性的。但是，一些软组织或涎腺组织肿物可能与黏液囊肿类似，因此黏液囊肿应该切除并送病理检查

- 涎腺肿物在儿童中罕见，一旦出现，多为良性的多形性腺瘤和恶性的黏液表皮样癌。黏液表皮样癌的临床表现与黏液囊肿相似，因此需要鉴别

N. 预后和讨论

- 预后好，黏膜切开愈合良好，需要告知患儿及其监护人复发较为常见

O. 常见并发症和相应治疗计划

- 反复咬下唇会导致伤口出血并纤维化，类似于口腔纤维瘤的发展

背景信息1

黏液囊肿的病因

- 大部分病例是由于外伤导致小涎腺外分泌导管破裂与周围结缔组织相通。黏液蛋白和结缔组织重建形成充满黏液、细胞碎片和白细胞的囊样组织

- 有些病例的黏液囊肿比较表浅（图5.3.2），表层破裂后导致黏液流入口腔，病损变平。在黏膜愈合后，病损再次出现，这是患儿感觉病损反复的原因

- 涎腺导管囊肿或是黏液潴留性囊肿的临床表现与黏液囊肿相似，但它们的病因是导管堵塞而非破坏。黏液囊肿的黏液会流入结缔组织，而它们是在导管内形成的囊肿。组织学上，它们的囊腔是由上皮包绕而非像黏液囊肿那样由纤维结缔组织包绕

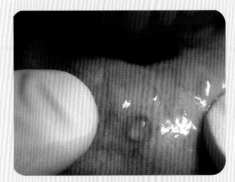

图5.3.2　浅表黏液囊肿

自学问题

1. 黏液囊肿会自愈吗?

2. 黏液囊肿是感染吗?

3. 口腔黏膜下出现的蓝灰色病损可能是什么疾病?

（答案在本书最后）

参考文献

[1] Bagher SM, Sulimany AM, Kaplan M, Loo CY. 2018. Treating mucocele in pediatric patients using a diode laser: three case reports. *Dent J* 9;6(2). p. ii. E13. doi: 10.3390/dj6020013.

[2] Lewandowski B, Brodowski R, Pakla P et al. 2016. Mucoceles of minor salivary glands in children. Own clinical observations. *Dev Period Med* 20(3):235–42.

[3] Martins-Filho PR, Santos T de S, da Silva HF et al. 2011. A clinicopathologic review of 138 cases of mucoceles in a pediatric population. *Quintessence Int* 42(8):679–85.

[4] Mouravas V, Sfoungaris D, Papageorgiou I et al. 2018. Mucoceles of the lesser salivary glands in neonates demonstrate a particular clinicopathological pattern and mandate urgent management. *J Stomatol Oral Maxillofac Surg* 119(3):238–41.

病例4

念珠菌病

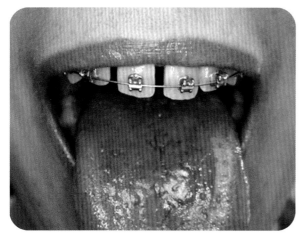

图5.4.1　口内像显示舌背中央红斑病损区域的舌乳头消失

A. 一般情况

- 14岁，高加索女孩

B. 主诉和现病史

- 舌体表面发红，进食敏感
- 父亲陪同就诊

C. 家庭社会情况

- 父亲为主要监护人
- 家中2个孩子，排行第1
- 学习钢琴，工作日不在家住
- 中等收入家庭

D. 全身病史

- 未见明显异常，无已知的食物及药物过敏史，目前没有接受药物治疗，按时接种疫苗

E. 内科会诊

- 不需要

F. 牙科病史

- 参加牙科之家，每半年定期检查，包括涂氟和窝沟封闭
- 无龋
- 3个月前开始正畸治疗，3周前开始上腭扩弓
- 患儿配合良好
- 每天含氟牙膏刷牙1次，无监护

G. 口外检查

- 下颌后缩
- 无皮肤病损

H. 口内检查

- 舌乳头消失变光滑，舌背中央呈现圆形和卵圆形红色病损（图5.4.1）
- 上腭扩弓器
- 中度菌斑
- 磨牙窝沟封闭，无龋

I. 诊断方法

- 考虑细胞涂片

J. 鉴别诊断

- 红斑型念珠菌病
- 对扩弓器过敏
- 苔藓样黏膜病，对口腔用品、糖果、口香糖等的苔藓样反应
- 营养缺乏病（例如维生素B$_{12}$）

要点1

念珠菌病的分类

- 口腔念珠菌病的临床表现多样，对于免疫低下的儿童，主要为假膜型和红斑型（更多类型的念珠菌感染见表5.4.1）：

  ○ **假膜型**：在出生时，口腔是无菌环境，但很快会从母亲及监护人和环境中获得微生物的定植。由于免疫系统发育不完善，很容易出现假膜型。图5.4.2显示舌背过度角化并出现念珠菌病。如果只治疗婴儿而没有治疗母亲，此类型容易复发

  ○ **红斑型**：图5.4.3显示伴有乳头样增生的红斑型念珠菌病。此种类型的念珠菌病往往由于全天佩戴未清洁的义齿。也可见于使用激素吸入治疗哮喘的患儿，尤其是上腭高窄者。这类患儿应在每次用药后漱口，以降低念珠菌感染风险

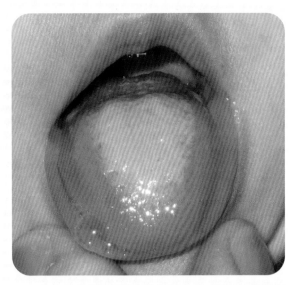

图5.4.2　口内像显示婴儿舌面过角化，越向后部越明显，白色念珠菌感染

表5.4.1　不同类型念珠菌感染的描述

感染类型	临床表现	常见部位
假膜型	可去除的白色病损 烧灼感	口腔任何部位
增生型	不可去除的白色病损 无症状	口腔任何部位
红斑型	红斑，烧灼感	口腔任何部位
中央乳头萎缩型（中央菱形舌）	红斑，无症状	舌背中央
口角炎	口角皮肤发红、裂口 疼痛	口角
慢性萎缩性（义齿性口炎）	红斑，无症状	装置（例如全口或局部义齿、扩弓器、保持器）下方

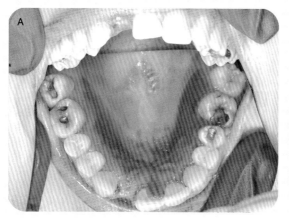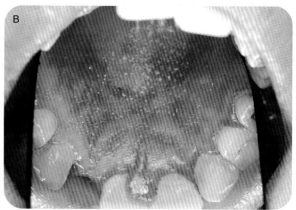

图5.4.3　口内像显示上腭（A）红斑型念珠菌病，（B）出现乳头增生

K. 诊断

- 与扩弓和口腔卫生不佳相关的红斑型念珠菌病

背景信息1

念珠菌病的病因和诊断

- 念珠菌病是由二态真菌微生物感染所致，主要是白色念珠菌。30%～50%人群的正常菌群中包含此微生物，在超过60岁的人群中，携带率超过60%。当机体无法抑制真菌的生长时即发生疾病
- 免疫系统功能异常的儿童容易发生慢性黏膜皮肤念珠菌病，表现为反复发作的慢性增生型念珠菌病。疾病发作时，口腔细胞涂片结果可以看到微生物的菌丝
- 虽然念珠菌病常见于免疫力低下的患儿，但正常儿童在特定环境下也会出现。例如戴可摘局部义齿且口腔卫生状况不佳者，或吸入激素药物的上腭高窄患儿

L. 综合治疗计划

- 开具抗真菌漱口水，每天使用4～5次，每次1分钟，连续14天
- 口腔卫生指导，包括刷舌头和正畸矫治器

要点2

念珠菌病的治疗

- 大部分的念珠菌病需要抗真菌药物治疗
- 常用咪唑类药物，例如Nystatin类，有多种剂型，包括混悬液、乳膏、含片、药片等，每天需要多次使用
- 也可使用全身抗真菌药物，例如Fluconazole。但在儿童仅用于食道和全身感染念珠菌病者。当患儿的唾液分泌减少或没有分泌的时候，药物效果不佳

M. 术中和术后照片

- 舌背呈现红色病损（图5.4.1）

N. 预后和讨论

- 使用固定正畸装置、远离家庭（刷牙没有监督）、口腔卫生差、导致念珠菌适宜生长的口腔环境

- 最终去除上腭扩弓器后会消除念珠菌的定植空间

- 2周复查，红色病损消失，舌背恢复正常

- 如果患儿遵照口腔卫生指导，复发少见，预后良好

自学问题

1. 什么会导致念珠菌病？

2. 什么环境下，患儿容易罹患念珠菌感染？

3. 你如何处理口腔念珠菌病？

（答案在本书最后）

参考文献

[1] Abdul Wahab A, Salah H, Chandra P, Taj-Aldeen SJ. 2017. Persistence of Candida dubliniensis and lung function in patients with cystic fibrosis. *BMC Res Notes* 10(1):326.

[2] Amadori F, Bardellini E, Conti G, Majorana A. 2017. Oral mucosal lesions in teenagers: a cross-sectional study. *Ital J Pediatr* 43(1):50.

[3] Berdicevsky I, Ben-Aryeh H, Szargel R, Gutman D. 1984. Oral Candida in children. *Oral Surg Oral Med Oral Pathol* 57(1):37–40.

[4] Dadar M, Tiwari R, Karthik K et al. 2018. Candida albicans – biology, molecular characterization, pathogenicity, and advances in diagnosis and control – an update. *Microb Pathog* 117:128–38.

[5] Domaneschi C, Massarente DB, de Freitas RS et al. 2011. Oral colonization by Candida species in AIDS pediatric patients. *Oral Dis* 17(4):393–8.

[6] Morgan JE, Hassan H, Cockle JV et al. 2017. Critical review of current clinical practice guidelines for antifungal therapy in paediatric haematology and oncology. *Support Care Cancer* 25(1):221–8.

[7] Samaranayake L, Matsubara VH. 2017. Normal oral flora and the oral ecosystem. *Dent Clin North Am* 61(2):199–215.

[8] Stecksén-Blicks C, Granström E, Silfverdal SA, West CE. 2015. Prevalence of oral Candida in the first year of life. *Mycoses* 58(9):550–6.

病例5

乳糜泻

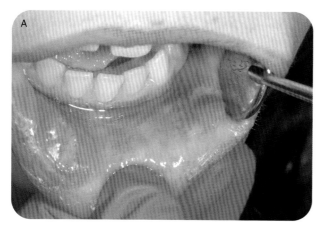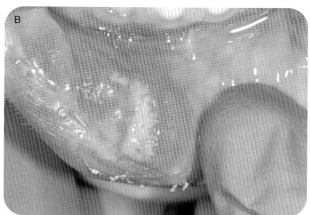

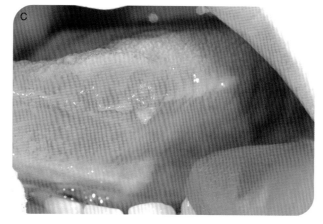

图5.5.1　口内像。（A）多处溃疡；（B）下唇右侧溃疡；（C）舌溃疡

A. 一般情况

- 8岁，高加索女孩

B. 主诉和现病史

- 母亲诉说患儿过去8个月口腔疼痛，疼痛反复，间歇期短，进食哭闹。由于不想进食，过去6个月减重13磅

- 无口腔或系统性疾病

C. 家庭社会情况

- 母亲为主要监护人

- 家中3个孩子，排行第1

- 患儿参加了校足球队

- 中等收入家庭

D. 全身病史

- 无重大疾病史未见明显异常，无已知的食物及药物过敏史，目前没有接受药物治疗，按时接种疫苗

E. 内科会诊

- 转诊儿童胃肠道医生评估胃肠道功能紊乱和复发性口腔溃疡

F. 牙科病史

- 定期牙科之家检查，最近一次为3个月前
- 每天使用含氟牙膏刷牙2次
- 无龋
- 无颌面部外伤
- 配合良好

G. 口外检查

- 正常
- 无皮肤病损
- 个子小

H. 口内检查

- 口内多处溃疡，直径0.5~2cm。溃疡表面为纤维脓性伪膜，周围黏膜充血（图5.5.1）

I. 诊断方法

- 血清学检测为乳糜泻。在13个月内，2次组织转谷氨酰胺酶IgA为阴性，第3次组织转谷氨酰胺酶和子宫内膜抗体IgA为阳性
- 全血计数显示缺铁性贫血

J. 鉴别诊断

- 复发性阿弗他溃疡
- 复发性疱疹（表5.5.1）
- 伴阿弗他溃疡的系统性疾病：
  - Crohn's病
  - PFAPA综合征（周期性发热、阿弗他溃疡、咽炎、颈部腺炎）
  - MAGIC综合征（口腔、生殖器溃疡，伴软骨炎症）
  - 外周中性粒细胞减少症

背景信息1

乳糜泻

- 乳糜泻是最常见的胃肠道慢性疾病。大约1%美国人患有该疾病
- 乳糜泻是一种免疫介导的胃肠道疾病，由于遗传易感性导致患儿对谷蛋白过敏。谷蛋白分布于小麦、黑麦及大麦的蛋白质中。谷蛋白会导致患儿的小肠黏膜受损，进而出现营养不良
- 症状包括腹泻、腹绞痛、体重减轻、疲乏。但不一定都有腹部症状
- 如果不控制饮食，患儿有出现长期并发症的风险，例如骨质疏松、不孕不育、自身免疫病、胃肠道淋巴瘤等恶性肿瘤

  - 乳糜泻

K. 诊断和问题小结

诊断

- 复发性阿弗他溃疡伴乳糜泻

问题小结

- 多发的口腔溃疡导致疼痛
- 进食困难
- 体重减轻

要点1

乳糜泻的口腔表现

- 如果患儿有反复发作的口腔阿弗他溃疡病史，或多次出现重度阿弗他溃疡，则需要进行全身系统检查，需要排查PFAPA综合征、MAGIC综合征和胃肠道疾病
- 乳糜泻的口腔表现类似复发性阿弗他溃疡。阿弗他溃疡为圆形或卵圆形病损，中心是黄色或灰色纤维脓性伪膜，周围有红晕。乳糜泻患儿还有出现釉质变色、发育不良等釉质发育缺陷的风险

表5.5.1　口腔溃疡

溃疡类型	细胞学	疱疹	溃疡特点	部位
复发性阿弗他溃疡（轻型）	无特殊	无	典型表现：1~3个，直径1~3mm	只发生在可移动黏膜
急性疱疹性龈口炎（原发性单纯疱疹病毒）	有改变	有	多发或成片的溃疡（成簇状）	可移动黏膜和不可移动黏膜
复发性疱疹（复发性单纯疱疹病毒）	有改变	有	多发或成片的溃疡（成簇状）	只发生在不可移动黏膜
水痘（原发性水痘–带状疱疹病毒）	有改变	有	多发溃疡，直径1~3mm，全口分布	可移动黏膜和不可移动黏膜
带状疱疹（复发性水痘–带状疱疹病毒）	有改变	有	多发溃疡，1~3mm，沿单侧皮肤黏膜	可移动黏膜和不可移动黏膜

L. 综合治疗计划

- 转诊至儿童胃肠科医生处理疾病
- 开始进食无谷蛋白的食物，之后溃疡频次减少
- 必要时，局部使用激素治疗溃疡，例如氟轻松醋酸酯
- 之后，每3个月复诊观察溃疡情况

M. 口内照片

- 口内像显示唇、舌多处溃疡（图5.5.1）

N. 预后和讨论

- 1个月后，母亲表述进食良好，不再有贫血。没有釉质发育不全。如果患儿严格饮食控制，预后良好
- 如果在牙齿发育时，出现乳糜泻并且未经治疗，可能出现釉质发育缺陷，例如凹坑、变色等。这种情况主要累及恒牙

自学问题

1. 如何区别复发性阿弗他溃疡和复发性单纯疱疹？

2. 如果没有肠胃症状，乳糜泻是否存在？

（答案在本书最后）

参考文献

[1] AGA Institute. 2006. AGA Institute medical position statement on the diagnosis and management of celiac disease. *Gastroenterology* 131(6):1977–80.
[2] Hill I, Dirks M, Liptak GS et al. 2005. Guideline for the diagnosis and treatment of celiac disease in children: recommendations of the North American Society for Pediatric Gastroenterology, Hepatology and Nutrition. *J Pediatr Gastroenterol Nutr* 40(1):1–19.
[3] National Institutes of Health consensus development conference statement on celiac disease, June 28–30, 2004. 2005. *Gastroenterology* 128(4 Suppl 1):S1–9.
[4] Pastore L, Carroccio A, Compilato D et al. 2008. Oral manifestations of celiac disease. *J Clin Gastroenterol* 42(3):224–32.

病例6

急性牙源性感染

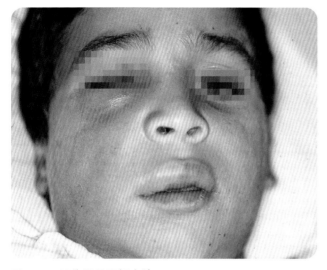

图5.6.1　面像显示面部水肿

A. 一般情况

- 7岁，高加索男孩（图5.6.1）

- 急诊就诊

B. 主诉

- 患儿晨起时上颌严重肿胀

- 前一天晚上未进食水（16小时）

- 患儿牙痛数日，之前曾在牙科诊所就诊，开口服青霉素。2天后复诊要求拔牙，因面部肿胀严重转诊儿童医院急诊治疗（见要点1）

要点1

面部肿胀病史的获得：需要考虑的主要问题

- 肿胀出现多久了？这次肿胀发生不久之前有牙源性疼痛。发展速度可以提示肿胀是急性炎症还是已有慢些炎症的急性发作所致。肿胀的范围和严重程度也很重要

- 患儿的体液是否平衡？患儿是否可以进食液体或食物？当体液平衡出现紊乱时，患儿的病情会迅速恶化。患儿可能会很快脱水。患儿的吞咽能力也可提示肿胀波及气道和口腔的程度

- 服用抗生素是否对肿胀无效？如果服用抗生素后，仍然出现肿胀或是肿胀继续发展，这提示感染的毒性比较强，或是感染并非由细菌引起。此外，也有可能是抗生素的种类或是剂量和用药途径不正确

- 夜间患儿是否会被疼醒？可以通过是否会导致患儿夜间疼醒来评估疼痛的严重程度

C. 家庭社会情况

- 3个孩子中最小的一个，父母健在

- 中等收入家庭

D. 全身病史

- 未见明显异常，无已知的食物及药物过敏史，目前没有接受药物治疗，按时接种疫苗

E. 内科会诊

- 感染性疾病

F. 牙科病史

- 未参加牙科之家
- 曾就诊多处牙科诊所解决疼痛问题。由于不配合，未接受治疗
- 家庭内其他孩子在全身麻醉下接受全面的牙科治疗
- 口腔卫生习惯差，无成人监护
- 喜甜食
- 使用含氟牙膏
- 生活在适氟地区
- 无外伤史

G. 口外检查（图5.6.1）

- 患儿由于疼痛处于极度焦虑，因此检查十分困难
- 发烧38.5℃（101.3℉）
- 右侧尖牙窝大面积肿胀，范围波及上唇至眶周。质硬、红、皮温高且触痛。睁眼受限

H. 口内检查

软组织

- 右上第二乳磨牙周围软组织肿胀与口外相连

牙科检查（图5.6.2）

- 混合牙列
- 多颗乳磨牙大面积龋损

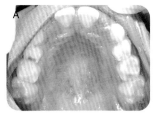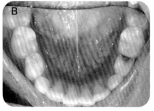

图5.6.2 术前口内像。（A）上牙列拾像；（B）下牙列拾像

混合牙列咬合评估

- 乳尖牙Ⅰ类关系，恒磨牙Ⅱ类关系

其他

- 下切牙舌侧大量菌斑和牙石
- 右上第二乳磨牙近中大面积龋损，松动、触痛

I. 诊断方法

- 咬合翼片（图5.6.3）显示右侧上颌乳磨牙龋损
- 曲面体层片（图5.6.4）
- 由于患儿不配合，无法拍摄右上第二乳磨牙根尖片

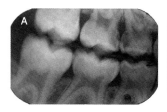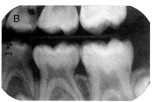

图5.6.3 术前咬合翼片。（A）右侧咬合翼片；（B）左侧咬合翼片

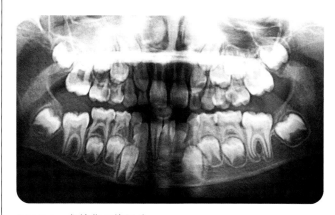

图5.6.4 术前曲面体层片

J. 鉴别诊断

感染

- 牙源性感染
- 眶周蜂窝织炎

免疫学

- 昆虫咬伤

肿瘤

- 肉瘤

炎症

- 眶周肉芽肿

K. 诊断和问题小结

诊断

- 牙源性感染

问题小结

- 急性牙源性感染伴蜂窝织炎
- 发热性疾病
- 行为管理困难
- 乳牙列龋损未得到控制
- 未参加牙科之家
- 患龋风险因素（口腔卫生差、致龋饮食、大量菌斑、未参加牙科之家）

背景信息1

面部感染的控制

抗生素

- 严重感染应尽快治疗。虽然很多情况下去除感染源就可以控制住病情，但大面积面部感染常需配合应用抗生素，通过合适的用药途径给予合适的剂量
- 静脉给予抗生素较口服抗生素的剂量更高，可以达到更高的血药浓度。当感染微生物未知或未查明时，应给予足够量的广谱抗生素。微生物实验室培养和药敏实验需要花费数天至数周（厌氧菌感染）的时间才能出结果，因此初期使用抗生素主要凭经验
- 儿童可以耐受口服何种抗生素？阿莫西林通常餐后服用，每天3次，青霉素V钾盐空腹每天服用4次

如何治疗患牙

- 治疗计划之重在于去除感染源。行为管理问题增加了治疗难度。不可能从乳磨牙根尖区进行引流
- 是否有必要进行骨膜上或骨膜下引流？多数这个年龄儿童的面部感染是蜂窝织炎而非脓肿，无切开引流指征。肿胀部位的波动感通常说明有脓肿。包括第一恒磨牙在内的颌下大面积脓肿需要切开引流

- 当大范围脓肿需要切开时，是否选择口外切开？脓肿不会向上引流。下颌大面积脓肿需要口外切开

患儿是否需要住院治疗

- 如前所述，头颈部严重感染可能需要收住院。住院可以对患儿进行术后观察，可以静脉给予抗生素和补充液体，并监测可能的并发症。在感染消除，可以摄入液体后患儿方可出院。口腔手术后，注意静脉补水不要过度，因为可能会影响患儿从口腔进食水，进而延长住院时间。术后保持一晚持续静脉输液，之后随着患儿情况的改善输液量逐渐减少，并鼓励患儿进食

头颈部感染的并发症

- 治疗头颈部感染时需要考虑一些重要并发症。虽然患儿恢复迅速，但如果致病微生物毒性强或治疗不及时不恰当时，病情也可能迅速恶化。相关并发症包括感染沿组织间隙向后下扩散，如果出现海绵窦血栓甚至脑脓肿，侵犯至扁桃体窝、侵犯至颈部，则引起呼吸道阻塞或波及纵隔

L. 综合治疗计划

- 转诊综合医院静脉输入抗生素和止痛药，建立体液平衡（见背景信息1）
- 手术室急诊治疗拔除患牙引流脓肿
- 其他龋损综合治疗
- 建立龋病预防计划

M. 预后和讨论

急症控制

- 本病例的治疗要点在于去除感染源。很多急性病例往往只使用抗生素治疗。虽然有些病例使用抗生素可以控制急性感染，但肿胀会加重。该患儿急性发热，由于伴发的水肿导致肿胀加重蔓延至眶周。感染进一步扩散可能侵及眼底，出现球后脓肿或海绵窦血栓

治疗方法的选择

- 该患儿多次尝试常规行为控制下治疗未果，鉴于感染严重程度，全身麻醉下治疗是首选。由于全身麻醉的时机未必成熟，也可考虑镇静下治疗

抗感染治疗

- 尽管应用了青霉素类抗生素，但肿胀仍加重。因此应考虑更换抗生素。由于患儿将在全身麻醉下进行治疗，可选择第一代头孢作为替代。鉴于感染的严重性，可联合应用甲硝唑，因为牙源性感染主要是以革兰阴性菌为主的混合细菌感染

N. 常见并发症

- 感染控制失败，感染沿着组织间隙扩散
- 第二乳磨牙早失导致间隙丧失

自学问题

1. 对这个病例你考虑采取何种手术？

2. 本病例治疗期间哪些抗生素可以替代青霉素？

3. 采用药物性行为管理如镇静和全身麻醉的指征是什么？

4. 长期维护的重点有哪些？

（答案在本书最后）

参考文献

[1] Bahl R, Sandhu S, Singh K et al. 2014. Odontogenic infections: microbiology and management. *Contemp Clin Dent* 5(3):307–11.

[2] Bedwell J, Bauman NM. 2011. Management of pediatric orbital cellulitis and abscess. *Curr Opin Otolaryngol Head Neck Surg* 19(6):467–73.

[3] Ellison SJ. 2009. The role of phenoxymethylpenicillin, amoxicillin, metronidazole and clindamycin in the management of acute dentoalveolar abscesses – a review.

Br Dent J 206:357–62.

[4] Khanna G, Sato Y, Smith RJ et al. 2006. Causes of facial swelling in pediatric patients: correlation of clinical and radiologic findings. *Radiographics* 26:157–71.

[5] Levi ME, Eusterman VD. 2011. Oral infections and antibiotic therapy. *Otolaryngol Clin North Am* 44:57–78.

[6] López-Píriz R, Aguilar L, Giménez MJ. 2007. Management of odontogenic infection of pulpal and periodontal origin. *Med Oral Patol Oral Cir Bucal* 12:E154–9.

[7] Robertson D, Smith AJ. 2009. The microbiology of the acute dental abscess. *J Med Microbiol* 58(Pt 2):155–62.

病例7

遗传性釉质发育不全

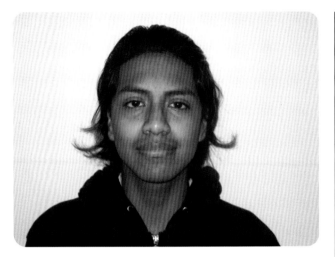

图5.7.1　面像

A. 一般情况

- 13岁，男孩（图5.7.1）
- 初诊患儿，要求治疗釉质缺损

B. 主诉

- 患儿主要关注牙齿形态和牙齿敏感

C. 家庭社会情况

- 刚刚进入高中学习
- 5个孩子中的长子
- 中等收入家庭
- 父亲、奶奶、弟弟、阿姨及堂弟都有类似情况
- 之前无牙齿发育异常诊断

D. 全身病史

- 未明显异常，无已知的食物及药物过敏史，目前没有接受药物治疗，按时接种疫苗

E. 内科会诊

- 遗传病

F. 牙科病史

- 定期到当地校医室检查
- 正常饮食
- 口腔卫生较好，每天刷牙2次
- 使用含氟牙膏
- 生活在适氟地区
- 无外伤史
- 可以配合牙科治疗

G. 口外检查（图5.7.1）

- 未见明显异常

H. 口内检查

软组织

- 轻度牙龈炎

硬组织

- 未见明显异常

恒牙列咬合评估

- 磨牙Ⅰ类关系，尖牙Ⅰ类关系；覆𬌗40%，覆盖2mm，骨性Ⅰ类；垂直距离丧失

牙科检查（图5.7.2）

- 少量菌斑牙石
- 牙齿小、白垩斑呈水平或垂直分布
- 所有牙齿发黄，冷刺激敏感且持续加重
- 咬合面接触区釉质缺失，其中第一恒磨牙最重。

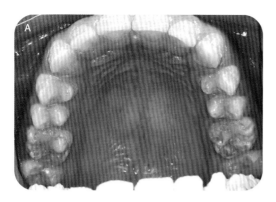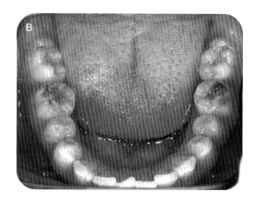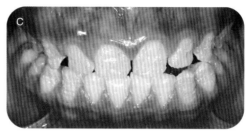

图5.7.2 术前口内像。（A）术前上颌像；（B）术前下颌像；（C）术前前牙像

多数牙开𬌺

• 下颌第一恒磨牙𬌺面龋

I. 诊断方法

• 曲面体层片示釉质厚度降低，釉质和牙本质对比正常

J. 鉴别诊断

• 遗传性釉质发育不全（AI）

• 氟斑牙

• 遗传性釉质发育不全

• 伴有遗传性釉质发育不全的综合征

K. 诊断和问题小结

诊断

• 凹陷发育不全型常染色体显性遗传性釉质发育不全（Witkop分类1A型）（见背景信息1）

问题小结

• 美观差

• 牙齿敏感

• 咬合垂直高度降低

• 龋齿

L. 综合治疗计划（见要点1）

• 完善的牙科检查记录，包括研究模型、面弓转移上𬌺架、影像学检查和口内像

• 多学科讨论详细计划，包括修复、正畸和口腔技师

• 与患儿及其父母讨论详细治疗计划

• 下颌第一恒磨牙龋治疗

• 第一恒磨牙和第二恒磨牙全冠修复以及前磨牙的美学牙冠修复

• 恒前牙采用美容贴面修复，覆盖了部分近远中牙面

• 龋齿预防和长期保持计划

M. 术后口内像

• 见图5.7.3

N. 预后和讨论

• 使用间接修复材料在短中期治疗是成功的，相较于其他材料，间接修复材料具有更好的边缘适合性和抗折强度。此外，材料上还可以增加复合树脂，轴面可以做得更薄更锐

• 研究证实使用铸造修复体是治疗AI的良好方法。本病例使用铸造金冠用于修复第一恒磨牙和第二恒

背景信息1

遗传性釉质发育不全

- 遗传性釉质发育不全（AI）是主要影响釉质和/或量的遗传性疾病，导致牙齿的釉质发育不良或完全缺失。其病因是由于基因突变导致的成釉细胞分化异常，影响釉质发育的不同阶段，从而表现为不同的表现型，但没有全身系统病变。AI有4个候选基因：amelogenin（AMELX）、Enamelin（ENAM）、Enamelysin（MMP20）和Kallikrein 4（KLK4）。不同人群的流行病学报告发病率为1：14000～1：718

- 临床表现差异较大，乳恒牙均可受累。文献报道恒牙的萌出过程受累，出现囊肿、迟萌、滞留、阻生。釉质发育不全中最常见的牙齿异常为牛牙症。影像学表现各异，平滑发育不全型表现为釉质层变薄，X线阻射密度较牙本质高。矿化不全型表现为釉质缺如。成熟不全型釉质的X线阻射密度与牙本质相近

- AI的并发症很多，包括牙齿敏感症、美观性差、龋齿、前牙开𬌗、牙齿发育迟缓和/或牙齿阻生、萌出前牙吸收、牙龈炎和垂直高度降低。治疗计划和预后根尖釉质受累的严重程度而不同（Witkop 1988）

要点1

遗传性釉质发育不全的治疗计划

- AI患儿牙列美观和功能的修复是牙医面临的主要挑战。对于儿童或青少年，长期治疗目的是尽可能保留牙体硬组织直至可以行永久修复。短期来看，有必要经常复诊以改善美观、保持牙齿结构、维持或增加垂直高度，缓解牙齿敏感症状。根据患儿的年龄、牙列发育情况、存在问题，治疗略有不同

- 本病例患儿的治疗目的是在不预备或少预备的前提下，提供适合的、固位良好的铸造冠或预成冠和贴面，以保护牙体组织、保持功能、控制症状并改善美观。最终目的是保证正常牙列发育，形成良好牙弓形态

- 在第一恒磨牙和第二恒磨牙使用粘接铸造金冠可以增加垂直高度为4～5mm。金冠可以在增加垂直高度的同时，降低预成的甲基丙烯酸酯聚合物玻璃冠的咬合负担。所有其他后牙用甲基丙烯酸酯聚合物玻璃冠进行修复，前牙以甲基丙烯酸酯聚合物玻璃贴面修复

- 后牙设计铸造冠覆盖咬合面和轴面，咬合面不预备、轴面少量预备。前牙只预备上颌中切牙和侧切牙。在修复治疗前进行最小量牙体预备的优点已经非常明确，可以尽量减少不必要的牙体组织损失，提高永久修复的成功率

磨牙，而不是镍铬冠。研究显示，制作良好的铸造金冠具有非常好的效果和长期预后

- 所有治疗均是成功的，具有良好的美学效果。牙齿敏感得到控制，牙齿不再继续磨耗。垂直距离得到恢复，没有出现并发症。此阶段的最终目的是确保牙列的正常发育，形成良好的牙弓形态

O. 常见并发症和相应治疗计划

修复失败的原因

- 粘接失败

- 折断

- 龋

恒磨牙的其他治疗方法

- 不锈钢金属预成冠

- 金属烤瓷冠

- 直接树脂冠或高嵌体

- 间接树脂冠或高嵌体

前牙的其他治疗方法

- 直接树脂贴面或全冠

- 瓷贴面或全冠

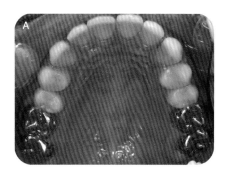
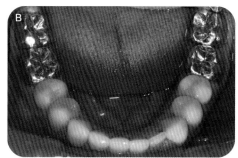
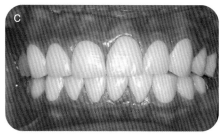

图5.7.3 术后口内像。（A）术后上颌像；（B）术后下颌像；（C）术后前牙像

自学问题

1. 恒磨牙修复可选择的材料包括哪些？

2. 前牙修复可选择的材料包括哪些？

3. 遗传性釉质发育不全的影像学表现有哪些特点？

4. 在面对遗传性釉质发育不全患儿功能和美学修复要求时，牙医面临哪些挑战？

5. 遗传性釉质发育不全患儿在恒牙萌出过程中最常出现的问题有哪些？

6. 遗传性釉质发育不全最常伴发哪些牙齿发育异常？

（答案在本书最后）

参考文献

[1] Bailleul-Forestier I, Berdal A, Vinckier F et al. 2008. The genetic basis of inherited anomalies of the teeth. Part 2: syndromes with significant dental involvement. *Eur J Med Genet* 51:383–408.

[2] Bailleul-Forestier I, Molla M, Verloes A, Berdal A. 2008. The genetic basis of inherited anomalies of the teeth. Part 1: clinical and molecular aspects of non-syndromic dental disorders. *Eur J Med Genet* 51:273–91.

[3] Gadhia K, McDonald S, Arkutu N, Malik K. 2012. Amelogenesis imperfecta: an introduction. *Br Dent J* 212(8):377–9.

[4] Hu JC, Chun YH, Al Hazzazzi T, Simmer JP. 2007. Enamel formation and amelogenesis imperfecta. *Cells Tissues Organs* 186:78–85.

[5] Hu JC, Simmer JP. 2007. Developmental biology and genetics of dental malformations. *Orthod Craniofac Res* 10:45–52.

[6] Lundgren GP, Vestlund GM, Dahllöf G. 2018. Crown therapy in young individuals with amelogenesis imperfecta: long term follow-up of a randomized controlled trial. *J Dent* 76:102–8.

[7] Ng FK, Messer LB. 2009. Dental management of amelogenesis imperfecta patients: a primer on genotype-phenotype correlations. *Pediatr Dent* 31:20–30.

[8] Poulsen S, Gjorup H, Haubek D et al. 2008. Amelogenesis imperfecta – a systematic literature review of associated dental and orofacial abnormalities and their impact on patients. *Acta Odontol Scand* 66:193–9.

[9] Witkop CJ Jr. 1988. Amelogenesis imperfecta, dentinogenesis imperfecta and dentin dysplasia revisited: problems in classification. *J Oral Pathol* 17:547–53.

第6章

行为管理与急救技术

Michael D. Webb, Amr M. Moursi

病例1

非药物性行为管理

A. 一般情况

- 5岁10个月，西班牙裔女孩

B. 主诉

- 母亲诉"我的女儿需要口腔检查"

C. 家庭社会情况

- 父母已婚
- 母亲是主要看护人，没有外出工作，父亲是一名建筑工人
- 低等收入家庭
- 有一个弟弟，4岁

D. 全身病史

- 无系统性疾病
- 无已知的药物过敏史，有中度的季节性过敏
- 没有常规用药史
- 无住院史和外科手术史；无急诊经历

E. 内科会诊

- 目前不需要

F. 牙科病史

- 这是患儿第1次真正意义上的牙科就诊。曾在社区牙科筛查中心进行过牙科检查。患儿不配合检查，但是她的母亲被告知患儿没有龋齿
- 患儿居住在氟化水源地区，使用城市供水
- 在没有监督的情况下，使用含氟牙膏每天刷牙2次。患儿"不同意"母亲帮助刷牙
- 高致龋性饮食，经常吃零食和喝果汁

- 未曾进行牙科治疗
- 没有牙外伤史和不良习惯
- 父母和弟弟在"最近几年中"没有进行任何的牙科治疗
- 在进诊室的途中，患儿一直紧贴着家长。患儿几乎不与牙科工作人员说话（见要点1）

背景信息1

功能性调查

- 功能性调查包括下列问题：
  - 你认为你的孩子在既往就诊过程中的表现如何
  - 你如何评估此时你自己的焦虑状态（恐惧、焦虑）
  - 你的孩子是否认为他/她的牙齿有问题，例如牙齿有缺损、龋坏、牙龈脓肿
  - 你认为你的孩子在牙椅上的表现会是怎样的
  （Stigers 2016）

G. 口外检查

- 头颈：在正常范围内
- 体重、身高和BMI：在正常范围内
- 暴露的肢体（挫伤等）：正常

H. 口内检查

软组织

- 正常

硬组织

- S和L（左、右下颌第一乳磨牙）的𬌗面龋，间隙良好，没有发现邻面龋

牙列

- 乳牙列

咬合关系

- 近中阶梯，覆𬌗覆盖正常

I. 诊断方法

- 因为患儿不配合，不能采用其他附加诊断方法

J. 鉴别诊断

- 不需要

K. 诊断和问题小结

诊断

- 低龄儿童龋

问题小结

- 患儿内心恐惧，忧虑不安（见背景信息2）
- 有一些不配合的行为
- 父母的依从性差
- 不良饮食习惯
- 口腔卫生不良
- 未参加牙科之家

L. 综合治疗计划

- 建立牙科之家
- 建立进一步的龋病防治计划

要点1

与焦虑患儿的交流技术

- 应当在一个适宜儿童的环境中欢迎孩子前来就诊
- 在医生、儿童和家长之间存在一个三角关系
- 功能分析应为病史记录表格的一部分：如果对超过一个以上的问题为消极反应，则出现行为管理问题的机会就会增加（见背景信息1）
- 有家长在诊室陪伴对交流的促进作用：
  ○ 家长可以直接看到孩子的行为表现

背景信息2

弗兰克（Frankl）行为评级量表（AAPD 2018—2019）

- Frankl 1：（−）绝对消极。拒绝治疗、痛哭流涕、恐惧，或者其他极端消极的表现
- Frankl 2：（−）消极。不愿意接受治疗、不配合，表现出态度消极的迹象，但是自己不说出来（闷闷不乐、孤僻）
- Frankl 3：（＋）积极。接受治疗，有时行为谨慎，愿意遵从牙医的指示，有的时候有所保留。但患儿能听从医生的指导进行配合
- Frankl 4：（++）非常积极。与牙医有良好的关系，对牙科治疗感兴趣，有愉快的笑声，感觉享受

- 采用适当的行为管理，对S和L进行龋齿充填
- 每3个月复查1次

M. 预后和讨论

- 在检查过程中，患儿焦虑不安，但是能够自己坐到椅子上，她的母亲坐在旁边。患儿能够按照指令张口和闭口，但是伴有焦虑和哭泣。在这种情况下使用告知–演示–操作的方法应当是有效的

N. 常见并发症和相应治疗计划

- 尽管患儿在开始的时候配合，但有可能随后会变得不配合并拒绝治疗。如果出现这种情况，则应考虑采用其他行为管理方法（见背景信息3）

○ 家长可以促进交流，尤其是对于有特殊需要的儿童，或者是语言不通时
○ 非常年幼的患儿很难与家长分离
- 有家长在诊室陪伴对交流的不利影响：
  ○ 家长会妨碍患儿与医生之间的交流
  ○ 患儿的注意力会在家长与医生之间分散
  ○ 当家长在场时，患儿更不愿意配合
（Stigers 2016）

背景信息3

非药物行为管理技术

告知-演示-操作（AAPD 2018—2019）

- 见图6.1.1 ~ 图6.1.5
- 根据患儿的发育程度使用适当的词语告诉患儿将要使用的工具
- 在非治疗状态下演示操作过程和要使用的工具

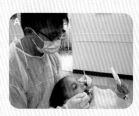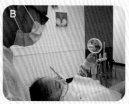

图6.1.1 （A，B）告知–演示–操作。当告知患儿将要发生什么时，使用镜子

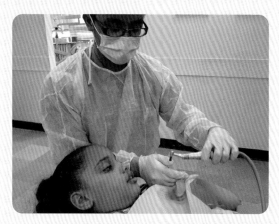

图6.1.2 告知–演示–操作。牙医告诉患儿要做什么

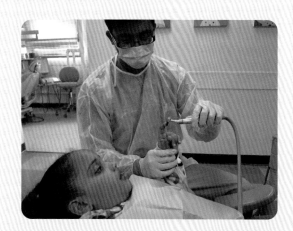

图6.1.3 告知–演示–操作。牙医给患儿演示要做什么

- 完全按照之前解释的情况进行操作，同时提醒患儿之前的解释和说明

语音控制

- 通过对音量变化的控制来引导患儿的行为，医生应预先告知对这一技术不甚了解的家长

正强化

- 对良好的行为给予回报或奖励，通过社交性的（声音语气）或非社交性的（纪念品或奖励）方式来加强

分散注意力

- 将患儿的注意力从可能引起不愉快体验的事情上转移开。可以通过视觉（观看电影）或听觉（听音乐或故事）的方式实现

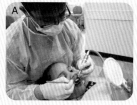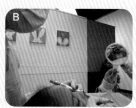

图6.1.4 （A，B）告知–演示–操作。牙医给患儿进行操作，同时让患儿通过镜子观看。注意背景中患儿弟弟担忧的表情

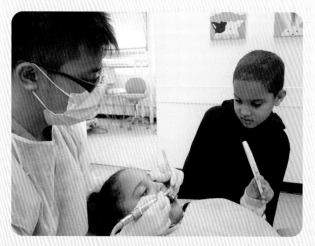

图6.1.5 示范作用。当弟弟在一旁观看时，牙医为其演示

自学问题

1. 为了评估患儿可能出现的行为，需要询问哪些重要的问题？

2. 你如何完成告知–演示–操作？

3. 让家长在诊室陪伴的优点和缺点是什么？

4. 为什么牙科诊疗小组需要接受行为管理技能的培训？

5. 如果交流的方法失败了，还可以选择哪些行为管理方法？

6. 怎样按照弗兰克（Frankl）行为评级量表对这名儿童的行为进行评级？

（答案在本书最后）

参考文献

[1] American Academy of Pediatric Dentistry. 2018– 2019. Behavior guidance for the pediatric dental patient. In: *Clinical Practice Guidelines and Best Practices (Reference Manual). Pediatr Dent* 40:254–67. https://www.aapd.org/research/oral-health-policies--recommendations/behavior-guidance-for-the-pediatric-dental-patient.

[2] Stigers J. 2016. Nonpharmacologic management of children's behavior. In: *Dentistry for the Child and Adolescent*, 10th edition. Dean J, Jones J, Vinson L (eds). St Louis: Elsevier.

病例2

术中疼痛管理

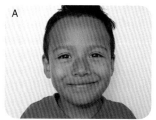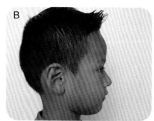

图6.2.1 （A，B）面像

A. 一般情况

- 6岁2个月，男孩（图6.2.1）

B. 主诉

- 患儿母亲要求口腔治疗

C. 家庭社会情况

- 父母已婚
- 母亲在家照料患儿
- 患儿与父母及一个3岁的弟弟一起生活
- 中等收入家庭
- 患儿上一年级

D. 全身病史

- 无系统病史
- 无过敏史
- 无长期用药
- 无住院/手术史
- 5岁时因摔下秋千手臂外伤急诊治疗

E. 内科会诊

- 目前不需要

F. 牙科病史

- 本次为第3次牙科就诊
- 曾进行初诊检查和充填治疗
- 生活在氟化水源地区，并使用城市供水
- 母亲每天给患儿刷牙1次，并使用含氟牙膏
- 致龋饮食
- 没有口腔外伤史
- 患儿配合并且主动坐在牙椅上

G. 口外检查

- 头颈：在正常范围内
- 身高、体重和BMI：在正常范围内
- 皮肤正常（无擦伤等）

H. 口内检查

软组织

- 在正常范围内

硬组织

- J和K龋坏需治疗，A和T𬌗面可见充填体

牙列

- 乳牙列

咬合关系

- 末端平面平齐，覆𬌗覆盖正常

I. 诊断方法

- 咬合翼片未见邻面龋坏

J. 鉴别诊断

- 不需要

K. 诊断和问题小结

诊断

- 龋齿

问题小结

- 未参加牙科之家
- 口腔卫生及饮食习惯不佳

- 高度患龋风险

L. 综合治疗计划

- 局部麻醉下进行龋齿充填治疗（见背景信息1和要点1）
- 积极预防计划
- 每3个月定期复诊

背景信息1

局部麻醉管理（图6.2.2）

- 局部麻醉过程中的不适感可以通过以下方式减轻：
  - 使用表面麻醉剂：凝胶或喷雾形式
  - 减少激惹：在注射点使用震动刺激或者适当的压力（图6.2.3）

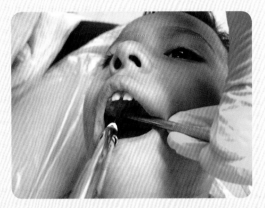

图6.2.3 腭侧局部浸润麻醉。口镜柄（给予压力）用以减少激惹

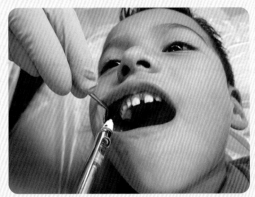

图6.2.2 上颌前庭沟局部浸润麻醉

  - 分散注意力：保持交流来分散注射时的注意力
  - 缓慢注射：一支麻醉药最少要注射1分钟

（Gosnell and Thikkurissy 2019）

M. 预后和讨论

- 由于患儿配合，牙科治疗能够获得良好的预后
- 由于患儿口腔卫生及饮食习惯不佳，未参加牙科之家，对未来患龋风险持谨慎态度
- 建立牙科之家，建立严格的预防计划并坚持实施，可以改善预后、降低患龋风险
- 必须向患儿和家长充分交代治疗后注意事项。应告知局部麻醉后不要咬或抓挠局部组织，以免造成自伤性创伤（见背景信息2）

N. 常见并发症和相应治疗计划

- 如果局部麻醉药达到了推荐使用的最大剂量而患儿仍诉疼痛该如何处理

要点1

儿童局部麻醉药的最大剂量（AAPD 2018—2019）

- 阿替卡因：7.0mg/kg，3.2mg/lb，总量500mg
- 利多卡因：4.4mg/kg，2.0mg/lb，总量300mg
- 甲哌卡因：4.4mg/kg，2.0mg/lb，总量300mg
- 丙胺卡因：6.0mg/kg，2.7mg/lb，总量400mg
- 布匹卡因：1.3mg/kg，0.6mg/lb，总量90mg

- 如果患儿在局部麻醉后咬伤嘴唇或舌头该如何处理
- 还可以应用哪些方式的局部麻醉
- 哪些行为管理技术可以辅助局部麻醉操作
- 局部麻醉的主观体征是什么

背景信息2

局部麻醉并发症（AAPD 2018—2019）

感觉异常

- 定义为麻醉后出现超过正常期限的持续性麻木感
- 注射中神经损伤或"电击"所致
- 0.5%、2%、3%局部麻醉药的发生率为1：1200000
- 0.4%局部麻醉药的发生率为1：500000
- 大多数在8周内恢复

软组织创伤

- 由于咀嚼或咬伤麻木的软组织所致
- 与单侧下颌传导阻滞麻醉相比，双侧下颌传导阻滞

麻醉并未增加软组织创伤的概率

- 尽量采用软组织剩余麻醉时间短的局部麻醉方法
- 告知监护人软组织麻木持续的时间
- 可以给患儿咬个棉球，直到软组织麻木感消失

局部麻醉的中毒表现（药物过量）

- 早期表现：头晕、焦虑、迷茫、心动过速、血压升高
- 晚期表现：癫痫症、心动过缓、心脏骤停

自学问题

1．（a）利多卡因、（b）甲哌卡因和（c）阿替卡因使用时的最大mg/kg量和总量是多少？

2．体重52 lb的患儿使用利多卡因的最大总量是多少？

3．儿童和成人在下牙槽神经阻滞麻醉时有何解剖学上的不同？

4．局部麻醉起效的机制是什么？

5．局部麻醉中毒的表现有哪些？

（答案在本书最后）

参考文献

[1] American Academy of Pediatric Dentistry. 2018–2019. Use of local anesthesia for pediatric dental patients. In: *Clinical Practice Guidelines and Best Practices (Reference Manual)*. Pediatr Dent 40:274–80. https://www.aapd.org/research/oral-health-policies--recommendations/use-of-local-anesthesia-for-pediatric-dental-patients

[2] Gosnell ES, Thikkurissy S. 2019. Assessment and management of pain in the pediatric patient. In: *Pediatric Dentistry: Infancy through Adolescence*, 6th edition. Nowak A, et al. (eds). Philadelphia: Elsevier.

病例3

笑气/氧气镇静

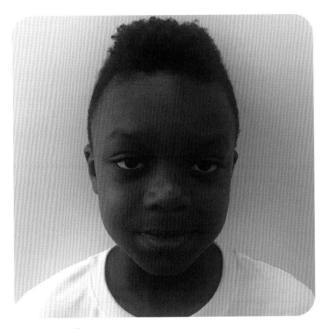

图6.3.1　面像

A. 一般情况

- 7岁6个月,非洲裔男孩(图6.3.1)

B. 主诉和现病史

- 患儿母亲主述"因为我的孩子害怕打针,所以他需要使用'笑气'进行牙齿的充填治疗"

C. 家庭社会情况

- 母亲是主要看护人
- 患儿与父母及4岁的妹妹一起生活
- 低等收入家庭
- 患儿参加课后游泳班

D. 全身病史

- 既往病史回顾有运动诱发哮喘病史,镰状细胞特征

- 无已知的药物或食物过敏史
- 必要时使用沙丁胺醇
- 5岁时摘除扁桃体和腺样体
- 美国麻醉协会(ASA)分级 II 级

E. 内科会诊

- 目前不需要

F. 牙科病史

- 每6个月到家庭牙医处进行复查
- 患儿整天喝果汁,吃致龋性甜食
- 生活在氟化水源地区,母亲每天晚上帮助患儿刷牙1次,并使用含氟牙膏
- 不使用牙线
- 无口腔外伤史
- 曾经在治疗前试图进行局部麻醉,由于患儿不能配合而未实施
- 患儿表现出中等程度的紧张,但是以前能够配合牙科检查和拍摄X线片

G. 口外检查

- 头颈:在正常范围内
- 身高,体重和BMI:在正常范围内
- 皮肤正常

H. 口内检查

软组织

- 在正常范围内

硬组织

- 在正常范围内

牙列

- 混合牙列,有多发龋坏

咬合关系

- Ⅰ类关系

I. 诊断方法

- 影像学检查:咬合翼片显示多发的邻面龋坏

J. 鉴别诊断

- 不需要

K. 诊断和问题小结

诊断

- 龋齿

问题小结

- 口腔卫生及饮食习惯差

- 中等程度的焦虑
- 多发的邻面龋坏
- 高度患龋风险

L. 综合治疗计划

- 完成营养咨询和口腔卫生指导
- 充填修复
- 使用笑气/氧气控制中等焦虑(见背景信息1),获得特定的知情同意
- 使用高浓度含氟牙膏
- 由于高度患龋风险,每3个月定期复诊

M. 预后和讨论

- 这名患儿预后良好。但患儿需要改变饮食习惯和口腔卫生行为,以避免未来发生龋坏
- 由于患儿只是表现出中度焦虑,且此前能够配合,笑气/氧气应当可以帮助患儿配合牙科治疗

背景信息1

笑气

- 无色,几乎没有气味
- 镇痛/抗焦虑剂
- 能够引起欣快感和轻微的中枢神经系统抑制,对呼吸没有抑制作用
- 作用于γ-氨基丁酸A型受体
- 能够增加其他药物的镇静作用(Litman et al. 1998)

优点

- 起效和恢复迅速
- 易于定量
- 几乎没有严重的副作用
- 极佳的安全记录
(AAPD 2018—2019a)

缺点

- 有弱致敏性
- 有潜在的职业危害 [Centers for Disease Control

and Prevention(CDC)2014; AAPD 2018—2019b]
- 依赖于患儿的接受程度
- 患儿必须能够通过鼻子呼吸,并且能够忍受鼻罩(图6.3.2)
- 弥漫性缺氧的潜在风险:手术结束时氧合不足可能导致一氧化二氮从血液中迅速释放到肺泡中,这会稀释肺中氧的浓度,导致缺氧。早期表现是头痛和定向障碍

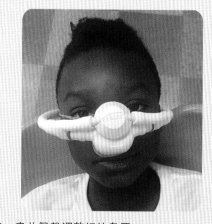

图6.3.2 患儿佩戴调整好的鼻罩

（见要点1和要点2）

- 为了完成治疗计划，可能需要多次就诊
- 每次就诊时随着治疗的进展，计划利用强安慰剂效应，使患儿逐步摆脱笑气/氧气

N. 常见并发症和相应治疗计划

- 恶心和呕吐是笑气引起的最常见的副作用。通常是治疗前吃得过饱、治疗时间过长、笑气浓度过高或频繁波动所致

- 镰状细胞特征并不是使用笑气的禁忌证。但患儿如果发展成镰状细胞疾病，建议在使用前咨询医生
- 笑气可用于轻度至中度哮喘的患儿，因其可以减轻焦虑，故而可以降低哮喘发作的风险
- 如果笑气/氧不能控制患儿的焦虑，则可能需要考虑中度镇静或全身麻醉

要点1

使用笑气的适应证和禁忌证（AAPD 2018—2019a）

适应证

- 中等程度恐惧、焦虑或躁动不安的患儿
- 患有轻度或中度哮喘的患儿
- 牙科治疗引起呕吐反射的患儿
- 不能进行深度局部麻醉的患儿

禁忌证

- 某些慢性阻塞性肺病

- 目前存在上呼吸道感染
- 近期患中耳疾病或行手术
- 严重的情绪障碍或药物依赖
- 妊娠的前3个月
- 接受硫酸博来霉素（化疗药物）治疗
- 亚甲基四氢叶酸还原酶缺乏症
- 钴胺素（维生素B_{12}）缺乏

要点2

技术管理

- 避免在给药前暴饮暴食，以减少恶心和呕吐的风险
- 选择合适尺寸的鼻罩
- 笑气和氧气的混合流速为5～6L/min。检查止回阀，其在无氧情况下可以阻止气体流动（Rose and Mclarney 2014）（图6.3.3）
- 给予100%氧气1～2分钟
- 开始滴定一氧化二氮，以每3～4分钟10%的浓度递增
- 不要超过50%
- 保持充分的气体清除以减少环境污染（CDC 2014; AAPD 2018—2019b）
- 在治疗过程中，对患儿的呼吸频率和意识水平进行视觉监测
- 患儿更顺从、更开放地接受建议

- 交流技巧可以促进笑气/氧气的效果
- 治疗完成后，要给予5分钟100%氧气，避免扩散性缺氧（AAPD 2018—2019a）

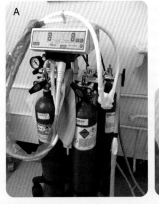
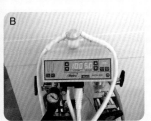

图6.3.3 笑气/氧气供给系统。（A）笑气（蓝色）和氧气（绿色）钢瓶（B）调节器

自学问题

1. 如果一个患儿用50%的笑气/氧气治疗成功，下次充填治疗时应当考虑什么？

2. 在使用笑气/氧气治疗时，你发现氧气和一氧化二氮气体的指针都掉到0时，最可能的原因什么是？

3. 使用笑气的禁忌证是什么？

4. 使用笑气的最大百分比浓度是多少？

5. 在使用笑气时，什么情况下可能引起恶心和呕吐？

（答案在本书最后）

参考文献

[1] American Academy of Pediatric Dentistry. 2018–2019a. Use of nitrous oxide for pediatric dental patients. In: *Clinical Practice Guidelines and Best Practices (Reference Manual). Pediatr Dent* 40(6):281–6.

[2] American Academy of Pediatric Dentistry. 2018–2019b. Policy on minimizing occupational health hazards associated with nitrous oxide. In: *Clinical Practice Guidelines and Best Practices (Reference Manual). Pediatr Dent* 40:104–5. https://www.aapd.org/research/oral-health-policies-recommendations/minimizing-occu pational-health-hazards-associated-with-nitrous-oxide.

[3] Centers for Disease Control and Prevention. 2014. Control of nitrous oxide in dental operatories. Available at: https://www.cdc.gov/niosh/docs/hazardcontrol/hc3. html.

[4] Litman RS, Kottra JA, Verga KA et al. 1998. Chloral hydrate sedation: the additive sedative and respiratory depressant effects of nitrous oxide. *Anesth Analg* 86:724–8.

[5] Rose G, McLarney J. 2014. Chapter 11: Fail-safe systems. In: *Anesthesia Equipment Simplified*. New York: McGraw-Hill.

病例4

药物性行为管理

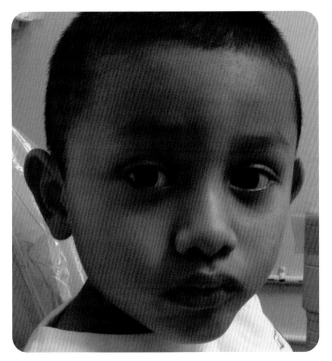

图6.4.1　面像

A. 一般情况

- 4岁10个月，西班牙裔美国男孩（图6.4.1）

B. 主诉

- 患儿母亲诉"我带儿子来此是为了充填龋齿"

C. 家庭社会情况

- 母亲是主要看护人
- 患儿与父母及一个10岁的哥哥生活
- 母亲全职在外工作，父亲失业
- 低等收入家庭

D. 全身病史

- 系统回顾无阳性体征
- 无已知的药物或食物过敏史
- 无用药史
- 3岁时曾入院进行全身麻醉下牙科治疗
- 美国麻醉协会ASA分级Ⅰ级（见要点1）

E. 内科会诊

- 目前不需要

F. 牙科病史

- 高致龋性饮食，常喝含糖软包装饮料，并常吃零食
- 患儿生活在氟化水源的城市里，母亲称患儿每天刷牙1次，使用含氟牙膏，父母不监督，不使用牙线
- 患儿3岁时曾在监护中心接受全身麻醉下全口牙齿治疗。治疗还包括左下颌骨囊肿导致的左面部蜂窝织炎的外科治疗
- 患儿仅做过1次术后复查，之后未复诊
- 无外伤史
- 患儿不能配合、极端焦虑，紧紧抓着母亲

G. 口外检查

- 头颈部：在正常范围内
- 体重、身高和BMI：在正常范围内
- 四肢：正常，未见淤青
- 其他：心音正常、呼吸音清、无上呼吸道感染表现

要点1

患儿评估

- 镇静治疗当天回顾患儿病史、评估全身状况时，要参考美国麻醉医师学会的分类系统进行风险评估
- 镇静前必须对患儿进行详细的全身状况评估、应将患儿列在更高的镇静并发症风险等级上
- 只有ASA I 级或ASA II 级患儿可以进行常规门诊镇静
- ASA III 级或ASA IV 级患儿，有特殊需求的患儿，或者气道异常，包括扁桃体肥大的患儿，需要个别考虑，可能需要进一步的医学评估以确定是否合适进

行镇静

- ASA III 级患儿需要在医院里由麻醉医生进行镇静，以应对潜在的并发症（AAPD 2018—2019）

ASA分级系统

- I 级：正常健康患儿
- II 级：有轻度系统疾病的患儿
- III 级：有严重系统疾病的患儿
- IV 级：有严重系统疾病的患儿，并危及生命
- V 级：不进行手术难以存活的危重患儿

- 患儿午夜后未通过口腔（NPO）进食水

H. 口内检查

软组织

- 正常，Brodsky指数为2（见要点2）

硬组织

- 多发龋坏

牙列

- 乳牙列

咬合

- 右侧锁殆

要点2

Brodsky指数

- 为了将儿童在接受口服镇静药物治疗时发生呼吸道梗阻的风险降到最低，必须在镇静前进行全面的呼吸道评估，检查呼吸道有无异常或扁桃体肥大
- Brodsky指数是指扁桃体组织占据咽部空间的大小
- Brodsky+3级患儿（表示扁桃体组织占据咽部空间50%以上），发生呼吸道阻塞的风险增加（图6.4.2）
- Brodsky+3级以上的患儿应考虑选择其他药物控制方法，例如全身麻醉或非镇静方法以维持气道通畅（Brodsky 1989; Saxon 2016）

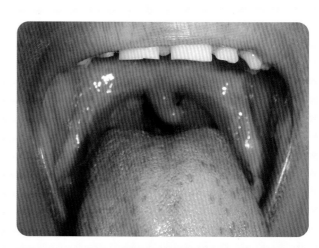

图6.4.2　Brodsky+3级患儿的检查表现

I. 诊断方法

- 咬合翼片

J. 鉴别诊断

- 不需要

K. 诊断和问题小结

诊断

- 复发低龄儿童龋

问题小结

- 未参加牙科之家
- 口腔卫生及饮食习惯差
- 不能配合、表现出焦虑

L. 综合治疗计划

- 建立牙科之家
- 制订积极的龋齿预防计划
- 由于患儿焦虑且需充填治疗的牙齿较多，在治疗过程中需使用口腔镇静药物联合笑气以保证患儿的舒适程度和对操作的耐受性（见要点3，要点4和背景信息1）

术后护理

- 最大限度地减少患儿的反抗行为
- 患儿进食时应注意嘴唇的麻木感
- 治疗当天吃温、软食
- 2周随访

要点3

药物性行为管理的目标

- 美国儿童牙科学会（AAPD 2018—2019）规定镇静下儿童诊断和治疗的目标包括：
  - 保障患儿的安全和权益
  - 使不适感和疼痛最小化
  - 控制焦虑，将心理伤害降到最低
  - 达到最大限度地遗忘
  - 控制患儿的行为或动作，使治疗安全完成
  - 患儿恢复到镇静前状态后可以安全离院，不需要医疗监护
- 根据当地和国家的医疗机构的要求，患儿的监护人需签署知情同意书并存档

M. 预后和讨论

- 根据病史，患儿有高的龋复发倾向
- 患儿已有全身麻醉及镇静下治疗龋齿的经历
- 应制订积极的预防计划
- 建议家长定期复查，至少3个月1次，以确保患儿的口腔健康并监督家庭口腔保健情况。这类相对

无创的就诊经历有助于减轻患儿的牙科焦虑

N. 常见并发症和相应治疗计划

- 如果本病例中口服镇静药物对患儿的焦虑和行为控制无效，你会如何选择
- 如果患儿呼吸暂停，正确的处理方法是什么

要点4

美国儿童牙科学会的镇静监控指南（图6.4.3）

- 持续监控血氧饱和度及心率、间断记录呼吸频率和血压，并按时间顺序进行记录
- 时常检查束缚装置以防止气道阻塞或胸部运动受限
- 时常检查患儿头部位置以确保气道畅通
- 配备功能良好的吸引装置
- 对监控的需求根据镇静深度有所不同。轻度、中度、深度镇静各有不同的监控指南

选择镇静药物

- 应选择能达到儿童镇静的目标，同时副作用最小、用药剂量最低、操作成功率最高的药物和剂量
- 对于中度至重度疼痛的操作，应包括止痛药，例如阿片样哌替啶类镇痛药
- 对于轻微疼痛的操作，可以选用镇静药物，例如苯二氮䓬类药物咪达唑仑（Versed®）。也可选用低渗透压镇静药物，例如水合氯醛
- 对于同时需要镇痛和镇静的操作，选用具有两种作用的药物或联合使用镇痛和镇静药物进行治疗
- 选择用药方案时还应考虑药物的抗焦虑和遗忘效应
- 联合使用的药物越多，发生低通气、麻痹、气道阻塞等不良事件的机会就越高

离院标准

- 儿童从镇静中恢复时应进行监测。随着手术刺激的消退，患儿实际上会变得更加镇静
- 如果符合以下条件，儿童可以出院：

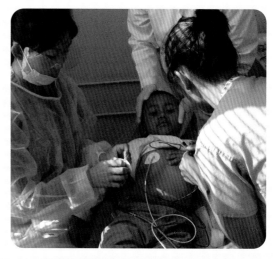

图6.4.3　患儿在镇静治疗过程中使用监护设备和保护性固定装置

　○ 达到镇静前的意识水平
　○ 呼吸速率、心率和血氧饱和度均在正常范围内
　○ 达到镇静前的行走水平
　○ 患儿可以吞咽口腔内的液体、恢复呕吐反射或咳嗽
　○ 患儿无恶心、呕吐

- 半衰期较长的药物可能需要更长时间的监测恢复期，因为有发生再镇静的可能性
- 接受逆转药物治疗的患儿也需要长时间的监测恢复期，由于镇静药物的持续时间往往比逆转药物的持续时间长，因此有发生再镇静的可能性

（Coté et al. 2001; Saxon 2016; AAPD 2018—2019）

背景信息1

镇静药物的选择

苯二氮䓬类药物

- 苯二氮䓬类药物是儿童门诊镇静中常用的有遗忘作用的一类药物
- 苯二氮䓬类药物可增强GABA的结合作用，GABA是一种主要的中枢神经系统抑制性神经递质
- 苯二氮䓬类药物对于镇静、抗焦虑、遗忘以及行为控制都有效
- 在中等剂量时，使用苯二氮䓬类药物的患儿有意识、镇静、不记得所做的操作
- 在高剂量时，使用苯二氮䓬类药物会导致意识丧失、保护性呼吸反射消失
- 常用的苯二氮䓬类药物包括咪达唑仑（Versed®）、地西泮（Valium®）
- 联合使用麻醉药物时，可能会发生协同作用从而抑制呼吸
- 苯二氮䓬类药物对心血管作用小

阿片类药物

- 主要的阿片类受体有Mu$_1$和Mu$_2$：
  ○ 镇痛通过Mu$_1$受体实现
  ○ 呼吸抑制、心动过缓、欣快感通过Mu$_2$受体实现
- 哌替啶是门诊儿童镇静的常用药，经常和咪达唑仑或水合氯醛联合使用
- 有迹象表明在儿童使用哌替啶比吗啡更少出现呼吸抑制，但每个患儿的反应不同，所以监测是非常必要的

（Duke and Rosenburg 1996; Katzung 1998; Coté et al. 2001）

自学问题

1. 患儿使用镇静药物前，必须询问有哪些重要的病史？进行哪些检查？

2. 为使儿童口腔科患儿的镇静风险降到最低，对镇静诊室的安全环境都有哪些要求？

3. 术者应对门诊镇静可能出现的哪些并发症做出处理准备？

4. 有哪些种类的镇静可供患儿选择，牙医需要哪些资质？

（答案在本书最后）

参考文献

[1] American Academy of Pediatric Dentistry. 2018–2019. Monitoring and management of pediatric patients before, during and after sedation for diagnostic and therapeutic procedures. In: *Clinical Practice Guidelines and Best Practices (Reference Manual). Pediatr Dent* 40:287–316.https://www.aapd.org/research/oral-health-policies--recommendations/monitoring-and-management-of-pediatric-patients-before-during-and-after-sedation-for-diagnostic-and-therapeutic-procedures-update-2016

[2] Brodsky L. 1989. Modern assessment of tonsils and adenoids, *Pediatr Clin North Am* 36(6):1551–69.

[3] Coté CJ, Ryan J, Todres ID, Goudsouzian NG. 2001. *A Practice of Anesthesia for Infants and Children*, 3rd Edition. Philadelphia: W.B. Saunders Company.

[4] Duke J, Rosenburg SG. 1996. *Anesthesia Secrets*. Philadelphia: Hanley and Belfus, Inc.

[5] Katzung BG. 1998. *Basic and Clinical Pharmacology*, 7th Edition. Stamford: Appleton and Lange.

[6] Saxon M. 2016. Pharmacologic management of patient behavior.In: *McDonald and Avery's Dentistry for the Child and Adolescent*, 10th Edition. Dean J, Jones J, Vinson L (eds). St Louis: Elsevier.

病例5

呼吸道管理

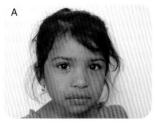 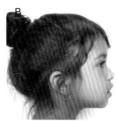

图6.5.1 （A，B）面像

A. 一般情况

- 3岁5个月，女孩（图6.5.1）

B. 主诉

- 患儿由家庭牙医转诊在镇静下进行全口牙齿充填治疗

C. 家庭社会情况

- 母亲为主要看护者
- 患儿与父母双亲及2岁妹妹同住
- 母亲无业，父亲为全职建筑工作人员
- 低等收入家庭
- 母语为西班牙语

D. 全身病史

- 无全身系统疾病，美国麻醉协会ASA分级 I 级
- 无明确食物和药物过敏史
- 无常规用药史
- 无住院史及手术史
- 无急救病史

E. 内科会诊

- 健康患儿，无须会诊

F. 牙科病史

- 患儿3周前由家庭口腔医生完成第1次口腔检查
- 母亲诉患儿每天早晨用含氟牙膏刷牙，母亲并不常规监督
- 不使用牙线
- 饮用水氟化水平未知
- 高致龋性饮食
- 无外伤史
- 行为评估：以往牙科及儿科就诊不配合，中度到重度焦虑，超出该年龄应有的焦虑水平

G. 口外检查

- 头颈部：正常
- 四肢：轻度湿疹
- 其他：心肺音清，无明显上呼吸道感染症状

H. 口内检查

软组织

- 正常，Brodsky+2级，Mallampati 1度（见背景信息1）

硬组织

- 多颗乳牙不同程度龋坏

牙列

- 乳牙

咬合

- 正常

背景信息1

气道评估

- 术前气道评估是非常重要的，可以由此预测在面罩通气及气管插管过程中有可能出现的问题，并提前做好准备
- Mallampati分数是术者评估在患儿自行伸出舌头时能够看见的气道情况，包括悬雍垂的大小。有时候在不配合的儿童是很难看见的（图6.5.2）
- Brodsky指数用于评估扁桃体大小及其可能阻碍气道的程度
- 气道评估同时也包括检查任何松动或者已经碎裂的牙齿、冠、桥体或义齿
- 如果上切牙明显唇倾，则使用喉镜检查时很容易损伤到切牙
- 可能出现面罩通气或喉镜检查以及气管插管困难的情况包括：
  - 小颌畸形
  - 舌体肥大
  - 脖颈较短
  - 颈椎功能受限以及颞下颌关节松弛
- 肥胖以及BMI指数过高的儿童在麻醉复苏监护病房

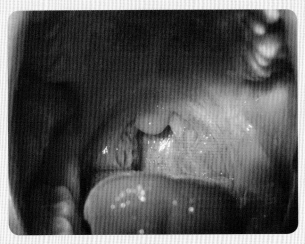

图6.5.2　视诊悬雍垂和扁桃体以确定Mallampati评分和Brodsky指数

容易出现气道危险以及上呼吸道阻塞。这些患儿术后需要更长的复苏时间以及更多的止吐药
- 颅面部发育异常的儿童在术前需要进行全面的气道评估，并准备好应对气道问题的相关设备（Nafiu et al. 2007; Butterworth et al. 2013）

I. 诊断方法

- 镇静下行影像学检查

J. 鉴别诊断

- 不需要

K. 诊断和问题小结

诊断

- 低龄儿童猖獗龋，重度情境性焦虑

问题小结

- 母语不是英语，需要合适的翻译（非家庭成员）
- 不良饮食以及口腔卫生习惯
- 未参加牙科之家

L. 综合治疗计划

- 全面的气道评估
- 从主要看护人处了解全身病史

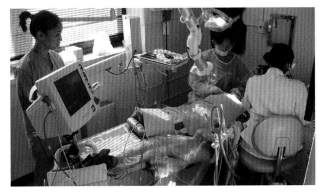

图6.5.3　使用笑气/氧气进行镇静的患儿，监护仪和保护性固定装置

- 鉴于复杂的治疗计划以及患儿重度焦虑，建议在口服药物和笑气/氧气镇静下行全口牙齿充填治疗（图6.5.3）

后续护理

- 指导家庭护理

- 术后24～48小时内电话回访
- 2周内复查，3个月常规复查
- 拔牙后行间隙管理
- 建立牙科之家
- 实施积极的预防保健计划

M. 预后和讨论
- 镇静下行牙齿充填修复和多颗牙齿拔除的计划，短期内预后较好
- 除非在饮食，口腔卫生，家庭保健以及建立牙科之家这些方面有明显改善，否则患儿仍会再出现龋坏，并可能需要在镇静或全身麻醉下行进一步治疗

N. 常见并发症以及相应治疗计划
- 气道问题是镇静最常见的并发症之一。上呼吸道阻塞，呼吸道或肺部感染，扁桃体肥大，以及解剖变异等都会导致术前、术中和术后问题。哮喘患儿也是出现气道问题的高危人群（见第8章病例7）
- 有自主呼吸的儿童，但是伴有明显的部分气道阻塞的情况时，需要使用吸引器进行气道清理，并将下颌托起。如果患儿的气管阻塞症状持续存在，则需轻柔给予5～10cm的持续正压气道通气（CPAP）。这通常需要有良好封闭性的面罩以及能够提供CPAP的呼吸装置（见背景信息2和要点1）
- 使用面罩辅助或控制通气时，常会发生胃内进气的情况，尤其是当术者尝试通畅气道阻塞部分时（见要点2）。这种常见的并发症可能会导致胃内容物反流

背景信息2

儿童与成人气道的区别
- 了解儿童与成人气道的区别是非常重要的，有助于减少气道阻塞、预防血氧不足
- 舌是无意识或镇静患儿最常导致气道阻塞的原因：
  - 儿童的舌头相对于口腔是比较大的
  - 儿童枕部越大，颈部越容易弯曲，越容易出现气道阻塞
  - 对于这类阻塞，可采用头后倾——下颌上扬的

方法
- 急救人员手指放在颌下的位置不正确很容易压迫气道软组织。必须确认手指放在下颌的骨组织上而非软组织上，以免加剧气道阻塞
- 环状软骨是儿童气道最窄部分，而成人则是在声门，因此患儿应使用无套囊气管插管

（Butterworth et al. 2013; American Heart Association 2016）

要点1

氧气治疗
- 对呼吸不充分的儿童，无论原因是什么都需要吸氧
- 当患儿在紧急情况下需要吸氧时，术者必须保证其气道通畅
- 氧气可以通过以下途径给予：
  - 鼻套管
  - 面罩
  - 排气道或面罩吸入器
  - 侵入性保护气道：气管切开和气管插管
- 应首选创伤最小但最有效的方法以减轻患儿的焦虑，有时这种焦虑仅表现为对氧气需求量的增加：
  - 氧气面罩需要自主呼吸
  - 鼻套管也需要自主通气，只提供大约32%氧气
  - 低流量，简单面罩提供35%～60%氧气
  - 部分复吸面罩提供50%～60%氧气
  - 非复吸面罩提供95%～100%氧气
  - 高通量，文氏管面罩提供25%～60%氧气

要点2

气道急症情况下面罩的使用

- 气囊–阀门–面罩技术是一种基本生命支持技术，使术者能够向患儿提供有效的通气和氧气

- 面罩必须大小适合，与鼻梁适应（避免压迫眼睛）以及覆盖全口

- 当将面罩与面部紧密贴合时，应确保其他手指没有挤压到小孩子的气道软组织（图6.5.4）

- 扶稳面罩，用手挤压气囊轻轻提供潮气量；注意观察胸廓的起伏，注意不要过度通气

- 轻轻移动头颈部以获得最佳通气姿势

- 确保面罩已连接到氧气源

- 医护人员必须掌握气道管理的基本生命支持技能，并能使用气囊–阀门–面罩装置。推荐医务人员获得儿科高级生命支持认证

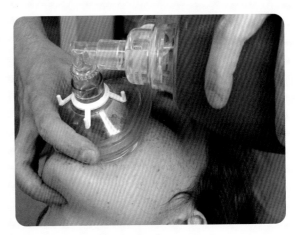

图6.5.4 使用气囊–面罩通气

自学问题

1. 在急诊室，对没有自主呼吸的昏迷患儿，初期气道管理时为提供通气及给氧的最佳的气道辅助措施是什么？

2. 对于有意识的患儿，在出现呼吸窘迫症状时，应当采取何种首要气道辅助措施？

3. 清醒儿童出现呼吸窘迫时，采用经口腔的气道辅助措施是否合适？

4. 如果将非复吸面罩与供氧系统进行恰当连接，供氧量是多少？

5. 如何对部分气道阻塞的儿童进行管理？

（答案在本书最后）

参考文献

[1] American Health Association. 2016. The Pediatric Advanced Life Support Manual.
[2] Butterworth JF, Mackey DC, Wasnick JD (eds) 2013. *Morgan and Mikhail's Clinical Anesthesiology*, 5th Edition. New York: McGraw-Hill.
[3] Nafiu OO, Reynolds PI, Bamgbade OA et al. 2007. Childhood body mass index and perioperative complications. *Paediatr Anaesth* 17(5):426–30.

病例6

过敏反应

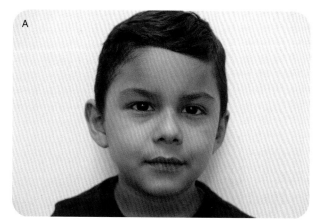 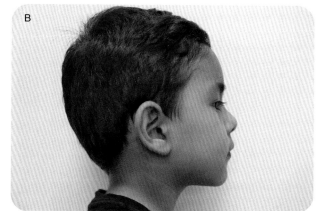

图6.6.1 （A，B）面像

A. 一般情况

- 3岁2个月，高加索男孩（图6.6.1）

B. 主诉

- 患儿母亲诉"我儿子需要洗牙"

C. 家庭社会情况

- 父母离异
- 母亲是第一监护人但是全天工作
- 患儿有2个健康的兄弟姐妹，分别为8岁和11岁，都有些环境过敏
- 中等收入家庭

D. 全身情况

- 没有系统病史
- 对香蕉和枇果过敏，接触后轻度皮炎（见要点1和背景信息1）
- 没有药物过敏史

- 没有规律服用处方药和非处方药
- 没有住院史和手术史
- 没有急诊治疗史

E. 内科会诊

- 跟主要看护人讨论食物过敏情况
- 乳胶过敏反应试验

F. 牙科病史

- 从2岁开始接受定期口腔检查
- 每次就诊行为良好
- 适当的氟化水源
- 健康的、低致龋性饮食
- 每天刷牙1~2次，通常没有监督

注意： 如果怀疑有乳胶过敏反应，但是尚未确诊，应当使用不含乳胶的物品来进行检查、拍摄X线片和洁治

要点1

乳胶过敏

- 患儿对食物过敏，包括对香蕉、杧果、鳄梨、猕猴桃和西番莲果过敏，应警惕有可能乳胶过敏
- 对食物的反应应记录在病史中
- 接触乳胶后引起的症状应记录在既往史。对于小孩，吹气球后嘴唇肿胀或者发痒可能是乳胶过敏的征兆
- 乳胶过敏在儿童中的患病率大约为1/10000

- 长期接触乳胶制品和过敏体质（即刻过敏反应）会增加致敏的风险，有多次手术史或者经常接受尿道插管的儿童也可能有乳胶过敏的风险
- 乳胶过敏的严重程度不同，从轻度皮炎到出现危及生命的过敏反应
- 大多数严重的过敏反应都是IgE介导的对天热乳胶中多肽的直接反应

（Butterworth et al. 2013）

G. 口外检查

- 头颈部：正常
- 未见明显异常

H. 口内检查

软组织

- 轻度菌斑堆积、轻度牙龈炎

硬组织

- 乳牙列，没有龋坏

咬合

- 未见明显异常

I. 诊断方法

- 咬合翼片显示没有龋坏

J. 鉴别诊断

- 不需要

K. 诊断和问题小结

诊断

- 良好的口腔状况

问题小结

- 食物过敏
- 口腔卫生状况良好

背景信息1

过敏反应的病因和生理机制（Malamed 2015）

- 过敏反应是对过敏原的过度免疫反应
- 可以通过鼻子、眼睛、皮肤、肺、胃肠道或静脉/肌肉暴露于过敏原
- 引起过敏的常见原因包括某些食物、药物、动物、昆虫毒液、化妆品、香水和乳胶
- I型，或称速发性超敏反应，或者是抗原结合IgE引发的即刻超敏反应。这种特异性结合激发肥大细胞释放炎症因子，进而造成严重的过敏反应。在过敏反应中，身体在第1次接触某种物质时产生抗体。第2次接触时，身体就会释放抗体和大量的组胺，如果不立即进行干预，可能会危及生命

- II型，或称细胞毒性超敏反应，涉及免疫球蛋白G（IgG）抗体，它与细胞表面标记物结合。这种与IgG的结合会导致细胞溶解，例如溶血性输血反应
- III型，也叫免疫复合物型超敏反应，发生在抗原抗体复合物在组织里堆积时。免疫复合物在组织中堆积后，嗜中性粒细胞激活进而释放溶酶体酶和其他毒性产物从而引起组织破坏
- IV型，也叫细胞介导的迟发型超敏反应，是由抗原致敏的T细胞介导的过敏反应。当T细胞再次暴露于致敏原时，会产生细胞因子，从而在48~72小时激活炎症细胞，引起接触性皮炎

L. 综合治疗计划

- 洁治
- 使用氟保护漆
- 提高口腔卫生状况
- 必须排除乳胶过敏
- 6个月后复查

M. 预后和讨论

- 这个患儿没有龋坏，口腔健康状况良好，但是需要通过增加刷牙次数，并且在家长监督和帮助下刷牙以促进口腔卫生保健。如果出现乳胶反应阳性，则需提高警惕防止乳胶过敏，避免使用乳胶（见要点2和要点3）

N. 常见的并发症和相应治疗计划

- 对于一个对杧果和香蕉过敏的患儿，需要预测会有哪些并发症
- 当这名患儿复诊时你需要做些什么准备

要点2

认识过敏反应

- 过敏反应的症状可以从轻度到重度不等
- 轻度过敏反应包括眼睛发痒、流泪、皮疹、可能有鼻子堵塞、胸闷等
- 中度过敏反应可以包括以上症状，同时表现为发痒或呼吸困难
- 重度过敏反应会造成不同程度的血管神经性水肿（肿胀）进而导致患儿吞咽和呼吸困难，还包括其他症状：
  - 腹部疼痛、呕吐
  - 腹部绞痛、腹泻
  - 意识模糊、头昏眼花
- 过敏的其他临床症状和体征：
  - 心动过速、低血压、心律失常
  - 咳嗽、支气管痉挛、喉水肿、缺氧
  - 面部水肿、皮肤瘙痒、全身发痒
- 出现速发型过敏反应时，症状出现很快并且可能引起心动过速、呼吸短促、突然瘫软、血压降低、休克、意识丧失甚至死亡

要点3

过敏反应的治疗

- 如果怀疑过敏反应是药物引起的，则停用该药物
- 排除所有可能引起过敏反应的物质
- 给予苯海拉明：
  - 儿童：1mg/kg，口服，每天4次，0.5～1mg/kg静脉给药
  - 成人：25～50mg，口服，每天4次
- 对过敏反应，必须意识到这是一种真正的急症
  - 拨打急救电话
  - 给予肾上腺素（肌肉注射或皮下注射），每5分钟0.01mg/kg
  - 吸氧
  - 监测生命体征
  - 根据需求给予气道支持
- 咨询美国儿童牙科学会对于医疗急症的处理指南（AAPD 2018—2019）

自学问题

1. 除了食物和药物致敏，你的生活中还有那些常见的可能引起过敏反应的物质？

2. I型或者即刻型超敏反应是由哪种免疫球蛋白介导的？

3. 过敏反应发生在第2次暴露于过敏原时，这时机体释放什么物质？

4. 陈述过敏反应的常见体征和症状？

5. 陈述对于哪些常见的食物过敏患儿应警惕是否有乳胶过敏？

（答案在本书最后）

参考文献

[1] American Academy of Pediatric Dentistry. 2018–2019. Management of medical emergencies. In: *Clinical Practice Guidelines and Best Practices (Reference Manual)*. *Pediatr Dent* 40:513–14. https://www.aapd.org/globalassets/media/policies_guidelines/r_medemergencies.pdf.

[2] Malamed SF. 2015. *Medical Emergencies in the Dental Office*, 7th Edition. 2015. St Louis: Mosby.

[3] Morgan GE, Mikhail MS, Murray MJ. 2013. *Clinical Anesthesiology*, 5th Edition. Butterworth JF, Mackey DC, Wasnick JD (eds). New York: McGraw-Hill.

病例7

全身麻醉

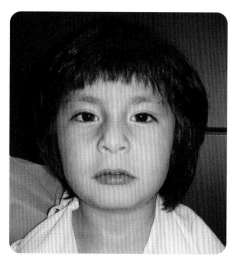

图6.7.1　面像

A. 一般情况
- 3岁7个月，西班牙裔女孩（图6.7.1）

B. 主诉
- 母亲诉患儿有坏牙且拒绝医生诊治

C. 家庭社会情况
- 父母离异
- 母亲为主要看护人，兼职在外工作
- 与母亲、外祖母和2个分别是2岁、7岁的兄弟姐妹一起生活
- 低等收入家庭

D. 全身病史
- 系统回顾：镰状细胞贫血
- 过敏史：青霉素过敏，母亲诉患儿服用阿莫西林

出皮疹
- 无定期服用药物
- 无住院史及手术史，无急诊史

E. 内科会诊
- 向儿科医生咨询关于改善镰状细胞贫血和过敏的建议

F. 牙科病史
- 此为第3次牙科病史
- 此前进行过首次口腔检查和试图在笑气、局部麻醉下进行修复治疗
- 生活在氟化水源地区，城市用水——自来水
- 每天刷牙1次，母亲帮助刷，使用含氟牙膏，不使用牙线
- 食用高致龋性食物
- 无牙外伤史

G. 口外检查
- 当患儿和母亲被护送至诊室时，患儿较为犹豫
- 头颈部：在正常范围内
- 体重、身高和BMI：在正常范围内
- 四肢：正常

H. 口内检查

软组织
- 正常

硬组织
- 口内四个象限大面积龋坏涉及上颌前牙

牙列

• 完整乳牙列

咬合

• 末端平面近中阶梯，覆𬌗覆盖正常

I. 诊断依据

• 外院拍摄的咬合翼片显示大面积邻面龋

J. 鉴别诊断

• 不需要

K. 诊断和问题小结（见要点1）

诊断

• 重度低龄儿童龋

问题小结

• 患儿极度焦虑

• 未参加牙科之家

要点1

儿童口腔医学全身麻醉的适应证

• 存在某些身体、心理问题或疾病状态

• 由于急性感染、解剖变异或过敏等导致局部麻醉效果不佳者

• 非常不配合、害怕、焦虑、身体反抗、不易交流且其行为在短时间内不会改善的患儿或者青少年等

• 严重的颌面部或牙外伤

• 患儿需要立即治疗，但无法在常规状态下接受复杂治疗

• 采用全身麻醉可避免患儿出现心理问题或降低医疗风险

全身麻醉禁忌证

• 存在不宜行全身麻醉的风险因素

• 呼吸系统感染

• 系统性疾病的进展期伴体温升高

• 不能服从禁食（NPO）指导

• 患儿牙科疾患较轻，身体健康且配合
（Turner and Hipp 2018; Weddell et al. 2016）

• 饮食状况欠佳

• 口腔卫生欠佳

L. 综合治疗计划

• 建立牙科之家

• 患儿非常紧张，持续询问"是否会像其他医生一样用针扎她"，鉴于患儿焦虑、不能配合以及治疗的需求，建议在全身麻醉下进行治疗

• 采取积极的龋齿预防措施

• 至少3个月复查1次

术后指导

• 减少患儿剧烈运动

• 由于唇部麻木感，防止患儿咬伤

• 术后当天清淡软食

• 术后2周随访

M. 预后和讨论

• 由于不需考虑患儿的配合问题，全身麻醉术后成功率较高，一次就诊即可完成（图6.7.2）

• 父母需要充分了解全身麻醉下治疗的风险和益处

• 全身麻醉的地点在医院还是诊所由父母选择

• 重要的是麻醉人员和医护人员应当了解患儿对青霉素过敏和镰状细胞阳性特征

N. 常见并发症和相应治疗计划

• 全身麻醉最大的困难是术前并发症，例如疾病状态、对术前禁食（NPO）指导的依从性较差（见背景信息1）

• 术后有出现恶心、呕吐和由于气管插管引起的咽喉疼痛等风险

• 如果家长不想使用镇静剂或全身麻醉，可以尝试静止龋损或进行暂时性修复的方法，同时可以通过几次短时间的简单复诊逐渐缓解患儿的焦虑。通过这种"买时间"的方式等待患儿成长，直到她愿意配合治疗。随访时间应该缩短，家长应当明白充填治疗最终还是要进行的

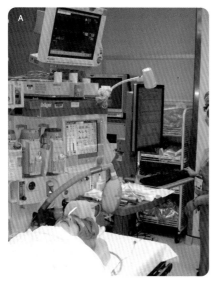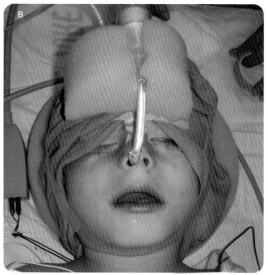

图6.7.2 （A，B）手术室中插管的患儿

背景信息1

全身麻醉前的喂食指南 [American Academy of Pediatric Dentistry（AAPD）2018-2019; American Society of Anesthesiologists 2017]

• 术前2小时禁液体

• 术前4小时禁母乳

• 术前6小时禁婴儿配方奶粉及非人奶喂养

• 术前6小时禁食

自学问题

1. 在门诊，什么样的患儿是麻醉的适应人群？

2. 在安排全身麻醉治疗之前，需要掌握哪些信息？

3. 儿童施行全身麻醉治疗的优缺点是什么？

4. 对于口腔科医生来说，行儿童全身麻醉下治疗，需接受哪些培训？

（答案在本书最后）

参考文献

[1] American Academy of Pediatric Dentistry. 2018–2019. Monitoring and management of pediatric patients before, during and after sedation for diagnostic and therapeutic procedures. In: *Clinical Practice Guidelines and Best Practices (Reference Manual)*. *Pediatr Dent* 40:287–316.https://www.aapd.org/research/oral-health-policies--recommendations/monitoring-and-management-of-pediatric-patients-before-during-and-after-sedation-for-diagnostic-and-therapeutic-procedures-update-2016.

[2] American Society of Anesthesiologists Task Force on Preoperative Fasting and the Use of Pharmacologic Agents to Reduce the Risk of Pulmonary Aspiration.

2017. Practice guidelines for preoperative fasting and the use of pharmacologic agents to reduce the risk of pulmonary aspiration: application to healthy patients undergoing elective procedures. *Anesthesiology* 126(3): 376–93.

[3] Turner EG, Hipp CL. 2018. Hospital dentistry and general anesthesia. In: *The Handbook of Pediatric Dentistry*, 5th Edition. Nowak AJ, Casamassimo PS (eds). Chicago: American Academy of Pediatric Dentistry. pp. 283–97.

[4] Weddell JA, Jones JE, Emhardt JD. 2016. Hospital dental services for children and the use of general anesthesia, In: *McDonald and Avery's Dentistry for the Child and Adolescent*, 10th edition. Dean J, Jones J, Vinson L (eds). St Louis: Elsevier.

第7章

生长和发育

Jeffrey A. Dean

病例1

正畸病例资料的收集与评估

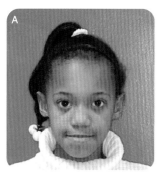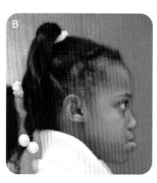

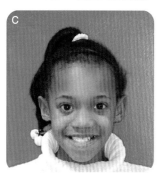

图7.1.1 治疗面像。（A）正面像；（B）侧面像；（C）正面微笑像

A. 一般情况

- 8岁5个月，非洲裔美国女孩（图7.1.1）

B. 主诉

- 母亲觉得女儿下颌过于前突

C. 家庭社会情况

- 患儿是名活跃的在校学生
- 双亲均为当地中学教师

D. 全身病史

- 无特殊

E. 内科会诊

- 目前不需要

F. 牙科病史

- 上学前曾于儿童牙医处行预成冠修复，之后定期行常规检查
- 饮用水氟化水平适宜（城市用水）
- 饮食评估满意
- 在监督指导下使用含氟牙膏刷牙

G. 口外检查

- 侧貌为凹面型、高角、下颌前突
- 正面观基本对称

H. 口内检查（图7.1.2）

- 替牙期
- 覆𬌗2mm，覆盖–3mm，前牙反𬌗
- 软组织正常
- 软垢中等量
- 无龋，但有多个预成冠修复

I. 诊断方法

- 全口牙列𬌗像
- 全口曲面体层片（图7.1.3）
- 头颅侧位定位片（图7.1.4）
- 修整过的正畸研究模型

J. 鉴别诊断

- 上颌发育不足或下颌发育过度

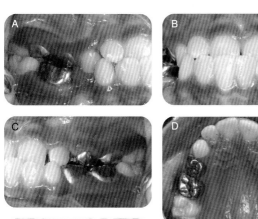

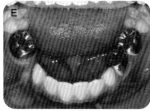

图7.1.2　（A~E）口内像

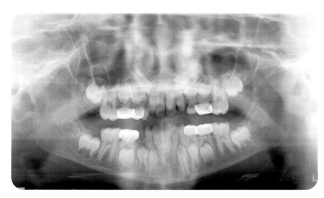

图7.1.3　全口曲面体层片

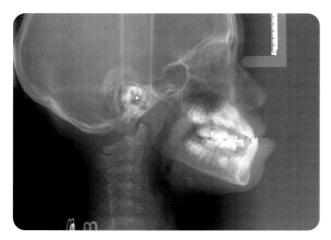

图7.1.4　头颅侧位定位片

要点1

正畸病历记录

- 全面的正畸治疗应在治疗开始前做恰当的评估，包括患儿的问卷（医学/牙科病史、主诉等），检查（口腔健康、功能、面部比例）以及诊断记录

- 全面的诊断记录包括牙科研究模型、8张面貌像、完整的口内像、描记后的头颅侧位片、必要时应拍摄前后位的X线片（例如可能存在面部或咬合不对称时）。随着CBCT的广泛应用，有时还要增加相应的辅助检查

- 虽然众所周知，完善的正畸治疗需要完整的记录资料，但是仍常常有人问起，对于较为简单的治疗或者阻断性治疗到底需要多少诊断记录呢？这当然要视情况而定，主要原则就是针对需要解决的临床问题要保证做出完整而全面的诊断，并且不能忽略其中可能的混杂因素。牙性和骨性反𬌗的治疗就是一个很好的例子。对于简单的由于牙齿唇倾度异常而造成的单个前牙反𬌗，病历记录采用牙科研究模型或者单张面貌像便足够了。但对于可能存在骨性因素的前牙反𬌗，完善的诊断资料则是必需的。如果对于病例诊断仍然存在疑问，应进行更加全面的检查评估

- 见美国儿童牙科学会（AAPD）针对替牙列管理的治疗指南

（Proffit et al. 2013; AAPD 2018—2019a）

K. 诊断和问题小结

诊断

- 替牙期安氏Ⅲ类错𬌗畸形

问题小结

- 安氏Ⅲ类错𬌗畸形

- 前牙反𬌗，反覆盖明显

- 上颌恒尖牙位置不佳

背景信息1

正畸知情同意书

- 知情同意书实际上是关于即将进行的治疗方案的讨论以及文件记录，包含风险、收益以及其他的治疗选择
- 知情同意书中应包括常见的正畸治疗风险，例如龋坏、牙根吸收、牙周疾病、牙髓坏死、不适、创伤、对颞下颌关节功能紊乱的考虑、牙齿阻生、疗程、预后以及复发
- 很多正畸知情同意书是事先准备好的表格形式，应在治疗前签署。作为"知情同意书"，顾名思义，临床医生应当与患儿及家长共同阅读这些条款，以保证患儿及家长充分理解其中的意思
- 见美国儿童牙科学会有关知情同意书的指南（AAPD 2018—2019b）

L. 综合治疗计划

- 完整的正畸治疗计划为两期治疗，包括一期的前方牵引治疗以及二期的固定托槽矫治

M. 术后口内像

- 不需要

N. 预后和讨论

- 应进行密切观察，不排除正颌手术的可能

O. 常见并发症和相应治疗计划

- 可能的并发症包括依从性欠佳或即便在良好的依从性下仍然存在前方牵引反应欠佳的可能
- 其他治疗选择包括观察直到生长发育停止，最终采用外科方式矫正颌骨畸形
- 上颌恒尖牙存在阻生的可能

自学问题

1. 全面的正畸评估的3个基本组成是什么？

2. 正畸患儿的诊断记录是否必须包括头影测量？

3. 哪种放射影像新技术可能对以往完整的正畸评估方法造成影响？

4. 指出4项知情同意书应当涵盖的方面。

5. 当与患儿谈及知情同意书时，最常见的治疗风险应该包括哪些方面？

（答案在本书最后）

参考文献

[1] American Academy of Pediatric Dentistry. 2018–2019a. Management of the developing dentition and occlusion in pediatric dentistry. In: *Clinical Practice Guidelines and Best Practices (Reference Manual)*. *Pediatr Dent* 40:352–65. https://www.aapd.org/research/oral-health-policies--recommendations/management-of-the-developing-dentition-occlusion-in-pediatric-dentistry.

[2] American Academy of Pediatric Dentistry. 2018–2019b. Informed consent. In: *Clinical Practice Guidelines and Best Practices (Reference Manual)*. *Pediatr Dent* 40:409–11. https://www.aapd.org/research/oral-health-policies--recommendations/informed-consent.

[3] American Association of Orthodontics. 2017. Clinical Practice Guidelines for Orthodontics and Dentofacial Orthopedics. https://www.aaoinfo.org/d/apps/get-file?fid=12939. Accessed 18 June 2019.

[4] Proffit WR, Sarver DM, Ackerman JL. 2013. Orthodontic diagnosis: the problem-oriented approach. In: *Contemporary Orthodontics*, 5th Edition. Proffit WR, Fields HW, Sarver DM (eds). St Louis: Elsevier. pp. 150–219.

病例2

间隙管理：学龄前儿童的第二乳磨牙早失

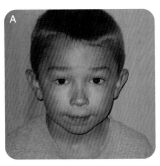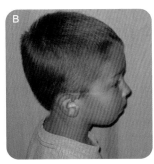

图7.2.1　（A，B）面像

A. 一般情况

- 3岁10个月，高加索男孩（图7.2.1）

B. 主诉

- 母亲诉"我儿子有很多龋洞，而且左上牙齿疼痛"

C. 家庭社会情况

- 患儿为学龄前日托儿童
- 父母离婚，无兄弟姐妹
- 母亲为主要监护人，全职工作
- 低等收入家庭

D. 全身病史

- 无特殊

E. 内科会诊

- 目前不需要

F. 牙科病史

- 水氟含量适宜（城市用水）
- 高致龋饮食

- 含氟牙膏刷牙，无监督
- 未参加牙科之家

G. 口外检查

- 面部对称，凸面型

H. 口内检查

- 乳牙列，乳磨牙终末平面呈远中阶梯
- 深覆𬌗6mm，覆盖2mm，适当的牙间隙以及牙弓形态
- 上颌第二乳磨牙相应软组织脓肿
- 软垢中等量
- 广泛的严重龋坏，一些牙齿叩诊不适

I. 诊断方法

- 治疗前X线片：4张根尖片以及2张咬合翼片（图7.2.2）
- 严重牙齿龋坏记录
- 上颌第二乳磨牙根尖周病变

J. 鉴别诊断

- 不需要

K. 诊断和问题小结

诊断

- 早期婴幼儿龋（ECC）
- 不良饮食
- 不良口腔卫生

问题小结

- 由不良饮食以及口腔卫生所致的高度患龋风险

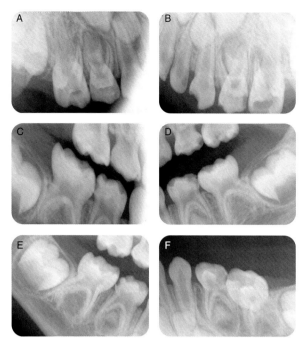

图7.2.2 （A~F）治疗前X线片

要点1

间隙保持器的历史

- 全面了解患儿的全身病史，以便确定患儿是否可以耐受口腔内插入组织中的金属延伸物（远中导板）。例如是否患有先天性心脏病，是否经历过心脏手术或凝血功能异常
- 全面了解患儿的牙科病史，以便处理患儿的全部口腔问题，包括修复、预防、教育以及间隙保持器维护
- 选择第二乳磨牙早失的治疗方法时要考虑咬合关系，选择损害最小，收益最大的治疗方法（Durward 2001; Canadian Agency for Drugs and Technologies in Health 2016）

- 上颌第二乳磨牙早失

L. 综合治疗计划

- 治疗前应签署包含详细治疗计划的知情同意书。双侧上颌第一乳磨牙不锈钢预成冠修复，拔除双侧上颌第二乳磨牙，并分别放置远中导板间隙保持器以引导双侧上颌第一恒磨牙的萌出

- 建立牙科之家，采取积极的预防措施，包括龋风险评估、对家长的宣教、适当的口腔卫生保健，氟保护漆，以及针对家长及患儿的个体化维护时间周期
- 预防由乳磨牙终末平面远中阶梯型所造成的错𬌗畸形
- 继续使用远中导板间隙保持器，并定期复查最终以双侧上颌腭弓代替（Nance弓）

M. 术后口内像

- 术后口内像（图7.2.3）以及全口曲面体层片（图7.2.4）拍摄于5岁5个月，显示预成冠以及远中导板间隙保持器良好

N. 预后和讨论

- 基于对家庭牙齿预防计划的严格执行状况，龋齿预后目前较好
- 双侧上颌后部保持器状态良好，第一恒磨牙萌出顺利，预防性咬合管理（间隙保持器）的效果良好。未来患儿必须定期复诊，一旦双侧上颌第一恒磨牙的萌出高度足以粘接带环，需要以双侧上颌腭弓（Nance弓）代替双侧远中导板间隙保持器

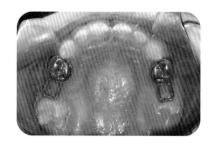

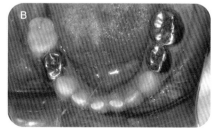

图7.2.3 （A，B）口内像显示上颌间隙保持器

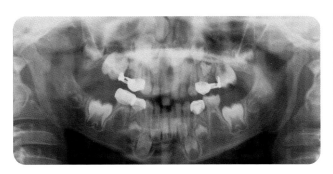

图7.2.4　摄于5岁5个月，治疗后全口曲面体层片

O. 常见并发症和相应治疗计划

- 常见并发症包括远中导板间隙保持器早失，远中导板间隙保持器效果不佳（特别是当第一恒磨牙阻生在远中导板最龈端的下方时），以及不能规律复诊

背景信息1
远中导板间隙保持器及其他治疗方法
- 第二乳磨牙对于第一恒磨牙的萌出以及正确位置的确立是非常重要的，而后者又决定了正常恒牙咬合关系的建立
- 第二乳磨牙的早失可引起多种咬合问题，例如间隙丧失以及萌出改变，但这些问题可通过使用适当的间隙保持器来预防
- 虽然有一些方法可以治疗乳磨牙早失，但保持间隙可以最大限度地降低正畸矫正的问题
- 远中导板间隙保持器以及丙烯酸加压矫治器（远中游离）对于引导第一恒磨牙萌出非常有用，但需要精心管理以及密切随访

（Barberia et al. 2006; Alnahwi et al. 2015）

自学问题

1. 本病例中治疗开始前对患儿的上颌第二乳磨牙有其他的可选的治疗方案吗？

2. 对该患儿来说，后期有什么方法可以替代远中导板间隙保持器？

3. 远中导板间隙保持器的远中导板从咬合面到牙龈方向一般成怎样的角度？为什么？

4. 患儿目前的咬合关系对日后正畸治疗有利的方面是什么？

5. 患儿目前的咬合关系对日后正畸治疗不利的方面是什么？

（答案在本书最后）

参考文献

[1] Alnahwi HH, Donly KJ, Contreras CI. 2015. Space loss following premature loss of primary second molars. *Gen Dent* 3(6):e1–4. Erratum in: *Gen Dent* 2016;64(1):79.
[2] Barberia E, Lucayechi T, Cardenas D, Maroto M. 2006. Free-end space maintainers: design, utilization and advantages. *J Clin Pediatr Dent* 31(1):5–8.
[3] Canadian Agency for Drugs and Technologies in Health (CADTH). 2016. *Dental Space Maintainers for the Management of Premature Loss of Deciduous Molars: A Review of the Clinical Effectiveness, Cost-effectiveness and Guidelines.* Ottawa: Canadian Agency for Drugs and Technologies in Health.
[4] Durward CS. 2001. Space maintenance in the primary and mixed dentition. *Ann R Austral Coll Dent Surg* 15:203–5.

病例3

混合牙列的双侧间隙管理

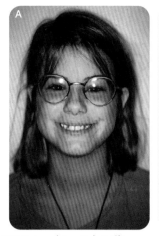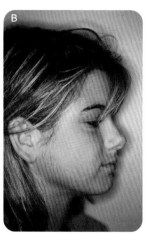

图7.3.1 （A，B）面像

A. 一般情况

- 12岁，高加索女孩（图7.3.1）

B. 主诉

- 母亲诉"我的孩子牙不齐，而且缺牙"

C. 家庭社会情况

- 一名快乐的、发育良好的青少年
- 与父母生活在一起
- 中等收入家庭
- 有一个弟弟

D. 全身病史

- 无特殊

E. 内科会诊

- 目前不需要

F. 牙科病史

- 定期检查牙齿

- 水氟含量适宜（城市用水）
- 饮食健康，致龋风险低
- 在监督指导下刷牙

G. 口外检查

- 面部对称，轻度凸面型

H. 口内检查

- 混合牙列，牙齿健康，下颌佩戴舌弓（图7.3.2）
- 深覆𬌗4mm，覆盖1mm
- 软组织正常
- 软垢少量
- 口腔卫生好
- 无龋，第一恒磨牙沟窝点隙封闭良好

I. 诊断方法

- 全口曲面体层片显示先天缺牙以及牙齿异位萌出（图7.3.3）

J. 鉴别诊断

- 不需要

K. 诊断和问题小结

诊断

- 替牙期安氏Ⅰ类错𬌗畸形

问题小结

- 15、12先天缺失
- 13、23异位萌出
- 22锥形小牙
- 下前牙中度拥挤

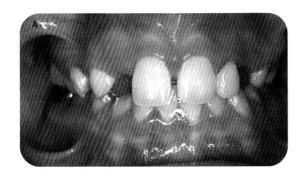
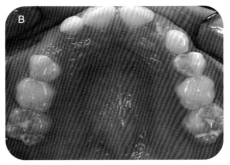
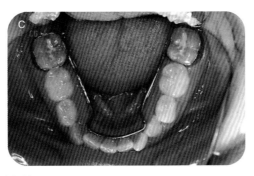

图7.3.2 （A～C）口内像显示双侧间隙保持器

要点1

间隙保持

- 当乳磨牙早失时应使用后牙间隙保持器。前磨牙间隙丧失常常导致严重的前磨牙异位萌出或阻生。混合牙列期的处理应包括：
  - 单侧缺失：带环丝圈式间隙保持器
  - 恒切牙萌出前的双侧缺失：双侧带环丝圈式间隙保持器（考虑到舌腭弓式保持器的前部与切牙关系，舌腭弓式保持器须前牙萌出后才可制作）
  - 恒切牙萌出后的双侧缺失：下颌舌弓或功能性间隙保持器

- 见美国儿童牙科学会（AAPD）对儿童牙齿混合牙列期和咬合的管理（AAPD 2018—2019）

背景信息1

混合牙列间隙分析

- 混合牙列中的乳磨牙以及乳尖牙的近远中宽度一般比恒牙列中的前磨牙和尖牙大。这种多出来的间隙叫作剩余间隙。当第二乳磨牙脱落后，阻止恒磨牙近中移动对于拥挤的患儿是有利的。间隙分析法可帮助预测有多少可用的剩余间隙。Tanaka和Johnston分析法就是一种简单的方法（Tanaka and Johnston 1974）：
  - 测量下颌恒切牙宽度的一半
  - 对于下颌颊侧区段，将所测数值加10.5mm；对于上颌颊侧区段，将所测数值加11mm
  - 再减去乳磨牙和乳尖牙的宽度之和就是颊侧区段的剩余间隙

- 当牙齿替换完成后，开始全面正畸治疗及修复治疗

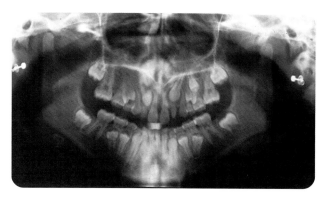

图7.3.3　全口曲面体层片

L. 综合治疗计划

- 维持现有的龋齿预防计划、定期复查，以及家庭有效口腔卫生保健计划

- 下颌舌弓的放置是为了维持剩余间隙，直到第二前磨牙完全萌出

M. 术后口内像

- 下颌应用舌弓可以阻止恒磨牙近中移动，为前磨牙萌出提供足够间隙，并可使尖牙及切牙向远中漂移，从而减轻前牙区的拥挤（图7.3.4）

N. 预后和讨论

- 只要下颌舌弓可以保持到第二前磨牙完全萌出，预后都将是好的。但上颌先天缺失的牙齿以及异位萌出的牙齿会明显增加治疗难度

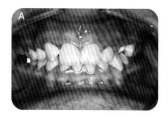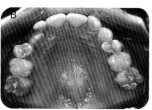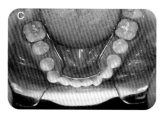

图7.3.4　（A～C）术后口内像显示下颌牙弓间隙

要点2

间隙分析

- 混合牙列间隙分析是诊断和管理发育中牙列的重要辅助手段
- 下前牙拥挤的治疗方法有很多，主要依据拥挤量、牙齿发育以及错𬌗类型。一般来说，基于不同拥挤量的常规处理方式包括：
  - 有多余间隙：观察等待恒牙萌出关闭间隙，可用粘接法，或制作义齿
  - 无拥挤：即使没有拥挤，有些病例也不能保证牙齿远期能够排齐。使用保持器或许可以减少后期

的排齐问题
  - 轻度拥挤（1～4mm）：应用下颌舌弓维持剩余间隙，片切相应乳牙
  - 中度拥挤（5～9mm）：唇倾前牙，远中移动第一恒磨牙，使用矫治器扩弓（例如唇挡），有限的正畸治疗（例如磨牙上粘接带环），切牙粘接托槽的"2×4"矫治技术，或使用螺旋推簧
  - 重度拥挤（10mm以上）：序列拔牙，或者等待直到恒牙全部替换完成，考虑拔牙后全口正畸治疗
（Brennan and Gianelly 2000）

O. 常见并发症和相应治疗计划

- 对于这类患儿来说，长时间的间隙保持以利于下牙排齐是必要的
- 另外，等待恒牙全部萌出后开始正畸治疗。但此时恒磨牙已经近中移动，重新获得间隙会增加正畸治疗难度，因此对此类病例简单地应用下颌舌弓是有极大的好处的
- 通过使用被动的下颌舌弓维持剩余间隙而最终采取非拔牙矫治可能会增大下颌第二恒磨牙阻生的可能

自学问题

1. 对于多颗乳磨牙早失或者下前牙拥挤的病例来说，应用下颌舌弓的主要治疗效果是什么？

2. 为什么不能在下前牙萌出前使用下颌舌弓？

3. 下颌舌弓可以治疗拥挤度超过5mm的病例吗？

4. 在从乳磨牙及乳尖牙向恒前磨牙及尖牙的转换过程中，多出来的间隙叫什么？

5. 从X线片上测量未萌出的恒前磨牙以及尖牙，是预测牙弓所需间隙的唯一方法吗？

（答案在本书最后）

参考文献

[1] American Academy of Pediatric Dentistry. 2018–2019. Management of the developing dentition and occlusion in pediatric dentistry. In: *Clinical Practice Guidelines and Best Practices (Reference Manual). Pediatr Dent* 40:352–65.https://www.aapd.org/research/oral-health-policies--recommendations/management-of-the-developing-dentition-occlusion-in-pediatric-dentistry.

[2] Brennan MM, Gianelly AA. 2000. The use of the lingual arch in the mixed dentition to resolve incisor crowding. *Am J Orthod Dentofacial Orthop* 117(1):81–5.

[3] Dean, JA. 2016. Management of the developing occlusion. In: *Dentistry for the Child and Adolescent. Dean JA* (ed), 10th edition. St Louis: Elsevier. pp. 415–78.

[4] Sonis A, Ackerman M. 2011. E-space preservation. *Angle Orthod* 81:1045–9.

[5] Tanaka MM, Johnston LE. 1974. The prediction of the size of unerupted canines and premolars in a contemporary orthodontic population. *J Am Dent Assoc* 88:798–801.

病例4

阻断性矫治：不良习惯矫治器

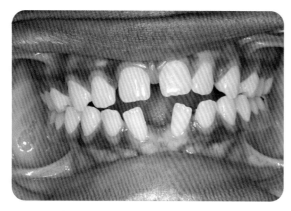

图7.4.1 口腔不良习惯导致前牙开殆

A. 一般情况

- 12岁5个月，非洲裔美国女孩

B. 主诉

- 母亲诉"她的孩子有吮吸大拇指的习惯，不喜欢孩子上下牙之间的间隙"

C. 家庭社会情况

- 患儿是一名活泼的七年级学生
- 父母离异
- 母亲是第一监护人并且有全职工作
- 中等收入家庭
- 有2个哥哥

D. 全身病史

- 无特殊

E. 内科会诊

- 目前不需要

F. 牙科病史

- 定期牙科检查
- 水氟含量适宜（城市用水）
- 中度易患龋饮食
- 没有监督下刷牙

G. 口外检查

- 面部对称，凸面型

H. 口内检查

- 安氏Ⅰ类磨牙及尖牙关系
- 开殆2mm，覆盖2mm（图7.4.1）
- 牙弓散在间隙
- 软组织正常
- 软垢中等量
- 口腔卫生一般
- 无活动性龋

I. 诊断方法

- 完成全面的正畸诊断

J. 鉴别诊断

- 不需要

K. 诊断和问题小结

诊断

- 恒牙列期安氏Ⅰ类错殆畸形

问题小结

- 上下颌切牙扇形散开
- 吮拇习惯导致前牙开殆

要点1

口腔不良习惯

- 口腔不良习惯,例如非营养性吮吸、磨牙症,以及吐舌吞咽和舌位置异常会对牙齿和颌骨造成异常的力,从而产生不良影响

- 尽管轻度的不良习惯大多并不要紧,最终也会自行停止,但高频率、高强度及长时间的不良习惯往往会引起较为严重的问题,例如牙弓狭窄、反𬌗、覆盖增加及覆𬌗减小甚至开𬌗

- 口腔不良习惯纠正时要注意2个重要的方面:
  - 通常情况下,家长对于不良习惯的焦虑和训斥会加大不良习惯的发生频率,而不是缓解
  - 阻断治疗若要起到作用,患儿的年龄必须足够大,可以认识到破除不良习惯的重要性,自己要有愿望破除才行

- 治疗直接采取行为纠正和矫治器治疗,例如腭刺(Dean 2016)

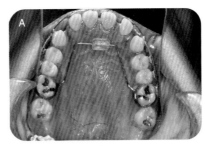

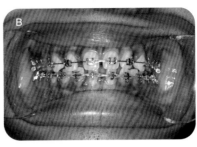

图7.4.2 口内像。(A)"Bluegrass"式矫治器;(B)正畸矫治器

- 牙列间隙

L. 综合治疗计划

- 治疗计划包含戴用一种"Bluegrass"类型的不良习惯矫治器。这种矫治器(图7.4.2)由粘接在磨牙上的带环以及腭部的连接丝所组成。腭部丝上有一个丙烯酸的滚珠,一方面提醒患儿不要吮拇,另一方面可以引导建立正常的舌体位置及吞咽方式。这种矫治器通常在2~3个月起效,之后在戴用不良习惯矫治器的同时采用传统的正畸矫治器关闭间隙

M. 术后口内像

- 暂无

N. 预后和讨论

- 这种不良习惯矫治器通常来说是有效的,但前提是患儿愿意破除不良习惯。在戴用矫治器的过程中,吮拇动作明显减少,开𬌗关闭,并建立浅覆𬌗

- 虽然这种治疗方法的治愈率很高,但这个年龄的有些患儿还是会忽略口内矫治器而继续不良习惯。对于这些不是真的想要破除不良习惯的患儿,应请儿科医生会诊,看看是否还存在其他的心理社会学因素

O. 常见并发症和相应治疗计划

- 常见并发症包括矫治器去除后开𬌗可能复发。这与患儿的不良吞咽方式或者吮拇习惯复发有关

- 其他治疗方法有:使用带舌刺的矫治器诱导舌体处于靠后的位置;仅使用托槽关闭前牙间隙,而不应用不良习惯矫治器。然而,不尝试使舌体位置后移并减少不良习惯可能会导致高的复发率

背景信息1

其他治疗方法

● 当医生确定患儿的年龄足够大，能够理解破除不良习惯的重要性，并且愿意配合时，就可以考虑治疗了。治疗选择可大致划分为三类。根据患儿的特定需要，采取阶段性治疗或联合治疗可能效果最好：

  ○ 行为纠正：应用正向强化的方法鼓励患儿配合。时间奖励日历就是一个很好的例子。应先简单地写一下目标以及奖励办法。然后，将预定时间不断延长，经过几周，患儿就不吮指了。对于成功的一天，可以在日历上贴上一个星星，在每周结束的时候，可以给了一些小奖励，例如一个玩具或者一本书。如果家长做得很认真，患儿就会破除得很好，而且大多在1个月之内起效

  ○ 口外方法：可以有很多种方法，例如在患儿晚上睡觉的时候在其肘部缠上绷带，使得患儿不能弯曲胳膊，从而不能将手指放到嘴里（必须注意不要阻断血供）。在手指上涂抹苦药水（Kozlowski 2007），以及使用手套样的装置，覆盖大拇指，并缠于腕部

  ○ 口内矫治器：腭侧可以放置各种矫治装置，例如舌栏、曲、舌刺或者腭珠，都会起到作用

自学问题

1. 良性非营养性吮吸与造成不良口腔影响者有何不同？

2. 成功治疗患儿吮指习惯的关键是什么？

3. 纠正不良习惯的口内矫治器有哪些类型？

4. 哪种口外技术可以用来减少非营养性吮吸习惯？

5. 大概在什么年龄，患儿停止吮指习惯可以最大限度地降低对牙齿及口周组织的不良影响？

（答案在本书最后）

参考文献

[1] Dean JA. 2016. Management of the developing occlusion. In: *Dentistry for the Child and Adolescent*, 10th edition. Dean JA (ed). St Louis: Elsevier. pp. 415–87.

[2] Kozlowski JT. 2007. A non-invasive method for ending thumb- and fingersucking habits. *J Clin Orthod* 41(10):636.

病例5

阻断性矫治：混合牙列期的儿童前牙反牙合

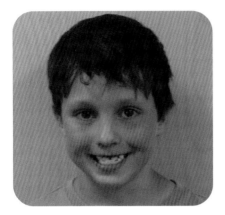

图7.5.1　正面微笑像

A. 一般情况

- 8岁1个月，高加索男孩（图7.5.1）

B. 主诉

- 母亲抱怨"他的牙齿非常不齐"

C. 家庭社会情况

- 患儿上三年级
- 与父母同住
- 中等收入家庭
- 有1个哥哥

D. 全身病史

- 无特殊

E. 内科会诊

- 目前不需要

F. 牙科病史

- 该患儿定期就医进行口腔治疗以及预防评估，进行过简单充填治疗

- 水氟含量适宜（城市用水）。健康饮食，使用含氟牙膏刷牙，无监督，口腔卫生维护得不好

G. 口外检查

- 面部对称，均角，侧貌略突（图7.5.2）

H. 口内检查

- 混合牙列，安氏Ⅰ类错牙合（图7.5.3）
- 深覆牙合4mm，反覆盖–5mm
- 前牙反牙合，牙尖交错牙合时下颌无前伸
- 软组织正常，有轻度的牙龈炎
- 软垢中等量

I. 诊断方法

- 全口曲面体层片以及头颅侧位片显示无明显骨骼异常

J. 鉴别诊断

- 不需要

K. 诊断和问题小结

诊断

- 替牙期安氏Ⅰ类错牙合畸形，骨性Ⅰ类

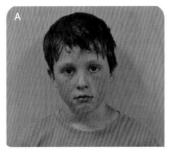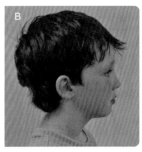

图7.5.2　（A，B）正面像及侧面像

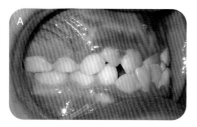
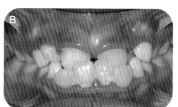
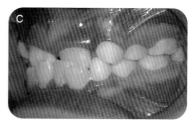
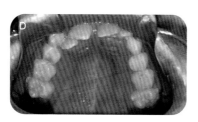
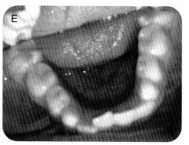

图7.5.3　（A～E）治疗前口内像显示前牙反𬌗

问题小结

- 前牙反𬌗，无功能性前伸
- 前牙中度拥挤
- 口腔卫生差

L. 综合治疗计划

- 个别前牙反𬌗可以应用简单的治疗技术来进行纠正，例如指簧。然而，根据拥挤量以及多颗牙反𬌗的情况，本病例拟采用上颌正畸带环以及托槽，下颌舌弓的矫治方法。并告知患儿在牙齿全部替换之后，可能需要二阶段的正畸治疗

M. 治疗期间口内像

治疗期间（图7.5.4）

- 该患儿治疗的顺序包括：
  - 上颌第二乳磨牙粘接带环（因为第一恒磨牙的排齐一般不是问题），上颌前牙粘接托槽。在下颌第二乳磨牙咬合面粘接少量树脂以临时打开咬合，防止咬掉前牙托槽
  - 在最初排齐整平之后，放置螺旋开大簧为舌侧的左上侧切牙开展间隙。当间隙足够后，就可以牵引前牙至正确位置
  - 为了能够不贴托槽就改善下牙的拥挤，并在替换为恒牙列期间能够维持安氏Ⅰ类磨牙关系，对下

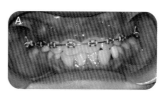
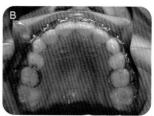
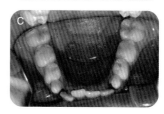

图7.5.4　（A～C）治疗期间口内像

颌乳尖牙的近中面进行了片切，并放置舌弓
  - 在上颌矫治器去除后，使用Hawley保持器进行保持

治疗后（图7.5.5）

- 虽然下颌切牙仍然存在拥挤，但在剩余间隙被利用以及牙列全部替换为恒牙列前，不再进行额外的治疗

N. 预后和讨论

- 反𬌗矫治复发的可能性小

要点1

诊断和治疗的理论依据

- 当考虑前牙或后牙反𬌗的治疗时，重要的是分析下颌在闭口时从最初接触点到牙尖交错位的移位。每一例患儿，临床医生都要分析反𬌗的病因是牙性反𬌗、骨性反𬌗，还是两者都有。一般来说，牙性反𬌗的处理要比存在骨性畸形的病例简单得多。大部分反𬌗患儿都会从矫治中受益，而那些存在下颌移位（下颌前伸或下颌偏移）的患儿效果最好。对于存在下颌移位的患儿来说，下颌移位的时间越长，骨骼在错误位置上发育的时间就越长。这种反𬌗的移位就相当于全天戴用了功能性矫治器，所不同的是，起到的作用是不利的

前牙反𬌗的下颌移位

- 一般来说，如果患儿有前牙反𬌗，那么下颌就有被动前伸的趋势。如果被动前伸的量很大，而且上颌切牙非常直立，那么反𬌗更多的情况下是牙性的，可以通过唇倾上颌切牙来进行治疗。如果下颌的被动前伸量很少或者没有，上颌切牙牙轴不直立，那

么该名患儿就需要进行头影测量分析以判断其是否具有骨性Ⅲ类的问题。通常可以通过测量上齿槽座点（A点）以及下齿槽座点（B点），即ANB角来进行判断。测量上颌切牙的唇倾度也是有意义的。骨性Ⅲ类可以通过前方牵引或者其他矫形力来治疗，尤其是生长发育期儿童

后牙反𬌗的被动移位

- 下颌从最初接触位到牙尖交错位时发生移位，出现双侧后牙反𬌗，可能是由于上颌骨性宽度不足或颊侧区段牙齿的倾斜所致。双侧后牙反𬌗的患儿在闭口过程中会表现出中线的偏移。而单侧后牙反𬌗的患儿则不会。同时，无论是牙性或骨性的后牙反𬌗，很多扩弓矫治器（W弓、Hyrax、四角簧、扩弓盘等）都可以有效地矫正双侧后牙反𬌗。然而，单侧后牙反𬌗的治疗则需要设计一种矫治器，只针对反𬌗侧进行矫治

（Ngan et al. 1997; Malandris and Mahoney 2004）

背景信息1

"早期"正畸治疗的利与弊

- 在过去的20年间，已经有很多文章讨论了早期矫治的利与弊。现在，已经公认的是，对安氏Ⅱ类错𬌗进行早期治疗，并不一定能起到促进下颌骨生长的作用。之所以要进行早期矫治，是基于以下几点考虑：怎样才能去除病因，什么方法是最有效的，患儿及家长想要得到什么？从以上方面，支持及反对早期治疗的观点如下：

支持

- 矫治疗程短，所以患儿受益快
- 儿童更容易配合

- 通常家长希望尽快治疗
- 颌骨的不对称较轻，因此治疗更快
- 可以减少咬合创伤

反对

- 作用小，而且多次复诊延长了治疗疗程，并增加了费用
- 大多数病例早期矫治并不能改善最终的效果
- 在早期矫治后需要进行保持，直到全部替换为恒牙列并开始治疗

（Kluemper et al. 2000；Tulloch et al. 2004）

O. 常见并发症和相应治疗计划

- 预期的并发症很少。由于治疗后下颌切牙仍然存在拥挤，可能需要下颌前牙贴托槽进行矫治或者对下颌乳尖牙进行再次片切

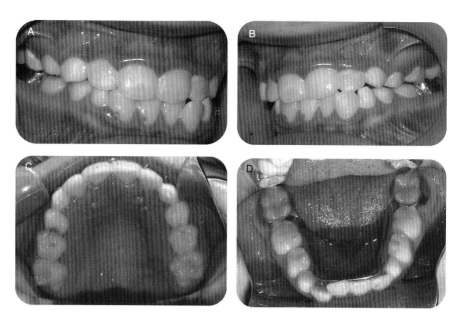

图7.5.5 （A~D）术后口内像显示反殆解除以及放置的下颌舌弓

自学问题

1. 当治疗前牙以及后牙反殆时，打开咬合以使反殆牙齿越过对刃位的做法是否必要？

2. 上下中切牙角成钝角，切牙直立，是哪种前牙反殆的表现？牙性还是骨性？

3. 牙尖交错位时牙齿中线对正是单侧后牙反殆还是双侧后牙反殆的表现？

4. 早期矫治的益处是通过早期功能性矫治器的治疗可以使下颌骨的长度明显增加，这一说法是否正确？

5. 列出3个早期矫治的理由。

（答案在本书最后）

参考文献

[1] Fareen N, Alam MK, Khamis MF, Mokhtar N. 2017. Treatment effects of reverse twin-block and reverse pull face mask on craniofacial morphology in early and late mixed dentition children. *Orthod Craniofac Res* 20(3): 134–9.

[2] Kluemper GT, Seeman CS, Hicks EP. 2000. Early orthodontic treatment: what are the imperatives? *J Am Dent Assoc* 131:613–20.

[3] Malandris M, Mahoney EK. 2004. Aetiology, diagnosis and treatment of posterior cross-bites in the primary dentition. *Inter J Paed Dent* 14:155–66.

[4] Ngan P, Hu AM, Fields HW Jr. 1997. Treatment of class III problems begins with differential diagnosis of anterior crossbites. *Pediat Dent* 19:386–95.

[5] Ngan P, Moon W. 2015. Evolution of Class III treatment in orthodontics. *Am J Orthod Dentofacial Orthop* 148(1): 22–36.

[6] Tulloch JF, Proffit WR, Phillips C. 2004. Outcomes in a 2-phase randomized clinical trial of early Class II treatment. *Am J Orthod Dentofacial Orthop* 125(6):657–67.

病例6

唇腭裂婴幼儿期的管理

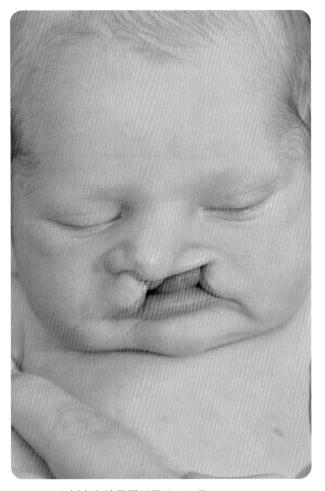

图7.6.1 左侧完全性唇腭裂婴儿正面像

A. 一般情况

- 4天，高加索男孩（图7.6.1）
- 39周足月，剖宫产，孕期无并发症

B. 主诉

- 孕检诊断唇腭裂，孕20周超声发现唇腭裂（图 7.6.1和图7.6.2）

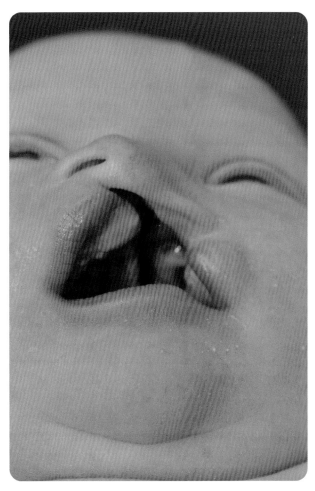

图7.6.2 左侧完全性唇腭裂婴儿仰视图

C. 家庭社会情况

- 父母已婚
- 中等收入家庭
- 有1个健康的2岁哥哥

D. 全身病史

- 全身各系统未见异常
- 用药史：无
- 过敏史：无
- 手术史：无

要点1

唇裂与腭裂

- 唇腭裂的发生率在不同种族和地区有所差异，世界范围内平均值为1/1000 ~ 1/700
- 单侧腭裂较双侧腭裂更常见，左侧腭裂较右侧腭裂更常见，男孩较女孩更常见
- 单纯腭裂并不常见，常常与其他综合征和疾病相关，例如Pierre Robin综合征

唇腭裂的病因是多因素的

- 环境因素包括营养缺乏（例如叶酸）、维生素过量及孕期酗酒
- 遗传因素：如果其他兄弟姐妹或父母有相关表现，唇腭裂的发病率增加
- 如果存在唇瘘，50%的概率存在Van der Woude综合征

胚胎学

- 唇裂与原腭裂：孕4 ~ 7周时正中鼻突与上颌突未能融合
- 继发腭裂：孕6 ~ 9周时双侧侧腭突未能融合
  [American Academy of Pediatric Dentistry (AAPD) 2018—2019; American Cleft-Palata Craniofacial Association (ACPA) 2018a, b]

背景信息1

多学科团队对唇腭裂患儿的初始管理

- 对唇腭裂的产前诊断可以在孕18 ~ 20周时确定。产前超声检查经常可以发现唇裂伴/不伴腭裂。单纯腭裂通常更难发现，超声检查很少能识别。产前诊断有助于对父母的社会心理辅导、提供相关教育、缓解焦虑并协助准备进行长期的唇腭裂护理。这些支持对于患儿的特殊喂养以及出生后不久的手术前治疗有极大的帮助。如果没有产前诊断，进行第1次评估的时间应该在出生后几周之内，如果可能的话，尽量在儿大之内：
  - 对于存在颅面畸形的患儿的管理最好由不同专科医生组成的多学科团队来进行。团队由来自医疗、外科、牙科及相关健康学科的专业人士构成，在同一个多学科相互协调的系统内进行合作。一个多学科团队可以包含，但不仅限于：麻醉学、听力学、遗传学、护理学、颌面外科、正畸学、耳鼻喉科学（耳、鼻和喉）、儿科学、儿童口腔医学、整形外科、修复学、心理学、社区志愿者及语言病理学。团队还应包含一些社区资源及随访机制。团队也可以与学校、幼儿园、校外机构及父母福利相关的部门进行信息交流。多学科团队的基本目的就在于保证患儿所接受的照护在生长发育、医疗及心理需求的框架下是协调有序的
- 唇腭裂及颅面团队的知情同意书规范
- 唇腭裂及其他颅面异常的评估及治疗指标（ACPA 2018a, b; AAPD 2018—2019）

E. 内科会诊

- 患儿由一所儿童医院的唇腭裂/颅面治疗团队进行随访，评估内容包括营养、喂养、语言、生长发育、儿科咨询、听力、耳鼻喉科（耳朵、鼻子及喉）及遗传学

F. 口外检查
- 左侧完全性唇腭裂宽大裂隙

G. 口内检查
- 左侧完全性裂隙，包括牙槽嵴、硬腭及软腭

要点2

术前矫治器与治疗方法
- 术前上颌矫形治疗的目的在于改善上颌牙槽骨段的位置和/或在手术关闭唇裂前增加鼻唇部的美观效果
- 常用的术前矫治器/治疗方法如下，顺序为从被动到主动：
  - 唇部胶带
  - 阻塞器
  - DynaCleft 唇部胶带，同时带有鼻提升器
  - 鼻牙槽整塑（NAM）
  - Latham 矫治器
- 修复矫治器，例如阻塞器（一种被动的静止的矫治器），可能对辅助喂养、关闭腭瘘及辅助发音有效。但使用阻塞器辅助喂养越来越少了，原因是特制奶瓶（Haberman、Pigeon等）的出现可以有效地辅助喂养
- 唇腭裂的治疗依赖于每个唇腭裂治疗中心的手术及术前矫治的理念和疗效。这还与患儿的需求、裂隙的长度及严重程度、排除全身情况的考虑（呼吸的风险、呼吸道风险等）、对患儿及家长的依从性及是否能随访或复诊的考虑
- 考虑到不同的术前治疗类型，治疗通常从出生后1~4周开始，以最大限度地利用软骨的灵活性。矫治器一直戴用至第1次手术完成（出生后3~6个月）

（ACPA 2018b）

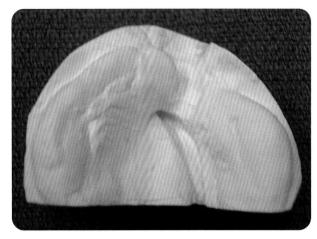

图7.6.3 术前正畸上颌模型

H. 诊断方法
- 术前正畸之前取上颌模型，可见牙槽嵴裂隙两侧的大部及小部骨块（图7.6.3）

I. 鉴别诊断
- 不需要

J. 诊断和问题小结

诊断
- 左侧完全性唇腭裂

问题小结
- 即刻介入保证营养及生长发育
- 排除全身性疾病和/或综合征，可能会影响术前矫治器的使用
- 上颌骨块位置不佳，可能会造成牙弓塌陷
- 牙齿萌出后存在高度患龋风险

（Wells 2013）

要点3

唇腭裂的序列治疗

初始照护

- 唇腭裂治疗团队建立后即应开始产前诊断及咨询
- 对于一些唇腭裂婴儿,可能需要采用术前上颌矫形治疗以改善上颌牙槽骨段的位置和/或在手术关闭唇裂前增加鼻唇部美观效果

初期唇腭裂手术

- 唇裂的手术修补通常在出生后12个月之内开始,并且在保证婴儿安全的前提下应尽早进行。唇裂修补的目的在于恢复正常的功能及解剖特点
- 在对儿童进行任何外科手术时,都强烈建议有经验的儿童麻醉医生在场
- 根据鼻部缺损的严重程度,初始鼻整形术应与初始唇裂修补术同期进行
- 对一些患儿,应在确定唇裂修补术前进行初期唇裂粘接
- 涉及牙槽突的初期手术最早可以在10周进行(遵循"10原则":10lb;10周;血色素10g),一般为3~6个月
- 对生长发育正常的儿童,应在18个月之前关闭腭裂,平均手术时间在1岁左右。腭裂手术的目的在于保证正常的语言及吞咽功能。在可能的情况下,越早关闭腭裂越好,因为这样可以避免语言受到影响

- 对腭隐裂的患儿应严密监控,只有在有证据表明出现了喂养、耳或语言问题时,才考虑进行修补

二期唇腭裂手术

- 很多患儿需要进行二期外科手术,涵盖唇、鼻、腭及颌骨。这些手术通常从婴儿到成人逐级进行
- 二期唇腭裂手术或手术纠正腭咽功能不全,只有在评估了发音过程中的腭咽作用(影像检查)后才能进行。手术前应获得发音–语言病理学家及其他团队成员的意见
- 可能会进行扁桃体切除术和/或腺样体切除术以保证咽部翻瓣或其他咽整形手术的安全性
- 对于有症状的腭瘘,可能需要进行外科或修复关闭腭瘘
- 牙槽嵴裂的植骨时机由牙列替换的阶段决定。理想来说,移植物应该在上颌恒尖牙萌出前放置在裂隙区,年龄为6~12岁。手术时机应该与团队内正畸医生共同决定。当预期牙齿移动会经过移植物时,应当选择自体骨移植
- 尽管鼻整形与鼻中隔手术主张在鼻生长完成后进行,但如果有气道问题或鼻尖偏斜的话,应早期干预。唇裂鼻部畸形的修复可以通过鼻部小的外切口来完成

(ACPA 2018b)

K. 综合治疗计划

- 鉴于患儿良好的依从性,并可以采用特制的奶瓶进行喂养,不需要制作上颌阻塞器
- 使用DynaCleft唇部胶带(Southmedic, Barrie, ONT, Canada)及鼻托装置(图7.6.4)
- 唇裂修复及鼻部整形安排在2~3月,而腭裂修复安排在10~12月
- 1岁时应由儿童牙医进行全面口腔检查

- 定期多学科团队的随访

L. 治疗期间及治疗后照片

- 见图7.6.5和图7.6.6

M. 预后和讨论

- 之所以选择DynaCleft唇部胶带,是源于患儿及家长的良好依从性,且可以减少复诊次数。其他的治疗方式包括鼻–牙槽嵴塑性(需要频繁复诊)以及Latham矫治器(有创,须在全身麻醉下置入)

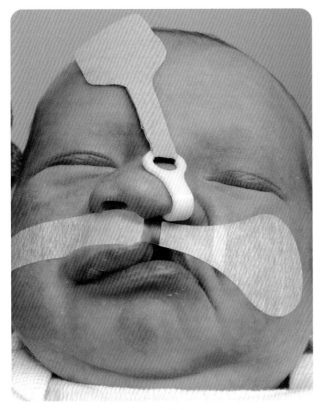

图7.6.4　患儿戴用DynaCleft及鼻托装置后

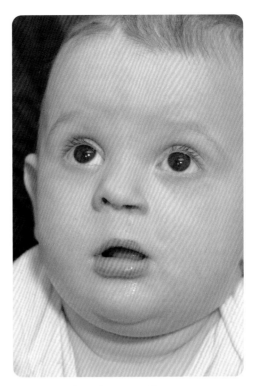

图7.6.5　唇腭裂修复手术后1周面像

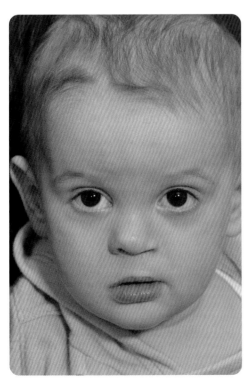

图7.6.6　唇腭裂修复手术后1年面像

- 唇部胶带之所以有效，主要是因为胶带的应用避免了舌体、奶瓶及手指进入裂隙，从而尽可能减小了裂隙区的压力和移动。唇部胶带模拟了非手术唇部肌肉组织，辅助完成周围组织的矫形改变

- 最终治疗效果非常不错，达到了良好的唇部及鼻部修复

- 总体预后是较好。但后期错殆畸形的风险较大，并可能发展成为前后牙反殆。同时存在裂隙区牙齿发育不全、多生牙和/或畸形牙的风险。另外，由于口腔卫生欠佳，为高度患龋风险。因此，我们强烈建议儿童牙医的定期指导及预防。同样重要的是，父母在孩子幼年期能够接受推荐的正畸评估。我们也应为父母提供相关信息资源（见网络资源：https://cleftline.org/family-resources/booklets-fact-sheets）

N. 常见并发症和相应治疗计划

- 唇部瘢痕和/或牙齿排列不齐及位置异常会造成裂隙区更难进入和清洁
- 父母常常疲于应对孩子的各种医疗需求而忽视了

口腔卫生状况

- 裂隙区或周围的牙齿可发生釉质缺损或发育不全
- 潜在的对口腔操作的厌恶和/或害怕刷牙

自学问题

1. 唇腭裂的发生率是多少？

2. 唇腭裂患儿最常出现的先天缺失牙位是哪个？

3. 单侧/双侧完全性唇腭裂患儿常见的牙齿形态

异常包括什么？

4. 外科关闭唇裂及腭裂手术会产生什么效果？

5. 为什么腭裂关闭一般在1岁左右进行？

（答案在本书最后）

参考文献

[1] American Academy of Pediatric Dentistry. 2018–2019. Policy on the management of patients with cleft lip/palate and other craniofacial anomalies. In: *Clinical Practice Guidelines and Best Practices (Reference Manual)*. Pediatr Dent 40:429–30. https://www.aapd.org/research/oral-health-policies--recommendations/management-of-patients-with-cleft-lip-palate-and-other-carniofacial-anomalies.

[2] American Cleft Palate–Craniofacial Association. 2018a. Standards for Approval of Cleft Palate and Craniofacial Teams. https://acpa-cpf.org/team-care (Accessed 19 June 2019).

[3] American Cleft Palate–Craniofacial Association. 2018b. Parameters for Evaluation and Treatment of Patients with Cleft Lip/Palate or Other Craniofacial Differences. *Revised edition*.https://acpa-cpf.org/team-care/standardscat/parameters-of-care (Accessed 19 June 2019).

[4] Parker SE, Mai CT, Canfield MA et al.; National Birth Defects Prevention Network. 2010. Updated National Birth Prevalence estimates for selected birth defects in the United States, 2004–2006. *Birth Defects Res A Clin Mol Teratol* 88(12): 1008–16.

[5] Wells M. 2013. Oral health status of children with craniofacial anomalies. *Pediatr Dent* 35(3):E79–86.

病例7

唇腭裂的正畸治疗

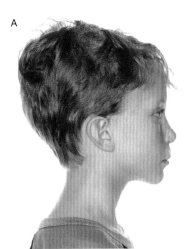 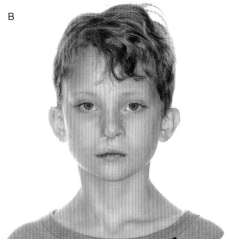 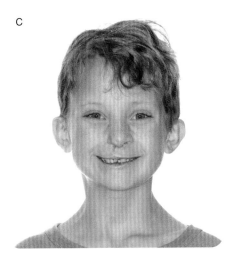

图7.7.1　治疗前面像。（A）侧面像；（B）正面像；（C）正面微笑像

A. 一般情况

• 9岁，高加索男孩（图7.7.1）

B. 主诉

• 遗留的上颌右侧牙槽嵴裂及腭瘘

C. 家庭社会情况

• 患儿发育良好

• 与父母生活在一起

• 在学校活动中非常活跃

• 中等收入家庭

D. 全身病史

• 右侧单侧完全性唇腭裂（修复后）：

　○全身系统病史：哮喘，已控制

　○用药史：遵医嘱使用沙丁胺醇

　○过敏史：无

• 外科手术史：

　○初期唇裂修复及鼻修复

　○初期硬腭修复

　○二期鼻部整形

E. 内科会诊

• 患儿由当地的唇腭裂/颅面畸形团队进行每年的随访。团队包括多名医疗及牙科专业人士，主要关注唇腭裂及颅面畸形患儿的临床治疗。在团队随访期间，唇腭裂治疗期间的每一步均会经过讨论，并由所有的团队成员和家长共同决定

要点1

唇腭裂患儿的口腔健康

- 每一个唇腭裂患儿都应与唇腭裂治疗团队建立维护、评估及随诊计划（更多有关多学科团队的信息见病例6）。除了约见唇腭裂治疗团队的专业医生外，维持牙科之家也是非常重要的

- 对于需要早期正畸介入的高龋风险的唇腭裂患儿，患儿早期且频繁地复诊儿童口腔科医生与正畸科医生是非常必要的

- 龋病预防非常必要。早期、频繁并且持续的与儿童口腔科医生交流沟通有助于促进家长教育、饮食咨询、对家长及儿童的口腔卫生指导以及其他预防措施

- 乳牙的保留有时非常重要，原因包括：起到间隙保持器的作用（可能存在牙齿先天缺失）；在裂隙边缘的骨量可以通过留存乳牙进行保护；可以作为早

期正畸矫治器或正畸干预的支抗使用

- 避免拔除裂隙边缘的乳牙。理想情况下，在过渡性正畸治疗过程中应尽可能保存或延长乳牙的存留时间，除非出现感染或脓肿（见第1章病例4氟化胺银的使用；第3章病例3乳磨牙龋源性露髓的牙髓切断术和病例4乳牙的牙髓治疗）。任何的拔牙都需要考虑时机，并纳入正畸咨询范畴。拔牙时机可能会因口腔正畸矫治器的置入和牙槽突植骨术的时机而受到影响

- 如果可能的话，任何牙科治疗应与其他唇腭裂手术同时进行，以尽量减少在手术室的时间及全身麻醉时间

[American Cleft Palate–Craniofacial Association（ACPA）2018]

F. 牙科病史

- 有家庭牙医进行每6个月1次的定期口腔检查

- 既往充填修复

G. 口外检查（图7.7.1）

- 面部协调性在正常范围之内

- 微笑时不露上切牙

- 双侧鼻底不对称

H. 口内检查（图7.7.2）

- 早期混合牙列

- 上颌右侧恒侧切牙及下颌右侧恒侧切牙先天缺失

- 下颌乳磨牙可见修复体

- 上颌右侧恒中切牙有咬创伤，并造成牙龈刺激红肿

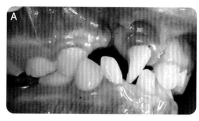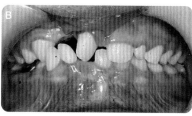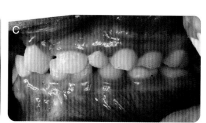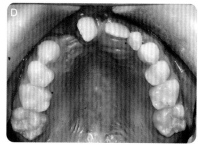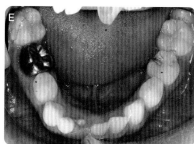

图7.7.2 （A~E）治疗前口内像显示牙槽嵴裂及前牙反殆

背景信息1

口腔表现与唇腭裂

- 乳牙列及恒牙列有更高的患龋风险，牙周疾病增多，口腔卫生差。口腔卫生风险因素增多，原因包括：错𬌗畸形、裂隙区牙齿位置异常、唇部瘢痕张力可能限制牙刷进入裂隙区的牙齿、釉质发育不全、早期正畸矫治器的戴用、食物残渣堆积以及家长对在裂隙区周围刷牙的担心

- 牙齿异常包括：裂隙区的先天缺失、多生牙和/或牙齿形态异常

- 在乳牙列时期就应对骨和牙齿进行评估，以明确是否有错𬌗畸形或是否正在形成错𬌗畸形。应定期进行正畸复诊，监测骨和牙齿的生长、位置及大小，以决定合适的干预时机

- 唇腭裂团队与牙医的不断沟通，为了解患儿的行为、睡眠、学习表现及社会交往方面的变化提供了机会。必要时，团队还可以帮助将患儿转诊至颅面外科医生、牙周医生或修复医生（ACPA 2018）

I. 诊断方法

- 口外及口内照片

- CBCT

- 使用CBCT生成头颅侧位定位片及全口曲面体层片（图7.7.3）

- 使用藻酸盐印模制作研究模型

J. 鉴别诊断

- 不需要

K. 诊断和问题小结

诊断

- 骨性 I 类，安氏 II 类2分类

- 上颌右侧牙槽嵴裂

问题小结

- 未经治疗的上颌右侧牙槽嵴裂

- 上颌右侧牙弓（小骨段）的轻微横向塌陷

- 早期混合牙列，安氏 II 类2分类

- 右上恒侧切牙先天缺失

- 右下恒侧切牙先天缺失

- 单个前牙反𬌗

- 与100%深覆𬌗相关的创伤咬合

要点2

植骨

- 植骨是指获得少量的骨质（通常是从髋部、头部、肋骨或腿），并将其放置在牙旁裂隙区内的手术过程

- 植骨手术有4个目的：
  - 为未萌出及裂隙旁的牙齿提供支持
  - 为唇及鼻骨提供支持，改善对称性
  - 形成完整连续的上颌牙槽嵴，建立稳定的、更自然的外观
  - 对双侧腭裂的患儿可以促进前颌骨的稳定性

- 牙槽嵴植骨的时机由正畸医生及外科医生协商决定，主要取决于牙齿的发育阶段。理想情况下，移植物应当在上颌恒牙萌出进入裂隙区前放置完成。如果骨移植物在恒牙萌出后才放进裂隙区，裂隙旁边的牙齿就有可能没有足够的骨性支持

- 一旦骨移植物放置入裂隙区，有三种治疗方式可以替代移植物区缺失的牙齿：
  - 正畸移动邻近的牙齿进入裂隙区
  - 修复代替（固定桥）
  - 牙种植体
  （ACPA 2018）

L. 综合治疗计划

- I 期正畸治疗为牙槽突植骨做准备（图7.7.4）：
  - 采用四角圈簧进行少量的上颌扩弓

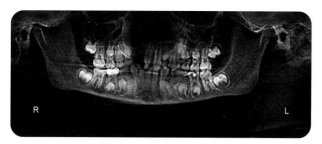

图7.7.3 治疗前由CBCT生成的全口曲面体层片

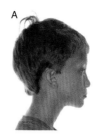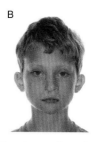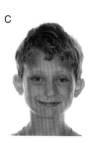

图7.7.5 治疗开始后15个月面像。（A）侧面像；（B）正面像；（C）微笑像

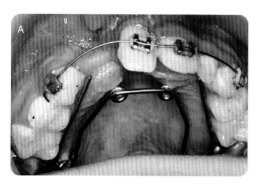

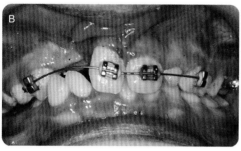

图7.7.4 牙槽突植骨术前正畸固定矫治。注意上颌四角圈簧扩弓器（A）；反𬌗矫正后的前牙咬合（B）

○ 植骨术前正畸粘接托槽
　－ 减少创伤咬合
　－ 维持右上中切牙的近中根尖位置
　－ 扩弓时机的选择需要与外科牙槽突植骨术相匹配
○ 牙槽突植骨
　－ 促进腭裂区域上颌尖牙的萌出，维持右上中切牙的近中根尖位置
　－ 3个月的愈合时间
○ 正畸结束及细节
　－ 通过重新粘接托槽矫正右上中切牙的牙根方向

　　－ 为先天缺失的上颌恒侧切牙打开间隙
　　－ 为先天缺失的下颌恒侧切牙关闭间隙
　○ 最终保持
　　－ 带上颌侧切牙树脂牙的Hawley保持器
- 监测生长，决定Ⅱ期正畸治疗的开始时间
- 与当地家庭医生确定龋病预防计划，复诊间隔为3个月

M. 术前照片
- 植骨术前照片（图7.7.4）

N. 术后照片
- 初期正畸治疗后15个月（图7.7.5 ～图7.7.7）

O. 预后和讨论
- 这个患儿的总体疗效和预后是良好的。他有足够的上颌骨量用于支持正在发育中的尖牙萌出，并维持右上中切牙的正确位置。他的颌骨发育在矢状向、垂直向及横向上均是协调的。我们会监测它的生长以确定未来的正畸需求以及修复缺失牙齿

P. 常见并发症和相应治疗计划
- 如果植骨失败，将延迟正畸移动牙齿穿过裂隙部位，直到完成成功的植骨手术
- 通常腭裂及牙槽突裂与口鼻瘘相关
- 通常在植骨同期完成腭瘘关闭
- 很多腭裂患儿会表现为较此病例明显严重的横向不调。当需要相当的扩弓量时，需要使用其他的

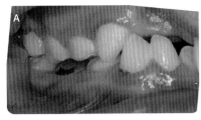
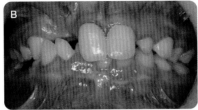
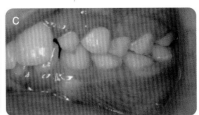
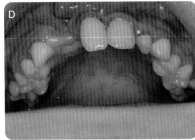
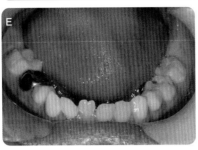

图7.7.6　（A~E）治疗开始后15个月口内像（牙槽突植骨术后）

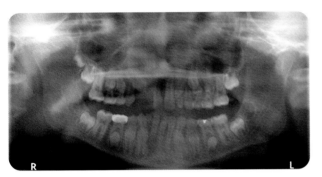

图7.7.7　治疗开始后15个月全口曲面体层片（牙槽突植骨术后）

扩弓方式，例如标准的快速扩弓器（RPE）或粘接的RPE。同时可以通过牵引成骨和Lefort正颌手术的外科方式完成扩弓

- 在本病例中，由于创伤性咬合的存在，手术前粘接了正畸托槽。在某些病例中，不需要在手术前粘接托槽，而是更倾向于等患儿术后恢复之后，这样可以将牙根移动进入未经修复的裂隙区的可能性降到最低

- 如果单纯正畸治疗不能达到功能的和/或可以接受的美观咬合及面部协调性，则需要考虑正颌手术。手术应选择恰当的时机，以将手术对后续生长的不良影响降到最低。当出现严重的气道受压、颌骨功能、语言或社会心理调整方面的问题时，可能会考虑进行更早期的手术

自学问题

1. 唇腭裂患儿的正畸治疗一般会在多个阶段进行，是正确的吗？

2. 牙槽嵴裂的植骨时机只由患儿年龄决定，是正确的吗？

3. 裂隙区植骨最常用哪种移植物？

4. 唇腭裂患儿决定正颌手术时机的关键因素是什么？

（答案在本书最后）

参考文献

[1] American Academy of Pediatric Dentistry. 2018–2019. Policy on the management of patients with cleft lip/palate and other craniofacial anomalies. In: *Clinical Practice Guidelines and Best Practices (Reference Manual)*. *Pediatr Dent* 40:429–30.https://www.aapd.org/research/oral-health-policies--recommendations/management-of-patients-with-cleft-lip-palate-and-other-craniofacial-anomalies.

[2] American Cleft Palate–Craniofacial Association. 2018. Parameters for Evaluation and Treatment of Patients with Cleft Lip/Palate or Other Craniofacial Differences. *Revised edition*. https://acpa-cpf.org/team-care/standardscat/parameters-of-care (Accessed 19 June 2019).

[3] Antonarakis GS, Palaska PK, Herzog G. 2013. Caries prevalence in non-syndromic patients with cleft lip and/or palate: a meta-analysis. *Caries Res* 47:406–13.

[4] Parker SE, Mai CT, Canfield MA et al.; National Birth Defects Prevention Network. 2010. Updated National Birth Prevalence estimates for selected birth defects in the United States, 2004–2006. *Birth Defects Res A Clin Mol Teratol* 88(12):1008–16.

[5] Stock NM, Sharratt ND, Heath J et al. 2018. Falling through the gap: dental treatment experiences of patients affected by cleft lip and/or palate. *Br Dent J* 225(3):218–22.

[6] Worth V, Perry R, Ireland T et al. 2017. Are people with an orofacial cleft at a higher risk of dental caries? A systematic review and meta-analysis. *Br Dent J* 223:37–47.

第8章

全身系统性疾病患儿的口腔表现和治疗

Paddy Fleming

病例1

先天性心脏病

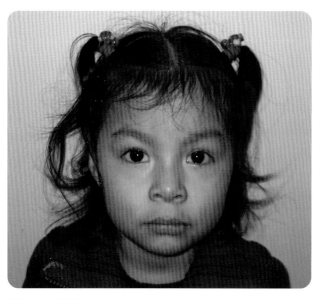

图8.1.1 面像

A. 一般情况
- 2岁8个月，西班牙裔女孩（图8.1.1）
- 初诊

B. 主诉
- 综合医院儿童心脏病科转诊，请求评估和治疗无症状龋齿

C. 家庭社会情况
- 单亲母亲是主要看护者
- 低等收入家庭
- 没有兄弟姐妹

D. 全身病史
- 先天性心脏病
  - 三尖瓣闭锁
  - 右心室发育不良
  - 限制性室间隔缺损
  - 肺动脉瓣狭窄
- 无食物或药物过敏史
- 目前用药情况
  - 华法林每天口服3mg
  - 呋塞米每天口服20mg
- 既往多次手术和住院史

E. 内科会诊
对于这名患儿（见要点1）：
- 基线心功能
- 基线国际标准化比值（INR）范围：2.0~3.0
- 基线血红蛋白：11.7g/dL
- 基线肺饱和度：97%
- 基线血压值：80/40mmHg
- 基线呼吸频率：20/min
- 基线氧通气：0.5L/min

F. 牙科病史
- 未参加牙科之家
- 目前奶瓶喂养喝甜饮料
- 高能量补充剂以增加体重
- 每天在成人监督下用含氟牙膏刷牙1次
- 无全身用氟史
- 无牙齿外伤史

背景信息1

先天性心脏病（CHD）

- 发病率为每1000新生儿8~10例
- 多数为单发；少数伴有主要脏器综合征或者染色体异常性疾病，例如唐氏综合征（21-三体综合征）、Turner综合征（XO染色体）和22q11.2缺失综合征
- 已知的CHD相关风险因素包括：母亲孕期患风疹、糖尿病、酗酒、辐射以及一些药物，例如萨利多胺、苯妥英钠（狄兰汀）和华法林（香豆素）等
- 心脏解剖结构异常造成血流湍急，临床上表现为听诊杂音
- CHD根据临床表现可分为不发绀型（分流或狭窄）和发绀型
- 不发绀型病损根据体循环和肺循环的关系或循环狭窄情况（左分流或右分流）进行分类。最常见的异常为：
  - 房间隔缺损（Atrial Septal Defect, ASD）
  - 室间隔缺损（Ventricular Septal Defect, VSD）
  - 动脉导管未闭（Patent Ductus Arteriosus, PDA）是由于连接主动脉和肺动脉的动脉导管闭合失败导致的（动脉导管通常在出生后不久闭合）
  - 主动脉狭窄
  - 主动脉瓣狭窄
  - 肺动脉瓣狭窄
- 所有发绀的情况都存在右向左分流的去饱和血。中度发绀的婴儿可能休息时皮肤呈现粉红状，但是哭闹和活动时呈现青色。发绀型儿童在全身麻醉时有明显出现去饱和的风险
- 最常见的发绀型病损有：
  - 法洛氏四联症包括VSD、肺动脉瓣狭窄、主动脉骑跨和右心室肥大
  - 大血管转位
  - 三尖瓣闭锁
- 一旦出现心力衰竭，婴儿应该用洋地黄治疗，必要时使用利尿剂
- 还应进行住院治疗、吸氧、鼻胃管喂养，以及应用抗生素治疗肺部感染

要点1

请心脏科和血液科会诊获得基线信息：

- 目前心脏状况
  - 血压
  - 呼吸频率
  - 氧合速率
  - 肺动脉饱和度
  - 血气指标
- 心脏用药情况
- 目前INR范围（正常：无抗凝血治疗：-1；治疗的目标范围：-2~3）
- 既往手术情况
- 未来手术计划

这些信息将用于：

- 评估全身麻醉下心脏并发症发生的风险
- 评估感染性心内膜炎（Infective Endocarditis, IE）的发生风险，牙科侵入性治疗前抗生素的预防性应用
- 评估牙科手术中出血的风险
- 制订围术期抗凝药物的使用计划

G. 口外检查

- 未见明显异常

H. 口内检查

软组织

- 黏膜红斑
- 牙龈水肿

硬组织

- 上颌前牙邻面和光滑面龋洞
- 磨牙窝沟龋洞
- 磨牙光滑面脱矿

乳牙列咬合评估

- 末端平面平齐
- 前牙开𬌗
- 广泛的、大量的菌斑堆积

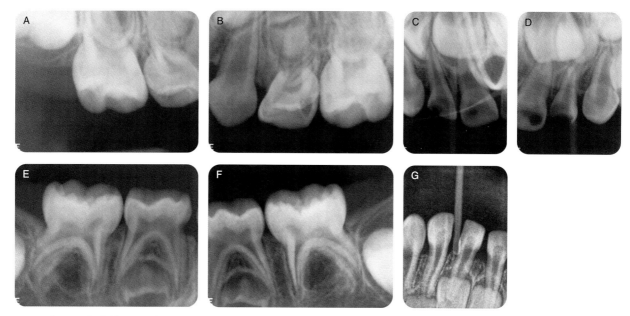

图8.1.2 （A~G）术前口内X线片

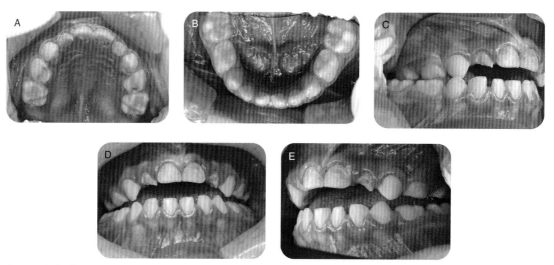

图8.1.3 （A~E）术前口内像

I. 诊断方法

细菌学和唾液检测

- 未进行

X线片（图8.1.2）

- 全口根尖片（全身麻醉下牙科治疗时拍摄）

口内像（图8.1.3）

- 术前、术后口内像（口腔治疗时拍摄）

患龋高风险的原因（Caries-Risk Assessment Tool, CAT）（见要点2）

- 特殊健康需求儿童

- 视诊可见的龋洞

- 釉质脱矿

- 低等收入家庭

- 视诊菌斑计分（4/6）

- 饮食谱（>3次糖暴露/天）

- 药物影响唾液流量

- 使用含氟牙膏，但饮水未氟化，而且无氟添加剂的摄入

- 每天刷牙1次

J. 鉴别诊断

发育方面

•釉质发育不全/矿化不良

感染方面

•细菌和/或真菌

牙源性

•由于龋坏和/或磨损/磨耗/腐蚀造成牙齿结构的丧失

•牙齿磨耗

•牙齿酸蚀症

•炎症

•牙髓病变

K. 诊断和问题小结

诊断

•活动性低龄儿童龋

•慢性增生性牙龈炎

•根尖周病变

•釉质发育不全

•前牙开𬌗

要点2

龋风险评估方法（Caries-Risk Assessment Tool, CAT）

•应用此方法时个体需满足以下条件：

　◦能够看到患儿的牙齿

　◦能够获得可靠的非临床方面的病史

　◦明确脚注的含义，能够区分各要素

　◦理解儿童风险分类是由风险指标所在的最高风险类别所决定的

•使用者需理解以下注意事项：

　◦龋病风险评估仅反映一个时期的状况

　◦临床治疗需要专业的决定

　◦CAT不是诊断名词

　◦一些推荐检查技术（例如电子龋齿检测、微生物检测）不是必须进行的

（AAPD 2018—2019a）

问题小结

•未治疗的龋损

•严重的菌斑堆积

•错𬌗畸形

•不良婴儿喂养习惯

•家长对全身疾病潜在并发症的了解不足

•患感染性心内膜炎的风险高（见背景信息2）

•侵入性牙科治疗造成不可控制出血的风险高——拔牙后需要加强局部止血措施

•行为管理：2岁8个月的患儿在诊所接受侵入性牙科治疗时不配合

L. 综合治疗计划

•参加牙科之家，建立龋病预防计划

背景信息2

感染性心内膜炎（Infective Endocarditis, IE）

•先天性心脏病（CHD）和风湿性心脏病的心内膜伤痕较多，易患细菌或真菌感染，这种病损称为感染性心内膜炎（IE）

•侵入性牙科治疗期间或治疗后的菌血症可导致心脏的瘢痕组织形成易碎的血细胞团块和生物体

•绿色链球菌（Streptococcus Viridans）是慢性感染性心内膜炎最常见的致病菌，而金黄色葡萄球菌（Straphylococcus Aureus）则常造成急性爆发性感染性心内膜炎（Hallett et al. 2003）

•IE可以通过使用抗生素来预防，但是目前仅有少量证据支持这一观点

•2008年，英国国家健康与临床优化研究所不建议牙科治疗前使用抗生素来预防IE。在该指南使用2年期间抗生素的使用减少了78.6%，但是并未发现IE的发生率或IE引起的死亡率有明显上升（Douketis et al. 2008; Thornhill et al. 2011）

•术前使用抗菌漱口水可以减少口腔中的细菌量

•加强口腔卫生措施可能比预防性使用抗生素更有意义

（Moursi et al. 2018）

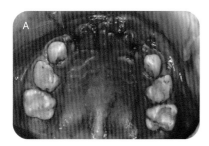 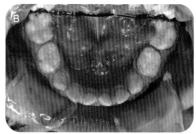 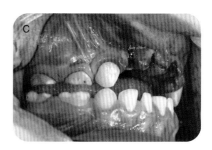

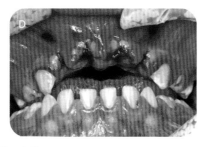 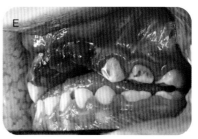

图8.1.4　（A～E）术后口内像

- ◦停止奶瓶喂养
- ◦增加口腔卫生措施的频率
- ◦限制餐间糖的摄入
- ◦口服药物后刷牙
- ◦每天补充1mg氟添加剂
- 用0.2%氯己定凝胶或0.12%氯己定漱口水控制龋病：口腔治疗前每晚用棉签涂擦牙面，持续2周
- 去除所有已经或潜在牙髓感染的牙齿，以降低慢性菌血症的风险
- 基于全身疾病、牙齿的治疗需要和行为管理方面的考虑，计划全身麻醉下综合治疗龋损
- 预防性静脉应用抗生素以预防IE
- 围术期抗凝药使用计划

后续护理

- 术后和家庭护理指导（图8.1.4）
- ◦出院后重新开始使用华法林
- ◦软凉饮食2天
- ◦24小时后再刷牙

- ◦开始口腔预防保健计划
- 复诊计划
- ◦术后6周、3～6个月复诊

M. 预后和讨论

- 龋齿进展的预后和饮食改变取决于父母对于龋病风险和全身并发症的理解程度。家庭支持和护理有助于改善预后

N. 常见并发症和相应治疗计划

- 饮食建议的依从性差
- 术后出血或感染
- 龋病继续进展
- 相应治疗计划：
- ◦所有的脱矿牙齿或白色病损的牙齿进行不锈钢预成冠修复
- ◦选择性牙髓治疗，例如拔牙vs.牙髓治疗（必须考虑到慢性菌血症的风险）
- ◦选择性抗凝药物治疗（例如肝素）
- ◦选择性行为管理

背景信息3

抗凝治疗

- 抗凝药物通常用于患有心脏瓣膜疾病或接受人工瓣膜治疗的患儿，以降低栓塞的风险
- 如果患儿需要拔牙，则有必要降低凝血时间以达到充分止血，但又不能引起心脏瓣膜出现栓子或凝血块
- 常用的凝血剂有口服华法林（香豆素，是一种维生素K，能够消耗凝血因子Ⅱ、因子Ⅶ、因子Ⅸ和因子Ⅹ），或者肝素（抑制因子Ⅸ、因子Ⅹ和因子Ⅻ）
- 局部使用止血剂的方法包括局部使用凝血酶、以微纤维胶原止血剂填塞牙槽窝、氧化再生纤维素和缝合附着龈。夹板或口腔胶布绷带也可用来止血。近期有报道显示使用"血纤蛋白黏合剂"（Tisseel Duo 500）治疗凝血障碍效果良好，但用于潮湿的口腔黏膜效果有限
- 口腔手术前应咨询心内科专家的意见，调整抗凝药的用药方案。一些临床医生通常让患儿在术前3~5天停用华法林，并通过Insuflon每天用伊诺肝素一次，在手术当天安排入院。此用药方案要求在术后24小时停用伊诺肝素并重新开始使用华法林，目的是重新建立正确的国际标准化比值（International Normalized Ratio, INR）、凝血酶原时间（Prothrombin Time, PT）、活化部分凝血酶时间（Activated Partial Thromboplastin Time, APTT）
- 但是，最近一些关于成人的研究发现，拔牙术前未调整抗凝药物的患儿很少或没有出现术后并发症。美国牙医学会声明：科学文献不支持牙科患儿常规停止口服抗凝药治疗，因为这样做可能使患儿面临不必要的医疗风险。在牙科侵入性治疗前必须在患儿INR的基础上进行凝血状态的评估，并且在牙科治疗过程中患儿抗凝治疗的任何改变都应与其内科医生进行商讨
- 美国胸科医师学会建议，服用维生素K拮抗剂的患儿在进行牙科微创手术期间需要继续药物治疗，因为微创手术并不会增加患儿出现临床重大出血的风险。2008年的学会指南中进一步说明，除非有更多、有力的研究支持，否则在牙科治疗时加服止血药物是合理的。学会还建议，服用阿司匹林的患儿在治疗期间应继续服药
- 到目前为止，大多数指南都是基于成人的研究。本领域急需更多关于儿童的临床研究

自学问题

1. 对于患有先天性心脏的患儿在问诊系统病史时需要提问哪些问题？

2. 改善儿童心功能，降低充血性心力衰竭的常用药物有哪些？

3. 为什么患有先天性心脏病的儿童更容易罹患乳牙龋病？

4. 对于依从性不好的患儿，应采取哪些预防性的治疗措施？

（答案在本书最后）

参考文献

[1] American Academy of Pediatric Dentistry. 2018–2019a. Caries-risk assessment and management for infants, children, and adolescents. In: *Clinical Practice Guidelines and Best Practices (Reference Manual)*. *Pediatr Dent* 40:205–12.https://www.aapd.org/research/oral-health-policies--recommendations/caries-risk-assessment-and-management-for-infants-children-and-adolescents.

[2] American Academy of Pediatric Dentistry. 2018–2019b. Antibiotic prophylaxis for dental patients at risk for infection. In: *Clinical Practice Guidelines and Best Practices (Reference Manual)*. *Pediatr Dent* 40:386–91.https://www.aapd.org/research/oral-health-policies--recommendations/antibiotic-prophylaxis-for-dental-patients-at-risk-for-infection.

[3] Brennan MT, Wynn RL, Miller CS. 2007. Aspirin and bleeding in dentistry: an update and recommendations. *Oral Surg Oral Med Oral Pathol Oral Radiol Endod* 104: 316–23.

[4] Douketis JD, Berger PB, Dunn AS et al. 2008. The perioperative management of antithrombotic therapy. American College of Chest Physicians Evidence-Based Clinical Practice Guidelines (8th Edition). *Chest* 133: 299–339S.

[5] Dunn AS, Turpie AGG. 2003. Perioperative management of patients receiving oral anticoagulants – a systematic review. *Arch Intern Med* 163:901–8.

[6] Grines CL, Bonow RO, Casey DE Jr et al. 2007. Prevention of premature discontinuation of dual antiplatelet therapy in patients with coronary artery stents. *JADA* 138(5):652–5.

[7] Hallett KB et al. 2013. Medically compromised children. In: *Handbook of Pediatric Dentistry*, 4th Edition. AC Cameron, RP Widmer (eds). London: Mosby. pp. 329–85.

[8] Jeske AH, Suchko GD. 2003. Lack of a scientific basis for routine discontinuation of oral anticoagulation therapy before dental treatment. *JADA* 134:1492–7.

[9] Lockhart PB, Loven B, Brennan MT, Fox PC. 2007. The evidence base for the efficacy of antibiotic prophylaxis in dental practice. *JADA* 138:458–74.

[10] Moursi AM, Truesdale AL, Phoon CK. 2018. Cardiovascular diseases. In: *The Handbook of Pediatric Dentistry*, 5th Edition. Nowak AJ, Casamassimo PS (eds). Chicago: American Academy of Pediatric Dentistry. pp. 371–81.

[11] Napenas JJ, Hong CHL, Brennan MT et al. 2009. The frequency of bleeding complications after invasive dental treatment in patients receiving single and dual antiplatelet therapy. *JADA* 140:690–5.

[12] Perry DJ, Noakes TJC, Helliwell PS. 2007. Guidelines for the management of patients on oral anticoagulants requiring dental surgery. *Br Dent J* 203:389–93.

[13] Thornhill MH, Dayer MJ, Forde JM et al. 2011. Impact of the NICE guideline recommending cessation of antibiotic prophylaxis for prevention of infective endocarditis: before and after study. *BMJ* 342:d2392.

[14] Wahl MJ. 2018. The mythology of anticoagulation therapy interruption for dental surgery. *JADA* 149: (1):e1–e10.

病例2

囊肿性纤维化

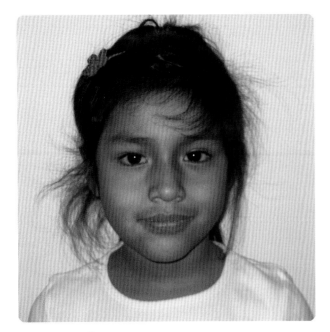

图8.2.1 正面像

A. 一般情况

- 5岁1个月，女孩（图8.2.1）
- 初诊

B. 主诉

- 全科牙医转诊，请求评估和治疗无症状龋齿

C. 家庭社会情况

- 母亲是主要看护人
- 没有兄弟姐妹

D. 全身病史

- 囊肿性纤维化（Cystic Fibrosis, CF）（见背景信息1）

- 3岁6个月时确诊
- 每6周看儿科医生1次
- 每天通过理疗去除肺部分泌物
- 最后一次急性肺部感染：3周前

- 用药情况

- 氟氯西林250mg每天4次：广谱抗生素预防肺部感染
- 每餐服用胰酶制剂：天然胰酶的替代品

要点1

需要向囊肿性纤维化患儿的看护者询问关于全身病史和身体状况的问题

- 什么时候确诊的
- 患儿的主治儿科医生是谁？诊疗小组的其他儿科医生都有谁？他们的地址是哪里
- 患儿的门诊就诊频率是多少
- 患儿的住院频率是多少
- 最近一次住院是什么时候
- 严重肺部感染的频率是多少
- 肺部感染的微生物是什么（假单胞菌感染表明肺功能严重受损）
- 目前的用药情况
- 目前是否留置导尿管（中央线）
- 患儿全身麻醉时的情况怎样
- 将来是否可能进行激进的治疗（心肺联合移植提示患儿出现了终末呼吸衰竭）
- 日常饮食有哪些特别的要求和改变

○沙丁胺醇吸入每天2次：β₂受体激动剂

○丙酸氟替卡松吸入每天2次：类固醇皮质激素

○维生素A、维生素D和维生素E补充剂

○熊去氧胆酸：饮食补充剂能够促进胆汁流动

- 无食物或药物过敏史；按时接种疫苗

- 药物使用

○氟氯卡西林250mg每天4次：广谱抗生素以预防肺部感染

○进餐时使用合成胰酶替代自身胰酶

○沙丁胺醇吸入每天2次：β₂阻断剂

○丙酸氟替卡松吸入每天2次：类固醇皮质激素

○维生素A、维生素D和维生素E补充剂

○熊去氧胆质酸：饮食补充剂能够促进胆汁流动

E. 内科会诊

- 如果父母对于孩子的全身病史记忆不清，或者孩子在牙科门诊不能很好地配合检查，应当及时联系患儿的儿科医生并询问以下内容：

○回顾目前的用药情况和住院病史

○明确呼吸情况

○讨论其他治疗方法

F. 牙科病史

- 参加牙科之家，已经进行了充填治疗

- 致龋饮食

- 在多名家长监督下有良好的口腔卫生习惯

- 使用含氟牙膏刷牙

- 未饮用氟化水，无氟化物添加剂

- 无牙外伤史

- 行为评估：在Frankl量表上 ±（3/2）

G. 口外检查

- 未见明显异常

H. 口内检查

软组织

- 未见明显异常

硬组织

- 未见明显异常

乳牙列咬合评估

- 乳磨牙近中阶梯

- 右侧前牙反𬌗

- 下颌中线偏右（3mm）

背景信息1

囊肿性纤维化

- 常染色体隐性遗传病

- 高加索新生儿发病率为1：2500

- 基本病损是囊性纤维化跨膜调节（Cystic Fibrosis Transmembrane Regulator, CFTR）蛋白的编码错误造成的，这个蛋白主要调节电解质和水的平衡

- 最佳的诊断方法是测定出汗时电解质水平

- 复杂的多系统疾病，涉及上下呼吸道、胰腺、肠道以及生殖道。受累的两大主要系统是呼吸系统和消化系统

- 呼吸问题：黏稠的分泌物累积在较小的气道中，使得气道容易感染。儿童长期使用抗生素预防肺部感染；因此，如果发生肺部感染，应当进行较激进的治疗。愈合过程中会产生瘢痕，进一步损伤气道。常规物理治疗能加强生理性清除分泌物的能力。很多儿童都伴有可逆性气道阻塞，常用沙丁胺醇和类固醇吸入治疗

- 肠道问题：胰腺的损伤常导致胰酶不足，因此需要每餐口服胰酶补充剂。患儿吸收脂溶性维生素能力下降时，应服用相关补充剂。CF患儿中腹腔疾病和克罗恩病的发病率似有增加

- CF的远期并发症包括：糖尿病、肝病、气胸、鼻窦炎、鼻息肉、骨质疏松、生长受限和不孕不育

- 良好治疗效果的基础是：积极治疗呼吸道感染、鼓励摄入营养、培养积极的生活方式

- 对于呼吸衰竭晚期的患儿，心肺联合移植是一种选择，但是仅有少数病例可以获得这样的治疗

要点2

囊肿性纤维化的口腔表现和牙科治疗考虑

- 虽然CF患儿的饮食为高碳水化合物饮食，但是他们的龋齿发生率一向低于健康对照组（Kinirons 1985; Narang et al. 2003）。这可能是由于CF患儿长期进行抗生素治疗（Kinirons 1992），而且唾液的pH较高，此外，唾液中的钙离子水平较高（Blomfield et al. 1973）

- CF患儿的结石发生率较高，并且牙龈的健康状况较差（Narang et al. 2003）。这些患儿唾液中的钙磷含量发生了变化，因而容易形成结石。但是在这些患儿中，胰酶具有降低结石形成并减少龋病的作用（Narang et al. 2003）

- CF患儿中釉质缺损的发生率较高，可能是婴儿期严重的系统紊乱所致，尤其是那些诊断较晚的患儿（Narang et al. 2003; Azevedo et al. 2006）

- 全身麻醉对于CF患儿来说是禁用的，因为呼吸道受损增加了术后肺部感染的概率

- 在牙科急诊状况下选择使用哪种抗生素，应当与儿科医生进行商讨。在抗生素的选择问题上，应当考虑目前的用药情况和未来治疗的需求

- CF患儿的牙齿要优先进行预防措施，因为这类患儿的牙齿治疗更困难

- 肝脏疾病可能是CF患儿年龄增大后的特点，由出血、感染和药物代谢等并发症引起

- 笑气镇静对于CF患儿也是禁忌的，只有在咨询了儿科医生，确认呼吸道没有问题的情况下才能使用。整个过程需在医院进行。必须密切监控血氧饱和度

- 上颌前牙拥挤

牙科检查（图8.2.2）

- 牙面上可见少量菌斑

- 左上第二乳磨牙和左下第二乳磨牙严重釉质缺损，已用银汞材料充填。但是目前边缘可见继发龋

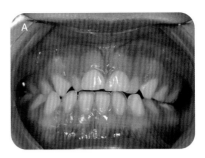

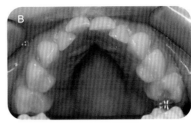

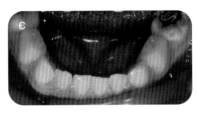

图8.2.2　术前口内像。（A）正面；（B）上颌；（C）下颌

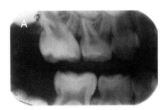
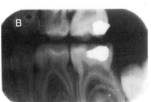

图8.2.3　（A，B）术前左右侧咬合翼片

- 右下第二乳磨牙和右上第二乳磨牙轻度釉质缺损；后者已形成𬌗面龋洞

- 上下颌切牙中度龋坏

- 右下第二乳磨牙和右上第二乳磨牙轻度釉质缺损；后者还有𬌗面龋洞

I. 诊断方法

- 左右侧咬合翼片：除了以上提及的龋损，X线片上未发现更多异常（图8.2.3和图8.2.4）

J. 鉴别诊断

- 不需要

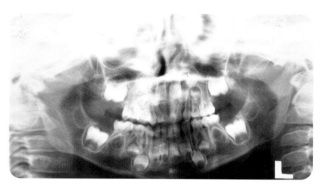

图8.2.4　术前曲面体层片

K. 诊断和问题小结

诊断

- 低龄儿童龋可能累及牙髓
- 咬合问题
- 釉质发育不全
- 切牙表面早期病损

问题小结

- 未治疗的龋齿
- 饮食习惯不好
- 高度患龋风险（特殊健康治疗需求、致龋饮食、龋坏）
- 可能的行为管理问题
- 错𬌗畸形

L. 综合治疗计划

- 治疗所有龋齿
- 建立龋齿预防计划
- 矫正错𬌗畸形

M. 预后和讨论

- 患儿处于特殊的治疗时期。正进行沙丁胺醇和氟替卡松吸入治疗，并服用氟氯西林预防肺部感染。胰腺已经受损，并需要胰酶替代品治疗。此外，还需要摄入脂溶性维生素添加剂和高碳水化合物、蛋白和全脂饮食

- 一般来说，患有囊肿性纤维化的儿童患龋率较低。所以，检查时发现3个龋洞还是很令人惊讶的。造成这种情况的原因有很多。这3颗牙都伴有釉质缺陷，2颗牙已经用银汞合金充填，但是又发生了继发龋。饮食分析发现，餐间摄取高糖饮料。这也是有些牙齿出现一定程度腐蚀的可能原因

- 本病例中出现的牙面酸蚀情况是不正常的。目前还没有研究报道囊肿性纤维化儿童出现牙齿酸蚀。但是，唾液研究发现这些儿童的唾液中含有高浓度碳酸盐和磷酸盐，由此升高了pH（Kinirons 1985）。该患儿高频率摄入酸性饮料抵消了这种保护作用

- 预防的目的是停止口腔病损的进展，并保持患儿对口腔检查治疗的积极态度

- 由于患儿呼吸状况的原因，全身麻醉下治疗对于囊肿性纤维化患儿是严格禁用的。所以，使患儿不要达到需要全身麻醉下治疗的阶段非常重要

- 患儿易患肺部感染，她的母亲也非常注意。因此取消了很多预约，尤其在秋冬季节

- 治疗的全部反应都是积极的。治疗和预防的依从性都很好，预后应当是不错的（图8.2.5~图8.2.7）

N. 常见并发症和相应治疗计划

- 左上第二乳磨牙和左下第二乳磨牙广泛龋坏
- 如果牙髓出现感染坏死，需进行牙髓摘除术或拔除牙齿。如果拔牙，需要考虑间隙的问题

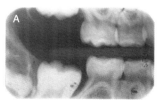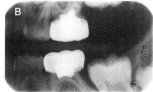

图8.2.5　（A，B）术后左右侧咬合翼片

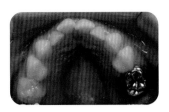

图8.2.6　术后上颌口内像

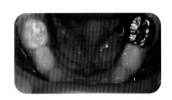

图8.2.7　术后下颌口内像

自学问题

1. 为什么CF患儿的结石患病率高?

2. CF主要累及的两大系统是什么?

3. 研究发现CF患儿患龋率较低。原因有哪些?

4. CF患儿进行全身麻醉下治疗有哪些注意事项?

5. CF的远期并发症有哪些?

（答案在本书最后）

参考文献

[1] Aps JKM, Van Maele GOG, Martens LC. 2002. Caries experience and oral cleanliness in cystic fibrosis homozygotes and heterozygotes. *Oral Surg Oral Med Oral Pathol Oral Radiol Endod* 93:560–3.

[2] Azevedo TDPL, Feijo GCS, Bezerra ACB. 2006. Presence of developmental defects of enamel in cystic fibrosis patients. *J Dent Child* 73:159–63.

[3] Blomfield J, Warton KL, Brown JM. 1973. Flow rate and inorganic components of submandibular saliva in cystic fibrosis. *Arch Dis Child* 48:267–74.

[4] Davies JC, Alton EWFW, Bush A. 2007. Cystic fibrosis. *BMJ* 335:1255–9.

[5] Harrington N, Barry PJ, Barry SM. 2016. Dental treatment for people with cystic fibrosis. *Eur Arch Paediatr Dent* 17:195–201.

[6] Haworth CS. 2010. Impact of cystic fibrosis on bone health. *Curr Opin Pulm Med* 16(6):616–22.

[7] Kinirons MJ. 1985. Dental health of children with cystic fibrosis: an interim report. *J Paediatr Dent* 1:3–7.

[8] Kinirons MJ. 1989. Dental health of patients suffering from cystic fibrosis in Northern Ireland. *Comm Dent Health* 6:113–20.

[9] Kinirons MJ. 1992. The effect of antibiotic therapy on the oral health of cystic fibrosis children. *Internat J Paediatr Dent* 2:139–43.

[10] Mogayzel PJ Jr, Flume PA. 2011. Update in cystic fibrosis 2010. *Am J Respir Crit Care Med* 183:1620–4.

[11] Narang A, Maguire A, Nunn JH, Bush A. 2003. Oral health and related factors in cystic fibrosis and other chronic respiratory disorders. *Arch Dis Child* 88:702–7.

[12] National Institute for Health and Care Excellence. *Cystic fibrosis: diagnosis and management.* 2017. Available at: https://www.nice.org.uk/guidance/ng78.

[13] Turcios NL. 2005. Cystic fibrosis – an overview. *J Clin Gastroenterol* 39:307–17.

病例3

血友病A

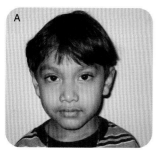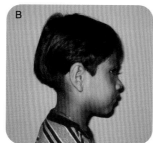

图8.3.1 （A，B）面像

A. 一般情况

- 4岁2个月，西班牙裔美国男孩（图8.3.1）
- 初诊，内科转诊

B. 主诉

- 患儿诉"吃糖时牙痛"
- 母亲诉"1周前开始出现这一症状"

C. 家庭社会情况

- 患儿正在接受学前教育
- 中等收入家庭
- 父母已婚，母亲是主要的看护者
- 独生子

D. 全身病史

- 严重的血友病A（见要点1）
- 去年因膝盖和肘部外伤出血2次看急诊
- 用药情况：IV Advate®（重组的Ⅷ因子，在家由母亲每周给药3次）
- 无食物或药物过敏史

- 按时接种疫苗

E. 内科会诊

- 血友病团队

F. 牙科病史

- 未参加牙科之家
- 口腔卫生状况一般，无成年人监督
- 每日3餐，2次零食。每次IV注射后给以糖果或苏打饼作为奖励
- 使用含氟牙膏刷牙每天1次
- 居住地氟浓度适宜
- 无牙齿外伤史

要点1

出血性疾病对牙科治疗的影响

- 看护者相关问题：
  - 血友病的类型和严重程度
  - 血友病团队的完整信息
  - 用药的依从性
  - 出血的频率和处置
  - 抑制剂的情况
  - 血液传播性疾病病史，例如HIV感染或血液传播所致的肝炎
  - 活动的限制

G. 口外检查

- 未见明显异常

H. 口内检查

软组织

- 磨牙边缘性牙龈炎

硬组织

- 未见明显异常

乳牙列咬合评估

- 未见明显异常

牙科检查

- 牙面上有中等量菌斑堆积
- 下颌切牙切端边缘可见釉质剥脱

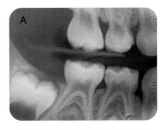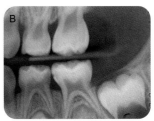
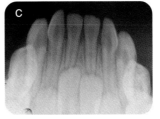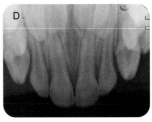

图8.3.2 术前X线片。（A）右侧咬合翼片；（B）左侧咬合翼片；（C）下颌前部殆片；（D）上颌前部殆片

- 视诊观察牙列完整

I. 诊断方法（图8.3.2）

- 双侧咬合翼片
- 上下颌前部殆片
- 可见多处殆面和邻面龋坏

J. 鉴别诊断

- 不需要

K. 诊断和问题小结

诊断

- 重度血友病A
- 低龄儿童龋

问题小结

- 侵入性牙科治疗和神经阻滞操作可能带来的高出血风险
- 所有乳磨牙邻面未治疗的邻面龋和左上磨牙的初期病损
- 高致龋风险与缺乏家庭牙医的特殊看护、未治疗的龋齿、致龋饮食、口腔卫生无成年人监督、存在菌斑以及X线片可见龋损有关

L. 综合治疗计划

- 选择家庭牙医并制订防龋计划
- 预防口腔和头部外伤（头盔和防护牙托）

背景信息1

血友病的治疗

- 血友病在男性中的发病率为1∶5000。血友病A（因子VIII缺乏），是最常见的类型（占总病例的85%）；血友病B（因子IX缺乏）是X染色体连锁隐性遗传。血友病C（因子XI缺乏）是常染色体隐性遗传，最常发生在德系犹太人群中
- 血友病是二级止血作用（形成稳定的纤维蛋白和血小板凝聚体）受损，而初级止血作用（血小板聚集）正常。本疾病根据凝血因子活性水平分为：正常（55%~100%）、重度（<1%）、中度（1%~5%）、轻度（>5%）活化部分凝血酶时间通常是正常上限的2~3倍
- 严重缺乏因子的患儿可能出现肌肉、皮肤和关节的自发性出血，最终可能发展为关节病，尤其是在踝部和膝部。中度和重度血友病患儿每周多次应用预防性因子能够升高因子水平约5%，这样能够降低关节疾病的发病率
- 对于突破性出血，额外的因子替代品需要与抗纤维蛋白溶解药物，例如氨基己酸（Aminocaproic Acid; Amicar®）或者氨甲环酸（Tranexamic Acid; Cyklokapron®）一起使用。去氨加压素（Desmopressin; DDAVP®）能够升高血清中因子VIII的水平，因此可能对轻度血友病A有效

要点2

血友病患儿的牙科护理

- 大多数患儿可以接受牙科门诊治疗。制订预约计划以尽量减少因子输入。患有中重度血友病的患儿如果需要较多的牙科治疗，应当考虑在医院进行全身麻醉下治疗。任何牙科治疗前都需要请血友病专科医生会诊
- 预防口腔问题是很必要的
- 避免医源性口腔黏膜损伤：小心使用吸唾管、橡皮障，凡士林润滑软组织，适当的印模技术，使用邻面楔子，并且轻柔的放置X线胶片，尤其在舌下区域
- 局部麻醉时操作应当小心轻柔
- 一般来说，颊侧、龈乳头内注射和牙周膜浸润麻醉可在未使用因子替代品的情况下进行
- 由于形成夹层血肿和气道损伤的潜在风险，血管丰富区和疏松组织区的浸润麻醉以及上牙槽后神经和下牙槽神经阻滞麻醉前，因子替代品的使用需要增加30%～40%
- 牙髓治疗通常会有出血的风险，但是比拔牙出血的风险小

- 龈下刮治术时需要使用因子替代品。牙周手术时止血也是一大挑战
- 固定或可摘矫治器可以使用。在放置带环和粘固矫治器时应将对牙龈的损伤降到最小

对手术操作

- 尽量选择无创的治疗方法
- 术后对患儿的观察时间要适当延长。对于中重度血友病患儿可以考虑住院治疗
- 使用局部止血方法：加压、可吸收明胶、纤维素材料、凝血酶、纤维胶原、纤维蛋白胶、瞬干胶、丙烯酸酯支架、骨蜡、电灼、可吸收缝线、牙周敷料和肾上腺素等
- 使用阿司匹林和其他非甾体类抗炎药物会加重出血。可待因和对乙酰氨基酚是较安全的药物
- 任何肿胀、呼吸加快、吞咽困难或嘶哑都可能是由于插管或牙科治疗引起气道损伤的症状。此时应当立即将患儿送往医院进行呼吸道管理，并请血液病专家会诊

- 咨询血友病专科医生有关牙科治疗前后的注意事项（见背景信息1）
- 全身麻醉时使用经口插管来降低对呼吸道的损伤。牙科治疗应较激进，例如对所有乳磨牙进行不锈钢预成冠治疗（见要点2）
- 牙科治疗后2周复诊，检查并发症并加强预防计划
- 3个月后复查

M. 预后和讨论

- 未来患龋风险仍很高。选择家庭牙医、改进饮食方式和卫生习惯，并定期复诊能够获得较好的预后

N. 常见并发症和相应治疗计划

- 存在抑制因子的血友病病例对于治疗来说是很大的挑战，因为虽然有适当的因子代替品，但出血还是会继续。抑制因子是因子特异性抗体，血友病A患儿的发生率是25%～35%，血友病B患儿的发生率是3%～5%。对于这些病例，应将牙科治疗合并成一次疗程，并应用旁路药剂，例如因子Ⅶa，或者活化的凝血酶原化合物
- 患儿术后需要复查，因为可能发生一些并发症，例如气道受损，或上唇系带发生创伤出血，可以采用局部和/或全身措施进行处理

自学问题

1. 因子Ⅷ或者因子Ⅸ水平降低会影响哪项实验室筛查检测?

2. 除了术前和术后用药, 血友病患儿全身麻醉下治疗还需要注意哪些事项?

3. 有出血障碍的患儿禁忌服用哪类镇痛药物?

4. 血友病患儿出现抑制因子有什么重要意义?

5. 哪些局部麻醉技术可用于使用替代因子的血友病患儿?

为什么?

（答案在本书最后）

参考文献

[1] Brewer A. 2008. *Treatment of hemophilia. Dental management of patients with inhibitors to factor VIII or Factor IX.* Dental Committee, World Federation of Hemophilia. 45:1–4. http://www1.wfh.org/publication/files/pdf-1200.pdf (Accessed 19 June 2019).

[2] Brewer A, Correa ME. 2006. *Treatment of hemophilia. Guidelines for dental treatment of patients with inherited bleeding disorders.* Dental Committee, World Federation of Hemophilia. 40:1–9. www.wfh.org (Accessed 19 June 2019).

[3] Kerins, CA. 2018. Hematologic disorders. In: *The Handbook of Pediatric Dentistry*, 5th Edition. Nowak AJ, Casamassimo PS (eds). Chicago: American Academy of Pediatric Dentistry. pp. 382–93.

[4] Sanders BJ, Shapiro AD, Hock RA et al. 2004. Management of the medically compromised patient: hematologic disorders, cancer, hepatitis, and AIDS. In: *Dentistry for the Child and Adolescent*, 8th edition. McDonald RE, Avery DR, Dean JA (eds). St Louis: Mosby. pp. 559–64.

[5] Scott JP, Montgomery RR. 2007. Hereditary clotting factor deficiencies (bleeding disorders). In: *Nelson Textbook of Pediatrics*, 18th Edition. Kliegman RM, Behrman RE, Jenson HB, Stanton BR (eds). Philadelphia: Saunders Elsevier. Chapter 476. pp. 2066–9.

[6] Scully C, Dios PD, Giangrande P, Lee C. 2002. *Treatment of hemophilia. Oral care for people with hemophilia or a hereditary bleeding tendency.* World Federation of Hemophilia. 27:1–11. www.wfh.org (Accessed 19 June 2019).

[7] Stubbs M, Lloyd J. 2001. A protocol for the dental management of Von Willebrand's disease, haemophilia A and haemophilia B. *Aust Dent J* 46:37–40.

病例4

急性淋巴细胞性白血病

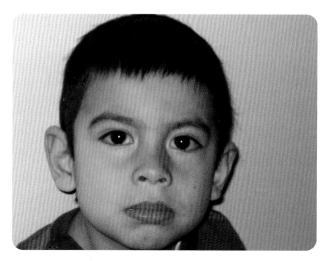

图8.4.1　正面像

A. 一般情况

● 3岁4个月，高加索男孩（图8.4.1）

B. 主诉

● 肿瘤科转诊，请求评估和治疗颌面部蜂窝织炎，现已消退

C. 家庭社会情况

● 中等收入家庭

● 有1个兄弟姐妹

● 母亲是主要看护者

D. 全身病史

● 急性T淋巴细胞白血病（见背景信息1）

● 甲型流感病毒阳性

● 诺如病毒阳性

● 无食物或药物过敏史

● 按时接种疫苗

目前用药情况

● 化疗和支持治疗（在儿童肿瘤病房）：5周诱导期，5周巩固期，8周临时维持期，7周延迟集约化期，如果需要进行再诱导，12周的维持期

背景信息1

急性淋巴细胞白血病（Acute Lymphoblastic Leukemia，ALL）

● 占急性儿童白血病的80%～85%，高发年龄为4岁

● 定义：骨髓中淋巴母细胞比例超过25%

● 最常见的症状和体征是厌食、烦躁、嗜睡、贫血、出血（包括口腔），瘀斑、高热、淋巴结肿大、肝脾肿大和骨痛等

● 白血病最常见的头颈部和口腔表现是咽喉肿痛、淋巴结肿大、牙龈出血和口腔溃疡

● 根据细胞遗传标记物的表达情况，治疗主要是针对复发的风险，包括联合诱导化疗，中枢神经系统预防，以及2.5～3.5年的维持化疗

● 鞘内注射疗法（通常是氨甲蝶呤）已经用于代替脑部放射治疗

● 以目前的治疗方案来说，标准风险的ALL治愈率超过90%。如果复发，40%～50%可在化疗和/或造血干细胞移植后治愈。造血干细胞移植适用于复发风险极高的患儿

● 预后取决于发病情况、初始白细胞计数、细胞遗传的异常程度，以及其他特定因素

- 联合用药包括：长春新碱、氨甲喋呤、泼尼松

E. 内科会诊

肿瘤团队

- 收集信息包括：潜在疾病、诊断时间、诊断后接受的治疗方法、治疗计划、手术、并发症、预后、目前的血液状况、过敏和用药情况
- 全血技术（CBC）基线
  - 血小板81000/mm³（正常150000~400000）
  - 白血病4100/mm³（5000~15000）
  - 中性粒细胞绝对计数（ANC）2600/mm³（1500~8000）
  - 红细胞计数4.16×10^{12}/L（4×10^{12}/L~5.2×10^{12}/L）
  - 血细胞比容34%（34%~40%）
  - 血红蛋白：11.2g/dL（11.5~13.5）

F. 牙科病史

- 未参加牙科之家
- 在监督下，口腔卫生状况良好
- 致龋饮食，高糖添加物以增加体重
- 使用含氟牙膏刷牙每天1次
- 居住地饮用水中未加氟
- 无牙齿外伤史
- 行为评估：不能配合常规牙科治疗

G. 口外检查

- 未见明显异常

H. 口内检查（图8.4.2）

软组织

- 局限性边缘性龈炎伴出血

硬组织

- 重度低龄儿童龋

乳牙列咬合评估

- 末端平面平齐
- 尖牙Ⅰ类关系
- 闭合时前牙接触

牙科检查

- 乳磨牙窝沟变色
- 上颌磨牙光滑面脱矿
- 视诊发现多处龋坏：上颌后牙和前牙

I. 诊断方法

- 全身麻醉下治疗时拍摄根尖片，可见多处龋坏（图8.4.3）

J. 鉴别诊断

发育方面

- 釉质发育不全
- 釉质矿化不全

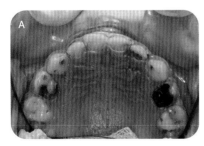
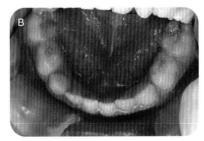
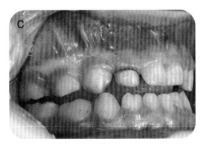
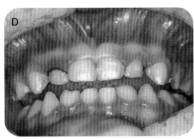
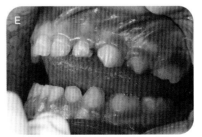

图8.4.2 （A~E）术前口内像

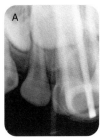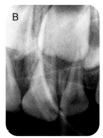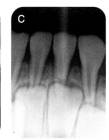
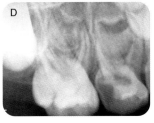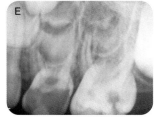
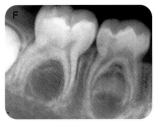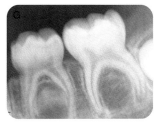

图8.4.3 术前X线片。（A）右上前牙；（B）左上前牙；（C）下前牙；（D）右上后牙；（E）左上后牙；（F）右下后牙；（G）左下后牙

感染

- 细菌
- 真菌

牙源性

- 牙齿结构缺损
- 龋齿
- 磨耗/磨损/酸蚀

炎症

- 牙髓病变
- 颌面部蜂窝织炎

K. 诊断和问题小结

诊断

- 活动性低龄儿童龋
- 活动性根尖周炎
- 牙源性感染引起的颌面部蜂窝织炎

问题小结

- 患龋高风险的原因：
  - 特殊健康需求儿童
  - 视诊可见的龋洞
  - 釉质脱矿
  - 视诊可见的菌斑
  - 致龋饮食（>3次糖暴露/天）
  - 应用的药物影响了唾液的流量
  - 缺乏氟化水源和氟添加剂
- 父母对治疗潜在并发症的知识有限
- 口腔脓血症和后续并发症的发生风险较高

L. 综合治疗计划

- 解释急性淋巴细胞白血病患儿在化疗期保持良好口腔健康的重要性（见要点1和要点2）
- 解释口腔健康护理方法（口腔黏膜炎的护理），口腔脓血症及其治疗的风险，以及治疗对口腔颌面部的长期影响
- 术前抗生素治疗控制龋病：
  - 术前每天使用0.2%氯己定凝胶4次，出现口腔黏膜炎时避免使用含酒精的制剂（会刺痛灼伤黏膜）
- 去除所有可能或已经累及牙髓的牙齿
- 去除刺激组织的因素
- 建立龋病防治计划，参加牙科之家
- 多面龋损以不锈钢预成冠修复，以延长保存时间并防止龋坏进展（图8.4.4）
- 窝沟变色的磨牙进行窝沟封闭
- 脱矿区域涂布氟保护漆
- 如果患儿处于免疫抑制期间而治疗又不能延期的情况下，牙科治疗前预防性应用IV抗生素以降低菌血症的发生
- 行为管理方面的考虑：
  - 全身麻醉下综合牙科治疗可以一次完成所有的治疗需求，避免延误癌症治疗。必要时可以同时进

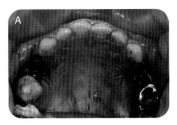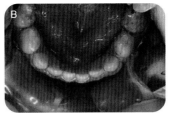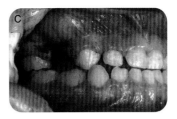

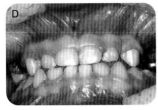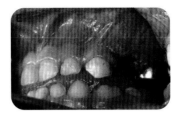

图8.4.4　（A~E）术后口内像

要点1

癌症治疗期的口腔护理

- 必须对患儿及其看护人进行培训
- 治疗期间的口腔卫生要求更为严格，无论患儿的血液状态如何，治疗期间必须用软毛牙刷或电动牙刷刷牙
- 患儿经过适当训练，可以使用超声波牙刷或牙线
- 免疫抑制治疗期间避免使用牙签和冲牙器
- 注重口腔保健的患儿，其患中度或重度口腔黏膜炎的风险将大大降低，并且不会出现败血症。对于口腔黏膜炎的护理，可以参考www.mascc.org上的指南（在"Study Group"任务栏下）
- 对于免疫功能低下的患儿，制霉菌素并不能预防和治疗真菌感染
- 患儿在口服药物或进食营养物质后应刷牙，或至少漱口
- 对于口干症和龋病高危的儿童，应当补充氟制剂

行其他治疗，例如腰椎穿刺和骨髓穿刺

术后和家庭护理说明

- 完全恢复后出院
- 48小时内进软凉食物
- 24小时后开始刷牙

预防计划

- 复诊计划：
  - 术后6周
  - 化疗后4个月复查
- 每次复诊在脱矿的区域使用氟保护漆

M. 预后和讨论

- 鉴于父母对于龋病的风险因素及潜在全身并发症的理解，控制龋病进展的预后还是不错的。但是，癌症诊断及其复杂的治疗会降低口腔护理的优先性。放纵患儿进食糖果和饮料也是一个重要的问题
- 鉴于化疗期间需要维持足够的营养，改变目前饮食习惯的可能性不大

N. 常见并发症和相应治疗计划

- 对于饮食建议的依从性不好
- 术后出血或感染
- 龋病持续进展
- 化疗相关的急性或长期口腔并发症（见背景信息2）
- 相应治疗计划包括：
  - 备选的充填材料，例如复合树脂、银汞合金、玻璃离子水门汀
  - 备选的牙髓治疗，例如拔除vs.后牙牙髓治疗（必须考虑慢性菌血症的风险）
  - 在确切的治疗实施以前使用氟化胺银阻断龋坏的发展
  - 笑气vs.门诊镇静vs.全身麻醉vs.常规治疗

要点2

癌症治疗期间的口腔治疗

- 理想的状况是，在癌症治疗开始前进行完善的口腔治疗和护理。如果未能完成，应当优化治疗程序并进行暂时性充填直到病情稳定
- 首先处理感染、拔牙、刮治术和刺激组织的因素，其次是龋齿、根管治疗和更换不良充填体。龋坏导致牙髓感染和疼痛的风险高低决定治疗牙齿的顺序
- 全血细胞计数（Complete Blood Count, CBC）包括白细胞绝对值计数（Absolute Neutrophil Count, ANC）是口腔治疗前必须检查的项目
- 以下情况应推迟择期牙科治疗：患儿免疫功能低下，例如ANC<1000，虽然一些肿瘤治疗团队认为ANC>500的情况即可进行侵入性牙科治疗。在急诊情况下，应当与患儿的主治医生讨论口腔治疗前是否需要预防性应用抗生素
- 由于很多急性淋巴细胞白血病（ALL）患儿都在接受全身固醇皮质类激素治疗，因此需要考虑肾上腺皮质功能抑制的可能性，必要时需要给予额外的类固醇
- 化疗诱导期和合并期需要牙髓治疗的乳牙应考虑拔除，因为如果牙髓治疗失败，可能造成牙源性感染
- 当恒牙需要进行牙髓治疗时，需要权衡发生菌血症和败血症的风险与牙齿保存价值之间的关系
- 如果患儿的口腔卫生较差或患中重度口腔黏膜炎

的风险较高时，口腔内的腭弓或舌弓等保持器需要去除。如果患儿能保持较好的口腔卫生，则可以保留表面光滑、适合的间隙保持器（例如带环丝圈式保持器）

- 残根、牙周袋>6mm的牙齿、急性感染期的牙齿、明显的骨丧失、涉及根分叉病变、有症状的阻生齿，以及无保留价值的牙齿在癌症治疗开始前7～10天都应拔除
- 血小板计数>75000/mm^{3}时是不需要额外治疗的，但是口腔外科操作后可能会出现局部出血时间延长的情况，需要积极处理
- 如果血小板计数<75000/mm^{3}而且必须进行侵入性治疗时，在治疗前需请内科医生会诊
- 个别患儿可能需要进行凝血检查，尤其是那些有肝脏病损或者凝血障碍的患儿
- 如果患儿正在进行或曾经接受过头颈部放疗或双膦酸盐治疗，外科治疗前应当请有经验的口腔外科医生会诊，评估颌骨坏死的风险
- 缓解期的患儿可以接受常规治疗，但是如果计划进行侵入性操作，CBC还是需要的
- 对长期留置中心静脉导管的患儿，目前没有证据支持预防性应用抗生素能够预防在口腔侵入性治疗后发生导管相关性感染

背景信息2

化疗对颅面部的急性和长期影响

- 化疗中的细胞毒性药物可引起全身多器官损伤，包括颅面部
- 中性粒细胞减少的定义是中性粒细胞少于1500/mm^{3}并且患儿易患共生体引起的口腔脓血症
- 化疗药物的细胞毒性反应引起的直接口腔毒性可导致口腔黏膜炎症、变薄和黏膜溃疡（黏膜炎）
- 最近的病例报道建议：化疗期间辅助使用粒细胞集落刺激因子（Granulocyte Colony Stimulating Factor, G-CSF）能够减少化疗引起的黏膜炎、疼痛等副作用

- 唾液功能也可能降低，虽然这种反应在一般儿童中还未见报道
- 化疗引起的其他急性口腔副作用有：继发感染、出血和神经毒性
- 这些问题在使用相对高剂量多种药物的化疗诱导期和巩固期更易出现
- 低于10岁接受化疗和/或放疗（全身照射或头颈部局部照射）的儿童可能出现牙齿发育缺陷，例如先天缺牙、短小的锥形牙根、根尖孔早期闭合、牙冠的大小形态异常、过小牙、髓腔宽大、牙本质和釉质不透明或缺损

自学问题

1. 接诊有ALL病史的患儿需要问那些重要的问题？

2. 化疗常见的副反应有哪些？

3. 为什么中性粒细胞减少症的儿童有患口腔脓血症的风险？

4. 对预防建议依从性差的患儿应当怎样调整治疗计划？

5. 如果患儿的全身疾病预后较差，如何调整治疗方案？

（答案在本书最后）

参考文献

[1] American Academy of Pediatric Dentistry Clinical Guidelines. 2018–2019. Dental management of pediatric patients receiving chemotherapy, hematopoietic cell transplantation, and/or radiation. In: *Clinical Practice Guidelines and Best Practices (Reference Manual)*. *Pediatr Dent* 40:392–400. https://www.aapd.org/research/oral-health-policies--recommendations/dental-management-of-pediatric-patients-receiving-Immunosuppressive-therapy-andor-radiation-therapy.

[2] Barberia E, Hernandez C, Miralles V, Maroto M. 2008. Paediatric patients receiving oncology therapy: review of the literature and oral management guidelines. *J Europ Acad Paediatr Dent* 9(4):188–94.

[3] da Fonseca MA. 1998. Pediatric bone marrow transplantation: oral complications and recommendations for care. *Pediatr Dent* 20:386–94.

[4] da Fonseca MA. 2000. Long-term oral and craniofacial complications following pediatric bone marrow transplantation. *Pediatr Dent* 22:57–62.

[5] da Fonseca MA. 2004. Dental care of the pediatric cancer patient. *Pediatr Dent* 26:53–7.

[6] da Fonseca MA. 2018. Childhood cancer. In: *The Handbook of Pediatric Dentistry*, 5th Edition. Nowak AJ, Casamassimo PS (eds). Chicago: American Academy of Pediatric Dentistry. pp. 360–70.

[7] Dahllof G. 1998. Craniofacial growth in children treated for malignant diseases. *Acta Odontol Scand* 56:378–82.

[8] Glenny AM, Gibson F, Auld E et al. 2010. The development of evidence-based guidelines on mouth care for children, teenagers and young adults treated for cancer. *Europ J Cancer* 46(8):1399–412.

[9] Goho C. 1993. Chemoradiation therapy: effect on dental development. *Pediatr Dent* 15:6–12.

[10] Gøtzche PC, Johansen HK. 2002. Nystatin prophylaxis and treatment in severely immunocompromised patients. *Cochrane Database Syst Rev* 2:CD002033.

[11] Hallett KB, et al. 2003. Medically compromised children. In *Handbook of Pediatric Dentistry*, 4th Edition. Cameron AC, Widmer RP (eds). London: Mosby. pp. 329–85.

[12] Hong CH, Allred R, Napenas JJ et al. 2010. Antibiotic prophylaxis for dental procedures to prevent indwelling catheter-related infections. *Am J Medic* 123:1128–33.

[13] Hong CH, Brennan MT, Lockhart PB. 2009. Incidence of acute oral sequelae in pediatric patients undergoing chemotherapy. *Pediatr Dent* 31:420–5.

[14] Hong CH, da Fonseca M. 2008. Considerations in the pediatric population with cancer. *Dent Clin North Am* 52:155–81.

[15] Hou GL, Huang JS, Tsai CC. 1997. Analysis of oral manifestations of leukemia: a retrospective study. *Oral Dis* 3:31–8.

[16] Lalla RV, Bowen J, Barasch A et al. 2014. MASCC-ISOO Clinical Practice Guidelines for the Management of Mucositis Secondary to Cancer Therapy. *Cancer* 120: 1453–61.

病例5

肝移植

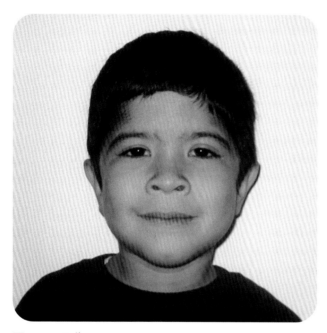

图8.5.1　面像

A. 一般情况

- 4岁11个月，高加索男孩（图8.5.1）

B. 主诉和现病史

- 儿童胃肠科转诊要求进行口腔评估及治疗
- 母亲发现无症状龋齿
- 母亲诉牙齿一直有某种程度的变色，但她并未注意

C. 家庭社会情况

- 在家和父母一起生活，家里还有一个6岁的孩子
- 中等收入家庭

要点1

肝移植患儿的病史

- 口腔医生要确定在口腔治疗前，儿童肝移植后功能是良好的。肝脏是具有重要功能的复杂器官，包括合成凝血蛋白。血液检查包括凝血酶原时间（Prothrombin Time, PT）和活化部分凝血酶时间（Partial Thromboplastin Time, PTT），可用于评估肝脏合成凝血因子的能力。每个实验室有自己的不同年龄儿童的凝血酶原时间和部分凝血活酶时间参考值
- 在口腔治疗前，应请儿科医生会诊凝血表达谱的结果。伴血小板隔离的脾功能亢进可能与肝衰竭有关，但当肝移植后血小板计数正常时，这种情况可以得到解决
- 已进行器官移植的患儿禁用肝炎疫苗，因为由于免疫抑制治疗，可能引起感染扩散

D. 全身病史

- 胆道闭锁，13个月时肝移植（见要点1）
- 用药情况：他克莫司0.8mg，每天2次。泼尼松龙每天1mg
- 由于出生时胆道闭锁和肝移植频繁住院和复诊
- 对鸡蛋和杏仁过敏，无药物过敏史
- 正常接种疫苗，包括麻疹、流行性腮腺炎、风疹，肝炎疫苗在肝脏移植前接种，当时患儿是有免疫力的

背景信息1

肝脏的功能及疾病

肝脏的重要功能

- 碳水化合物、脂质和蛋白质代谢
- 排泄前药物代谢（解毒）
- 合成血浆蛋白（血清蛋白）和凝血因子
- 糖原维生素B_{12}和铁的储存器官
- 降解血红蛋白；血红素被分解为胆绿素，胆绿素转化为胆红素，胆红素与葡萄糖醛酸结合成为水溶性共轭胆红素添加到胆汁中

儿童肝移植的常见适应证

- 慢性肝脏疾病：
  - 胆道闭锁（儿童肝移植的最常见原因）
  - α_1抗胰蛋白酶缺乏
  - 自身免疫性肝炎
- 代谢性肝脏疾病伴肝外并发症：
  - 纳氏综合征（Crigler–Najjar syndrome）
  - 尿素循环障碍和有机酸血症
- 急性肝衰竭
- 肝脏肿瘤

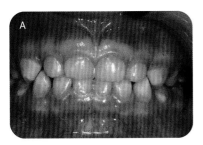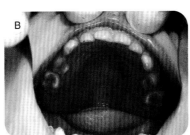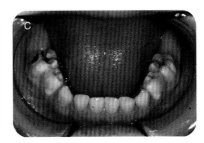

图8.5.2 术前口内像。（A）正面；（B）上颌；（C）下颌

E. 内科会诊

- 咨询儿童胃肠科医生
- 患儿所有的检查（肝功能、尿素和电解质、血压）都在正常水平（见背景信息1）

F. 牙科病史

- 未参加牙科之家
- 饮用瓶装果汁直到4岁
- 父母监督下口腔卫生一般
- 使用含氟牙膏
- 水氟化浓度适宜
- 无牙齿外伤史
- 无症状龋齿

G. 口外检查

- 未见明显异常

H. 口内检查

- 软硬组织：未见明显异常
- 乳牙列咬合评估：尖牙Ⅰ类关系和磨牙近中平面
- 无可见菌斑
- 乳磨牙龋坏
- 牙齿变绿，与胆道闭锁的病史一致（图8.5.2）
- 可能牙釉质矿化不良和/或右下第二乳磨牙釉质发育不全（萌出后牙体组织崩解和龋坏）
- 上颌前牙的腭侧面酸蚀
- 口腔和影像学检查配合

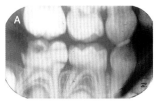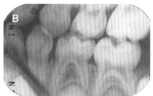
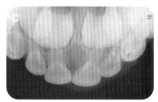

图8.5.3 术前X线片。（A）右侧咬合翼片；（B）左侧咬合翼片；（C）上颌前部验片

I. 诊断方法

- 影像学检查确定包括右下第二乳磨牙在内的多颗牙齿深龋坏（图8.5.3）

J. 鉴别诊断

- 新生儿溶血性疾病
- 釉质发育不全
- 牙本质发育不全
- 冠部牙本质发育异常（Shields Type Ⅱ）
- 先天性卟啉症

K. 诊断和问题小结

诊断

- 低龄儿童龋
- 肝脏移植
- 可能牙釉质矿化不良和/或右下第二乳磨牙釉质发育不全（萌出后牙体组织崩解和龋坏）
- 上颌前牙腭侧面酸蚀症
- 内源性牙齿染色，是由于正在钙化的牙体组织与非结合性胆色素相结合导致的

问题小结

- 肝移植
- 高度患龋风险由于：
  - 用瓶喝果汁直到4岁
  - 由于胆道闭锁婴幼儿住院治疗
  - 需要每天服用药物
  - 可能下颌第二乳磨牙釉质矿化不良/发育不良
  - 特殊健康需求
  - 未参加牙科之家
  - 未治疗的龋坏
- 免疫抑制治疗预防肝移植排斥

要点2

有肝脏疾病儿童的口腔治疗注意事项

- 包括利多卡因在内的药物代谢降低（解毒），但是轻度到中度肝病患儿对牙齿局部麻醉药物的一般耐受性良好；根据患儿体重给予合适剂量的局部麻醉药物以获得最佳的麻醉效果，并且不要超过推荐剂量的上限
- 常见麻醉剂和镇静剂的代谢降低（解毒）；除了使用笑气/氧气止痛/抗焦虑外，镇静或全身麻醉应限制在医院内进行
- 维生素K依赖型凝血因子（因子Ⅱ、因子Ⅶ、因子Ⅸ、因子Ⅹ）的合成减少；增加潜在的拔牙后出血风险
- 脾脏增大可能导致血小板隔离并减少了血小板数量；增加潜在的拔牙后出血风险
- 控制拔牙后出血的局部方法包括使用氧化再生纤维素（氧化纤维素或吸收性明胶海绵）和使用可吸收缝线缝合
- 如果血小板<50000/mm³应咨询血液科。考虑输血小板以避免出血时间延长
- 由于血液流向肝脏受阻可导致食管基部静脉曲张（扩张的血管）；慢性胃肠道出血可能导致贫血
- 牙齿变绿可能是由于在牙齿钙化阶段结合了胆色素，特别是胆绿素
- 不要使用非甾体消炎药止痛，因为会增加胃肠道出血的风险
- 使用低剂量对乙酰氨基酚，因为高剂量有肝毒性

- 对从出生即接受大量医学治疗的4岁儿童进行有效的口腔治疗

L. 综合治疗计划

- 建立龋病预防计划和参加牙科之家
- 全身麻醉下进行综合口腔治疗（见要点2）
  - 由于使用长效类固醇，在诱导期可以静脉给予氢化可的松25mg
- 右下第二乳磨牙去腐后不锈钢预成冠修复
- 高强度玻璃离子水门汀或复合树脂修复上颌第二乳磨牙和下颌第一乳磨牙的颌面洞
- 缓解术后疼痛可给予对乙酰氨基酚500mg作为栓剂，口内颊侧浸润0.5mL 2%含肾上腺素的利多卡因

随访

- 术后和家庭护理说明
- 建立定期随访的时间表

M. 预后和讨论

- 如果能够建立积极的预防计划，并且患儿能够得到

家庭和专业的口腔护理，则能取得良好的预后：
  - 每3个月进行口腔检查
  - 每半年涂氟1次
  - 当第一恒磨牙萌出充分，能达到隔湿要求后，应实施窝沟封闭
  - 每天使用含氟牙膏刷牙2次
  - 限制摄取含糖饮料/果汁和含糖零食的频率

N. 常见并发症和相应治疗计划

- 右下第二乳磨牙的广泛龋坏：
  - 如果牙髓暴露则进行牙髓切除术和不锈钢预成冠修复
  - 死髓牙伴感染时拔除牙齿，第一恒磨牙萌出后进行间隙管理/保持
- 从免疫抑制角度考虑，远中导板保持器是相对禁忌的
- 使用类固醇和免疫抑制剂引起的远期并发症有：牙龈增生、高血压、骨质疏松症等

要点3

儿童肝移植前的口腔管理

- 预防：向儿童和看护者宣传肝移植时和移植后进行积极口腔保健的重要性
- 治疗活动性龋或使其静止，使牙齿不会成为肝移植和其后3~6个月的潜在感染源
- 拔除龋坏严重的患牙和存在或可能存在牙髓病变的牙齿
- 咨询儿童胃肠科，寻求拔牙前凝血状态的建议并保证血小板数>50000/mm³

肝移植后的口腔管理

- 移植后6个月定期口腔复诊，进行口腔预防和护理
- 免疫抑制治疗
- 谨慎的交叉感染控制措施
- 免疫监视作用降低

- 淋巴瘤的风险增加（非霍奇金淋巴瘤或移植后淋巴结增生疾病）
  - 皮肤肿瘤的风险增加：加强日晒的安全性和使用高防晒因子的防晒霜
- 环孢霉素联合或不联合应用抗高血压药物硝苯地平，都可能引起牙龈增生和牙齿迟萌
- 他克莫司不会引起牙龈问题，是环孢霉素的替代药物
- 谨慎使用解热镇痛药物，因为这些药物可能增加环孢霉素和他克莫司的肾毒性。
- 低剂量糖皮质激素可用作免疫抑制剂，口腔治疗常常不需要加大剂量，除非是在全身麻醉下治疗
- 硫唑嘌呤和霉酚酸酯可用作器官移植后的免疫抑制剂，对口腔没有特殊的副作用

自学问题

1. 儿童最常见的需要肝移植的肝脏疾病是什么?

2. 肝病儿童牙齿染色的最可能原因是什么?

3. 肝病儿童应慎用哪些止痛药? 为什么?

4. 对于肝移植的患儿哪些镇痛药应禁用? 为什么?

5. 哪些免疫抑制药物会诱导牙龈增生?

（答案在本书最后）

参考文献

[1] American Academy of Pediatric Dentistry. 2018–2019. Use of local anesthesia for pediatric dental patients. In: *Clinical Practice Guidelines and Best Practices (Reference Manual)*. Pediatr Dent 40:274–80. https://www.aapd.org/research/oral-health-policies–recommendations/use-of-local-anesthesia-for-pediatric-dental-patients.

[2] Cocero N, Bezzi M, Martini S et al. 2017. Oral surgical treatment of patients with chronic liver disease: assessments of bleeding and its relationship with thrombocytopenia and blood coagulation parameters. *J Oral Maxillofac Surg* 75:28–34.

[3] Golla K, Epstein JB, Cabay RJ. 2004. Liver disease: current perspectives on medical and dental treatment. *Oral Surg Oral Med Oral Pathol Oral Radiol Endod* 98: 516–21.

[4] Greenwood M, Meechan JG. 2003. General medicine and surgery for dental practitioners; Part 5: liver disease. *Br Dent J* 195:71–3.

[5] Guggenheimer J, Eghtesad B, Stock DB. 2003. Dental management of the (solid) organ transplant patient. *Oral Surg Oral Med Oral Pathol Oral Radiol Endod* 95:383–9.

[6] Kuhnisch J, Daublandcr M, Klingbcrg G ct al. 2017. Best clinical practice guidance for local analgesia in paediatric dentistry: an EAPD policy document. *Eur Arch Paediatr Dent* 18:313–21.

[7] Schör K. 2007. Aspirin and Reye's syndrome – a review of the evidence. *Pediatr Drugs* 9:195–204.

[8] Scully C. 2014. *Scully's Medical Problems in Dentistry*, 7th Edition. Edinburgh: Elsevier.

[9] Seow WK, Shepherd RW, Ong TH. 1991. Oral changes associated with end-stage liver disease and liver transplantation: implications for dental management. *J Dent Child* 58: 474–80.

[10] Sheehy EC, Heaton N, Smith P, Roberts GJ. 1999. Dental management of children undergoing liver transplantation. *Pediatr Dent* 21:273–81.

[11] Wondimu B, Nemeth A, Modeer T. 2001. Oral health in liver transplant children administered cyclosporine A or tacrolimus. *Intern J Paediatr Dent* 11:424–9.

病例6

1型糖尿病

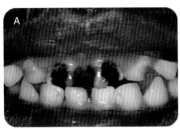
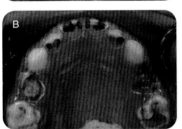
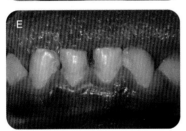
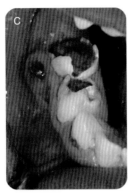
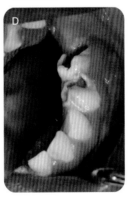

图8.6.1 （A～E）术前口内照片显示多发的严重龋坏

A. 一般情况

- 4岁，男孩
- 非洲裔

B. 主诉和现病史

- 社区牙科保健所转诊，要求评估和治疗严重的牙齿疾病，有夜间痛和牙龈脓肿病史
- 母亲陪伴就诊，母亲会说简单英语

C. 家庭社会情况

- 母亲是看护者

- 上午去学前班
- 父亲是信息技术人员，来本国攻读硕士学位
- 有2个年幼的弟弟或妹妹
- 她的家庭为了父亲的学业而移民

D. 全身病史

- 1型糖尿病（见背景信息1）
- 尚无药物过敏史
- 用药情况：注射胰岛素
- 住院时：2岁时确诊糖尿病曾住院
- 因糖尿病的最初症状曾去过急诊室
- 无手术史

E. 内科会诊

- 咨询儿科医生以确定：
  - 用药情况
  - 糖化血红蛋白（HbA1C）水平
  - 全身麻醉后非卧床护理的适合性
  - 镰状细胞检查

F. 牙科病史

- 3岁前夜间母乳喂养史
- 为控制血糖水平，在两餐之间进食含糖食物
- 3岁开始刷牙；每天早上刷牙1次，无人监督
- 使用含氟牙膏
- 社区有氟化水源
- 无牙外伤史
- 可以配合临床检查，但不能配合口内X线片检查

背景信息1

1型糖尿病

- 1型糖尿病（胰岛素依赖型糖尿病）是一种自身免疫疾病，当人体的胰岛素细胞遭到破坏后，身体停止制造胰岛素。机体需要胰岛素帮助葡萄糖从血液进入细胞，以调节机体的血糖水平。随着时间的推移，高血糖会损害身体的许多系统，特别是血管和神经系统。如果不加以控制，糖尿病可导致视力丧失、肾衰竭和下肢截肢等严重影响生活质量的并发症

- 发病率在全球范围内差异很大，15岁以下儿童每100000人的新病例数为0.5~60。1型糖尿病通常发病迅速，症状包括尿量增多（多尿）、口渴增加（多饮）、持续饥饿、体重减轻、视力改变和疲劳

- 通过便宜的血糖检测可以早期诊断1型糖尿病

- 健康人的正常空腹血糖为4.0~7.0mmol/L。随机血糖监测对诊断1型糖尿病非常有效，但是时间是至关重要的。随机血糖≥11.1mmol/L，或空腹血糖≥7.0mmol/L，均提示糖尿病。糖化血红蛋白（HbA1C或A1C）检测是一种检测此前2~3个月血糖控制情况的方法，它检测血红蛋白的糖化程度。美国糖尿病学会（American Diabetes Association）建议，糖化血红蛋白≥7%即为糖尿病

- 1型糖尿病患儿需要每天监测血糖数次，并不断仔细平衡饮食、运动和其他活动，以及胰岛素摄入量，以保持适当的血糖水平。胰岛素通常通过注射或泵给药。目前使用的胰岛素有几种类型：速效、短效、中效、长效和预混合。每位患儿都将根据其具体情况量身定制胰岛素方案

- 曾在社区牙医那里接受急诊治疗以控制疼痛和感染

- 未参加牙科之家

- 未在社区牙医那里接受牙科治疗

G. 口外检查

- 身高和体重与年龄相匹配

- 右颌下淋巴结病

H. 口内检查

- 软组织：下颌双侧第二乳磨牙局部牙龈肿胀；由于菌斑堆积，边缘龈普遍牙龈炎

- 牙列：发育适当的牙列

- 咬合：近中阶梯；正常切牙关系

- 牙科检查（图8.6.1）：

  ○ 近中、𬌗面、光滑面脱矿和广泛的龋洞

  ○ 多发的未充填的龋齿（包括下颌切牙），患龋高风险

  ○ 左上第二乳磨牙可见牙髓息肉

I. 诊断方法

- X线片（患儿术前检查不配合，故全身麻醉下拍摄X线片，图8.6.2）：

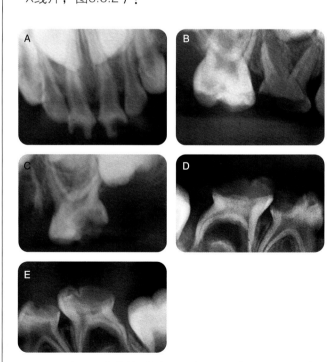

图8.6.2 （A~E）术前X线片显示多颗牙重度龋损，根分歧下透射影以及病理性牙根外吸收

○左上第一乳磨牙牙体组织崩解，呈根残状

○右上第一乳磨牙、左下第二乳磨牙和右下第二乳磨牙可见根分歧病变

○右上第一乳磨牙、右下第二乳磨牙可见炎性牙根外吸收

○所有的乳磨牙龋坏均累及牙髓

○上颌切牙龋坏，但根尖周未见异常

○乳磨牙的广泛感染可能会引起继承前磨牙的发育不良

•实验室检测：术前检查HbA1C、血糖

J. 鉴别诊断

•第二乳磨牙矿化不良可能是相关因素，但是崩解的形式符合母乳喂养引起重度低龄儿童龋的诊断

K. 诊断和问题小结

诊断

•1型糖尿病背景下的重度低龄儿童龋伴局部牙源性感染

问题小结

•疼痛

•慢性感染，在免疫功能受损的个体感染扩散的风

背景信息2

低血糖和高血糖

•即使有仔细的监测和严格的制度，许多1型糖尿病患儿的血糖水平仍然难以控制。这会导致危险的高血糖或低血糖。在极端情况下，可能会危及生命

低血糖

•低血糖的原因：

○过多的胰岛素

○锻炼

○延迟/不吃饭

○过量口服降糖药

○饮酒

○压力

•当血糖＜4mmol/L时，为低血糖。轻度低血糖症状包括：出汗、头晕、颤抖、刺痛（手、脚、嘴唇和舌头）、视力模糊、注意力难以集中/疲劳，以及饥饿。中度低血糖症状包括：行为古怪、粗鲁/自发大笑、醉酒、脾气暴躁、好斗或困惑、不配合、拒绝治疗。严重的低血糖可导致意识丧失

•低血糖要尽早治疗，如果治疗得当，在2~4分钟即可起效。当患儿变得易怒和困惑时，给葡萄糖可能变得更加困难。葡萄糖的摄入可以是含糖饮料（果汁/苏打水）、葡萄糖糖果、预包装凝胶，或挤压蛋糕糖霜等形式。一旦初步恢复，应进食复杂形式

的碳水化合物（面包、饼干、香蕉）

高血糖

•长期高血糖导致糖尿病酮症酸中毒。这是一种严重的紧急情况，发病率和死亡率都很高。如果怀疑有酮症酸中毒，应建议患儿立即联系糖尿病小组。糖尿病酮症酸中毒的发病时间较长，可能由以下原因引起：

○疾病/感染（包括牙齿感染，可导致严重血糖升高）

○胰岛素不足

○压力

○激素变化（怀孕/经期，睾丸激素和生长激素）

○类固醇治疗

•症状包括：

○口渴（可能非常极端）

○疲劳/无精打采/嗜睡

○口腔干燥

○排尿过多（高尿糖）

○对感染抵抗力下降

•糖尿病酮症酸中毒的治疗方法是由专业医生快速注射胰岛素。酮症酸中毒的诊断必须是非常肯定的：对低血糖患儿不正确地使用胰岛素可能造成灾难性后果

险高

- 由于感染导致血糖控制差的风险
- 母亲是主要看护者，但语言能力有限
- 家长对口腔健康与全身健康的关系认识有限
- 口腔卫生习惯和喂养习惯差
- 不配合
- 全身麻醉术前禁食或术后进食减少导致低血糖风险增加（见背景信息2）

L. 综合治疗方案

- 聘请专业翻译人员，确保其母亲充分了解建议、宣教、风险、获益和治疗方案。如果可能，要求其父亲到场
- 确保家长在感染扩散时能够获得急诊治疗，告诉他们出现发热、肿胀、不适时及时联系医院服务或社区服务。用高剂量的抗生素积极治疗播散性感染
- 联系参加牙科之家
- 制订防龋计划：
  ◦ 每天在监督下使用 > 1000ppm的含氟牙膏刷牙2次
  ◦ 每3个月使用22500ppm的氟保护漆全口涂氟
  ◦ 确保仅在维持血糖时给予含糖食物，而不是可随意获得甜食
  ◦ 采用鼓励访谈的方式，就夜间随意母乳喂养的口腔健康风险对父母进行宣教
- 在可能的情况下，与内科医生合作进行全身麻醉下的紧急综合治疗和手术，尽可能减少重复全身麻醉治疗的次数（见要点1）
- 后续护理：
  ◦ 48小时内进软食
  ◦ 服用对乙酰氨基酚48小时+/−布洛芬48小时（如果需要）
  ◦ 24小时后开始刷牙
  ◦ 复查计划：术后3个月复查，由牙科之家提供随访服务
- 在龋病控制之后，考虑正畸评估以解决间隙丧失的问题。目前间隙保持既不是适应证也不可行

M. 预后和讨论

- 炎症在去除感染源后（例如坏死的牙齿）迅速消失，并不需要全身使用抗生素，所以预后良好
- 由于预成金属冠的成功率很高，故以全冠修复龋坏牙齿的预后良好
- 由于糖尿病可导致口干症，从而提高了患龋风险，并导致伤口愈合延迟和口腔念珠菌病，所以患儿比较难维持好的口腔卫生状况
- 患儿家长在饮食和口腔卫生习惯对口腔健康影响的重要性方面的理解有限，加之语言的障碍，在国外照顾孩子的社会孤立感，让情况变得更加复杂。所以，患儿未来龋齿的进展情况堪忧

N. 常见并发症和相应治疗方案

- 如果患儿能够在笑气下配合治疗，可以考虑在笑气下进行紧急的牙齿拔除术
- 龋病控制：如果不能尽快实施全身麻醉下牙齿治疗，可在没有累及牙髓的活动性龋齿上涂布氟化胺银
- 对于龋坏严重的牙齿考虑拔除或间接牙髓治疗/牙髓切断术加冠修复
- 虽然并不常见，但是糖尿病患儿更易感牙周疾病，而且不良的牙周健康状况会影响血糖的控制。应鼓励糖尿病患儿进行细致的家庭口腔护理，并进行定期口腔检查

要点1

牙科治疗

门诊治疗

- 安排好预约，以减少对日常饮食/胰岛素的干扰。糖尿病患儿每次就诊都应携带以下物品：①血糖仪、②零食、③葡萄糖、④胰岛素
- 医务人员应当确定：①糖尿病是否得到了很好的控制（如果控制得很严格，是否有低血糖的症状）；②患儿有哪些低血糖的表征或症状（随时间变化）；③糖化血红蛋白，高糖化血红蛋白会增加感染的风险，并延迟伤口的愈合。然而，这种情况不应推迟消除感染的必要治疗。如果患儿有酮症，应推迟手术，直到酮症得到缓解
- 临床医生应意识到就诊期间的行为恶化可能是低血糖导致的，这种情况应通过血糖检查和必要时给予葡萄糖进行适当控制。如果正常的饮食未被打乱，适当的血糖监测可以实施的话，1型糖尿病患儿可以进行笑气吸入镇静。临床医生需要意识到笑气产生的分离感和刺痛感可能与低血糖的感觉类似。有些患儿可能觉得这样很痛苦。在门诊进行口服镇静和静脉镇静要特别慎重，并且必须有糖尿病治疗团队的紧密配合

全身麻醉

- 全身麻醉应在医院开展。应提前咨询糖尿病治疗团队。白天进行手术通常可行，最好是早上的第一台手术。手术开始前和手术进行中应检测血糖
- 术后要鼓励患儿尽快吃一些清淡的食物。与糖尿病治疗团队合作，根据儿童的需要制订胰岛素的需要量和术后护理方案
- 疼痛管理非常重要，可以让患儿尽可能地正常进食。牙科手术后的几天，患儿的饮食要根据需要调整。这样会导致胰岛素需求的变化。父母应警惕感染的征象，必要时咨询牙科治疗团队

自学问题

1. 儿童可以配合局部麻醉加笑气下的牙齿拔除。他在术中表现良好，但随后出现了易怒嗜睡的情况，请问患儿最可能的情况是什么？

2. 在全身麻醉术前检查中发现，患儿最近的糖化血红蛋白水平为9%，请问需如何处理？

3. 患儿在日间手术前血糖水平为3.4mmol/L，请问这时需要做哪些处理？

4. 手术后，患儿拒绝进食，能够喝水有排尿，无恶心呕吐，生命体征平稳，但是不愿意吃任何固体食物。请问这种情况下患儿可以出院回家吗？

5. 术后几周，患儿到你的诊所复查，她的母亲通过翻译告诉你，患儿每天喝2～3次含糖饮料。你会立刻告诉她要停止这种行为，两餐之间只能喝水吗？

（答案在本书最后）

参考文献

[1] Hallett KB, et al. 2013. Medically compromised children. In: *Handbook of Pediatric Dentistry*, 4th Edition. Cameron AC, Widmer RP (eds). London: Mosby. pp. 329–85.

[2] Nelson T, Killian C, Followell T, Tesini D. 2018. Patients with special health care needs. In: *The Handbook of Pediatric Dentistry*, 5th Edition. Nowak AJ, Casamassimo PS (eds). Chicago: American Academy of Pediatric Dentistry. pp. 445–87.

[3] Wray L. 2011. The diabetic patient and dental treatment: an update. *Br Dent J* 211(5):209–15.

病例7

哮喘

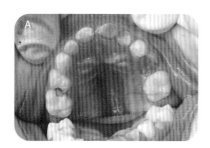

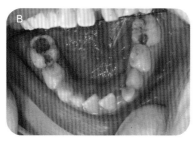

图8.7.1 术前口内照片。（A）上颌；（B）下颌

A. 一般情况

- 5岁，高加索女孩
- 初诊，社区口腔服务中心转诊

B. 主诉和现病史

- 2周前开始间歇性夜间牙痛，影响睡眠

C. 家庭社会情况

- 与父母一起生活，家里还有2个年长的孩子
- 低等收入家庭

D. 全身病史

- 中度持续性哮喘：通常能够较好地控制病情，很少有急性加重的情况（见背景信息1）
- 过敏性鼻炎

- 过敏源：尘螨、花粉
- 目前的用药情况：倍氯米松，每天2次；沙丁胺醇，需要时使用；皮质类固醇经鼻喷雾
- 8个月前，因急性哮喘入院
- 无已知的药物或食物过敏史，按时接种疫苗

E. 内科会诊

- 不需要儿科医生会诊，因为哮喘已经得了较好控制（见要点1）

F. 牙科病史

- 参加牙科之家，虽然去看过数次龋齿，但是未经治疗
- 饮食：经常喝果汁饮料
- 口腔卫生差
- 每天刷牙1次，无人监督
- 偶尔使用含氟牙膏
- 饮用水氟化水平为0.8ppm
- 对牙科治疗有焦虑情绪

G. 口外检查

- 口呼吸

H. 口内检查

软组织

- 硬腭表面白色斑块样病损
- 广泛性牙龈炎

乳牙列咬合评估

- 尖牙和磨牙I类关系

背景信息1

哮喘

定义

- 哮喘是一种常见的慢性气道功能障碍，其症状多变、反复发作，特征为气道梗阻、支气管高反应性及潜在的炎症反应

流行病学

- 全球有大约3亿人有哮喘
- 是儿童最常见的慢性疾病之一

病因学

- 病因尚不明确，包括花粉、霉菌孢子、室内尘埃、病毒感染、吸烟、冷空气、极度情绪刺激、运动及抗炎症治疗可能诱发哮喘的发作

病理生理学

- 气道炎症引起的变化导致气流受限
- 刺激物暴露导致支气管收缩
- 气道高反应性
- 气道水肿和黏液过度分泌

体征

- 哮鸣音
- 呼吸急促

症状

- 哮鸣音
- 呼吸急促
- 胸闷
- 咳嗽

分类

- 根据病因学分类：
  - 外源性：过敏
  - 内源性（特定因素触发，例如运动）
- 根据严重程度分类
  - 通过控制症状和病情加重所需的治疗水平，对哮喘的严重程度进行回顾性评估
  - 轻度间歇性哮喘
    - 症状频率小于等于每周2次，夜间症状频率小于等于每月2次
    - 不同强度的短暂性加重
  - 轻度持续性哮喘
    - 症状频率大于每周2次，但少于每天1次
    - 夜间症状频率大于每月2次
    - 症状加重可影响活动
  - 中度持续性哮喘
    - 每天使用 β_2 受体激动剂控制症状
    - 症状加重影响活动，出现频率大于等于每周2次
    - 夜间症状频率大于每周1次
    - 症状加重持续数天
  - 重度持续性哮喘
    - 持续性症状经常加重并有夜间症状
    - 体力活动受限

治疗处理

- 目的
  - 减轻功能障碍：症状控制良好、维持近乎正常的肺功能和正常的活动水平
  - 降低风险：防止病情恶化、尽可能减少紧急处理的需求、控制气流限制、减少治疗副作用
- 如何做到
  - 评估和检测
  - 患儿教育
  - 控制环境因素和发病条件
  - 药物治疗

牙科检查

- 大量菌斑
- 多颗牙齿龋坏（图8.7.1）
- 磨牙症，因为多颗牙齿表面磨耗严重

I. 诊断方法

- 微生物：取上腭黏膜拭子
- 根尖片（全身麻醉下拍摄，图8.7.2）

J. 诊断和问题小结

诊断

- 牙科焦虑症
- 重度低龄儿童龋
- 口腔念珠菌病；硬腭假膜型念珠菌感染
- 牙齿磨耗
- 牙髓病理性改变

问题小结

- 牙痛
- 进展性牙齿感染的风险
- 患儿非常焦虑
- 哮喘用药对口腔健康的影响

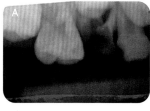
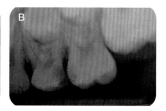
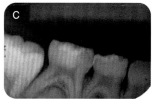
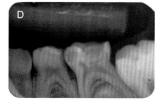
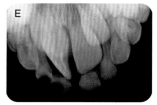

图8.7.2 术前X线片。（A）右上颌根尖片；（B）左上颌根尖片；（C）右下颌根尖片；（D）左下颌根尖片；（E）上颌𬌗片

要点1

哮喘的评估

病史

- 哮喘的类型及其严重程度
- 哮喘发作的频率
- 诱发因素
- 最近一次急性发作与入院
- 症状是否与运动和锻炼相关
- 常规和急性发作期间的用药，对治疗的反应

病情未控制或严重病例需咨询儿科医生

- 咨询内容包括：
  - 呼吸急促
  - 咳嗽
  - 哮鸣音
  - 呼吸深度和频率
  - 辅助肌呼吸
  - 肺部听诊
  - 血氧饱和度
  - 肺功能检测
  - 峰值流速测验
  - 呼吸量测定法

患龋高风险的原因

- 特殊健康需求
- 全身用药会影响唾液流量
- 已出现龋齿
- 低等收入家庭
- 餐间频繁的糖暴露（果汁）
- 每天仅刷牙1次，且无人监督
- 视诊可见的菌斑

K. 综合治疗计划

预防计划

- 饮食
  - 停止频繁的果汁摄入
  - 限制餐间零食

背景信息2

哮喘的治疗

药物治疗

- 初始治疗方案的设定基于哮喘的严重程度，之后根据哮喘的控制情况进行必要的调整，逐步进行哮喘治疗
- 持续性哮喘的患儿，无论疾病严重程度如何，都应每天用药，例如儿童使用糖皮质激素吸入（ICS）

快速缓解治疗

- 治疗急性期症状及急性发作
- 吸入短效 β_2 激动剂，例如沙丁胺醇

长期治疗控制

- 维持与控制持续性哮喘
- 首选：ICS（例如倍氯米松）
- 其他选择：
  - 白三烯受体拮抗剂（LTRA），例如孟鲁司特钠
  - 长效 β_2 受体拮抗剂（LABA），例如福莫特罗
  - 长效毒蕈碱拮抗剂（LAMA），例如噻托溴铵，12岁以下儿童禁用
  - 口服糖皮质激素
  - 免疫调节
- 长期使用标注剂量的ICS治疗对儿童生长发育、骨矿化密度及肾上腺功能是安全的
- 低剂量或中等剂量的ICS与儿童期白内障和青光眼的形成没有相关性

特发性（发展为过敏性疾病的倾向）

- 许多哮喘患儿是特发性的。确定是否对某些药物（例如阿莫西林）或牙科材料（例如一些氟保护漆的成分松香或树脂）过敏。如果有过敏史，那么在治疗过程中要禁用这类药物和材料

哮喘对口腔的影响及其处理

口腔黏膜改变

- 牙龈炎（与口呼吸相关）
- 口腔念珠菌病（与糖皮质激素的吸入有关）
- 口干症（与吸入性糖皮质激素的使用有关）

龋齿

- 没有充足的证据表明，哮喘患儿患龋齿的风险增加
- 乳糖是许多吸入药物的载体；乳糖的味道使患儿感觉吸入了一定剂量的药物
- 吸入药物的味道不太好，因此患儿会饮用甜饮料

哮喘治疗

- β_2 受体激动剂治疗的作用：
  - 减少唾液分泌
  - 降低菌斑pH
  - 肌肉舒张导致胃食管反流和相关的酸反流

- 口腔卫生
  - 每天刷牙2次（早、晚）
- 氟化物应用：
  - 坚持用含氟牙膏刷牙
  - 继续饮用氟化水
- 定期牙科就诊，涂布氟保护漆每年2次

治疗口腔念珠菌病

- 预防：
  - 考虑使用喷雾器
  - 吸入皮质类固醇后漱口
- 治疗：
  - 出现念珠菌病后，每天用氯己定漱口
  - 对于一些比较顽固的病例，可以考虑局部使用抗真菌药治疗

全身麻醉下综合牙齿治疗

- 全身方面（见背景信息2）：
  - 哮喘的预防性用药维持正常
  - 很多麻醉气体都具有扩张支气管的作用

- 牙齿方面（见背景信息3）：
  - 去除严重龋坏、松动牙（例如上颌乳中切牙）和死髓牙
  - 充填其余龋坏牙齿：多于2颗牙面龋坏的牙齿使用不锈钢全冠（Stainless Steel Crown，SSC）进行修复，如果牙髓暴露进行硫酸铁牙髓切断和SSC修复
  - 单颗牙面龋坏的磨牙使用高黏度玻璃离子水门汀进行充填治疗
  - 间隙保持
- 行为管理：
  - 全身麻醉下一次性完成所有牙齿的治疗过程
- 随访：
  - 术后和家庭护理说明：哮喘用药维持正常，重视刷牙
  - 复诊计划：术后2周复查，并建立常规的复诊日程表

L. 预后和讨论

- 应注意龋齿进展方面的预后
- 应注意改变目前饮食习惯的预后
- 由于常规哮喘用药和麻醉气体的扩张支气管作用，预防哮喘发作方面的预后较好
- 应注意预防念珠菌病的预后，因为患儿常规吸入皮质类固醇并很难漱口

M. 常见并发症和相应治疗计划

- 饮食建议依从性差
- 龋病继续进展
- 急性哮喘发作（见要点2）
- 可选择的治疗方案：
  - 使用笑气/氧气镇静
  - 使用氟化胺银阻止龋齿进展
  - 可选择的充填材料，例如银汞合金或复合树脂充填小的单面洞或复面洞
  - 可选择的牙髓治疗方法，例如死髓牙选择牙髓摘除术

背景信息3

哮喘患儿的牙科治疗

- 在牙科治疗之前，需要优先控制哮喘
- 如有哮鸣音、严重而且无法控制的哮喘，则应安排内科会诊并考虑住院治疗
- 在治疗牙齿的当天应正常使用治疗哮喘的药物，在牙科就诊时要随身携带支气管扩张剂
- 行为管理对缓解焦虑和降低急性发作的风险是必要的
- 对使用长效口服皮质类激素的患儿，局部麻醉下的常规牙科治疗不需要改变用药方案。但是在应激情况下，例如局部麻醉下复杂牙拔除或者全身麻醉下治疗则需要补充激素
- 必要时使用橡皮障
- 在牙科诊所使用的一些材料可能会引起发作：封闭剂、釉质粉尘、棉卷、亚硫酸盐、洁牙剂、羟基甲基丙烯酸酯

- 避免预约治疗时间过长
- 对于哮喘儿童，缓解疼痛的非甾体抗炎药（NSAIDs）的使用应该注意：约4%哮喘患儿对阿司匹林和其他的非甾体抗炎药过敏，可使用对乙酰氨基酚替代

镇静

- 对于有牙科焦虑的哮喘患儿，可以在笑气/氧气镇静加局部麻醉下进行舒适的牙科治疗
- 对哮喘患儿进行口服药物镇静需要慎重，使用前需要咨询儿科医生

全身麻醉

- 对重症哮喘或者哮喘未控制的儿童，在麻醉前应进行评估，对非急性牙科治疗应该在哮喘控制后再进行处理

要点2

哮喘发作

识别哮喘发作

- 能够听到呼气喘鸣伴烦躁不安
- 干咳
- 呼吸困难
- 鼻部扩张和肋间收缩
- 发绀：观察嘴唇和指甲的颜色
- 粗干啰音
- 心动过速
- 在急性哮喘发作时，喘息音消失是一个警告信号——可能出现了气道的完全瘫痪和呼吸停止

哮喘发作的治疗

- 帮助患儿保持舒适的姿势，通常是坐位
- 必要时提供气道支持
- 在必要时使用气囊–阀门–面罩装置补充氧气和通气
- 如果确认是紧急情况，应呼叫紧急援助
- 只有经过高级气道管理培训的人员才能尝试插管
- 经过培训的专业人士可以给予合适的药物
  - β₂受体激动剂
    - 沙丁胺醇吸入剂
    - 雾化吸入治疗
    - 皮下注射肾上腺素或特布他林
  - 抗胆碱能类
    - 吸入定喘乐
  - 糖皮质激素
    - 口服泼尼松

（APPD 2018—2019）

自学问题

1. 对哮喘患儿，在采集病史的时候需要提问那些重要的问题？
2. 列出一些哮喘发作的潜在刺激/促发因素？
3. 哮喘治疗期间4个主要方面是什么？
4. 列出一种防止哮喘的吸入药物和快速缓解哮喘急性发作的一种吸入药物。
5. 列出吸入性糖皮质激素治疗的一种常见口腔表现。

（答案在本书最后）

参考文献

[1] American Academy of Pediatric Dentistry. 2018–2019. Management of medical emergencies. In: *Clinical Practice Guidelines and Best Practices (Reference Manual). Pediatr Dent* 40:513–14. https://www.aapd.org/research/oral-health-policies--recommendations/management-of-medical-emergencies
[2] Boynton JR. 2018. Allergic and immune disorders. In: *The Handbook of Pediatric Dentistry*, 5th Edition. Nowak AJ, Casamassimo PS (eds). Chicago: American Academy of Pediatric Dentistry. pp. 314–37.
[3] Cornell A, Shaker M, Woodmansee DP. 2008. Update on the pathogenesis and management of childhood asthma. *Curr Opin Pediatr* 20:597–604.
[4] Ersin NK, Gülen F, Eronat N et al. 2006. Oral and dental manifestations of young asthmatics related to medication, severity and duration of condition. *Pediatr Int* 48:549–54.
[5] Garcia RI, Gregorich SE, Ramos-Gomez F et al. 2017. Absence of fluoride varnish–related adverse events in caries prevention trials in young children, United States. *Prev Chronic Dis* 4:160372. doi: https://doi.org/10.5888/pcd14.160372 (Accessed 20 June 2019).
[6] Global Initiative for Asthma. *Global Strategy for Asthma Prevention.* 2017. www.ginasthma.org (Accessed 20 June 2019).
[7] Kil N, Zhu JF, VanWagnen C, Abdulhamid I. 2003. The effects of midazolam on pediatric patients with asthma. *Pediatr Dent* 25:137–42.
[8] National Heart, Lung and Blood Institute. *Guidelines for the Diagnosis and Management of Asthma.* Full report. 2007. http://www.nhlbi.nih.gov/guidelines/asthma/ Accessed 20 June 2019).
[9] Redding GJ, Stoloff SW. 2004. Changes in recommended treatments for mild and moderate asthma. *J Fam Pract* 53:692–700.
[10] Ryberg M, Möller C, Ericson T. 1991. Saliva composition and caries development in asthmatic patients treated with beta 2-adrenoceptor agonists: a 4-year follow-up study. *Scand J Dent Res* 99:212–8.
[11] SIGN 153. *British guideline on the management of asthma.* A national clinical guideline. 2016. http://www.sign.ac.uk/sign-153-british-guideline-on-the-management-of-asthma.html (Accessed 20 June 2019).
[12] Steinbacher DM, Glick M. 2001. The dental patient with asthma – an update and oral health considerations. *JADA* 132:1229–39.
[13] Tootla R, Toumba KJ, Duggal MS. 2004. An evaluation of the acidogenic potential of asthma inhalers. *Arch Oral Biol* 49:275–83.

病例8

克罗恩病

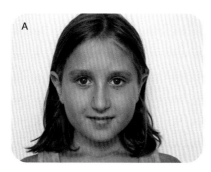
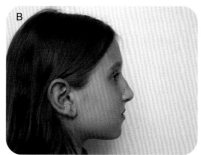

图8.8.1 （A，B）6个月随访时的正面像、侧面像

A. 一般情况

- 7岁4个月，高加索女孩（图8.8.1）

B. 主诉和现病史

- 儿童胃肠科转诊患儿，要求评估下唇肿胀和唇炎，这也是炎症性肠道疾病诊断内容的一部分
- 母亲诉近3～4个月出现进行性下唇肿胀并伴有腹部痉挛和腹泻

C. 家庭社会情况

- 与父母一起生活
- 有一个5岁的妹妹和2岁的弟弟
- 中等收入家庭

- 姨妈患有克罗恩病

D. 全身病史

- 因为体重减轻、腹部痉挛和腹泻住院。胃肠科医生怀疑该患儿患有克罗恩病（Crohn's Disease，CD），目前正在确诊中
- 腹部痉挛、腹泻、厌食和体重减轻3个月
- 目前尚未使用药物
- 未发现有食物和药物过敏史
- 疫苗接种正常

具体检查

- 体重21.5kg（低于正常儿童体重的25%）
- 血红蛋白：9.7g/dL（正常范围：11～14g/dL）
- 血小板：$507 \times 10^9/L$（正常范围：$140 \times 10^9/L \sim 400 \times 10^9/L$）
- C反应蛋白：13mg/L（正常范围：<10mg/L）
- 白蛋白：26g/L（正常范围：35～50g/L）
- 钡餐检查显示末端回肠远中部位有不规则狭窄
- 胃镜和结肠镜检查发现多个区域有炎症，末端回肠可见大面积溃疡

病理检查

- 胃、末端回肠和结肠活体组织检查发现急性和慢性炎症病灶
- 牙龈活体组织检查（下颌切牙唇侧牙龈）发现明显的慢性炎症和非坏死性肉芽肿。以上证据支持CD的临床诊断，疾病累及胃肠道多个部位（见背

背景信息1

- 炎症性肠病（Inflammatory Bowel Disease, IBD）可以分为溃疡性结肠炎（Ulcerative Colitis, UC）和克罗恩病（Crohn's Disease, CD）。不能明确区分溃疡性结肠炎和克罗恩病的时候，称之为不确定性肠炎
- 全球范围内儿童IBD的发病率呈上升趋势

克罗恩病

- 不明病因的慢性肉芽肿性炎性功能障碍，可能是在环境因素的刺激下遗传易感个体发生不适当的炎性反应所致
- 可能影响从口腔到肛门胃肠管腔的任何部位
- 典型的表现是波及小肠终末端部分（回肠）和大肠第一节段（结肠）
- 发病高峰在20~30岁，其中高达1/3的病例在20岁前发病
- 克罗恩病中有接近15%的病例有IBD家族发病史
- IBD的易感性可能涉及一些基因和遗传异质性，不同的基因具有类似的表型
- NOD2是最明确的易感基因，该基因的突变增加了CD的易感性。该基因编码的蛋白参与病原体的识别以及固有免疫反应中的细胞间信号传递

克罗恩病的治疗

- 通过药物诱导和药物维持缓解肠炎
- 严重营养不良和生长迟缓的病例，需要鼻饲配方食物，以进行营养支持、增加热量摄入
- 疾病复发和急性发作时对症治疗
- 如果药物治疗无法控制症状或者出现肠道梗阻、感染、瘘管、穿孔或出血并发症者，需外科手术治疗

背景信息2

儿童克罗恩病的表现

- 腹痛
- 腹泻±便血
- 食欲差
- 体重减轻
- 身高受影响，青春期发育迟缓
- 吸收不良和血液损失导致贫血
- 红细胞沉降速率（Erythrocyte Sedimentation Rate, ESR）或C反应蛋白（C-Reactive Protein, CRP）升高，血小板计数增加是炎症过程的表现
- 肠病引起的蛋白质损失导致低白蛋白
- 粪便钙保护蛋白升高
- 口腔软组织表现

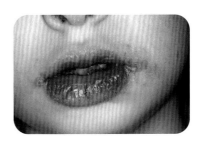

图8.8.2　下唇肿胀和口角炎

F. 牙科病史

- 6岁时看过牙医，未发现龋齿
- 因为患病，最近2周口腔卫生较差；因为下唇肿胀，刷牙困难
- 最近3个月食欲减退，但之前食欲很好
- 使用含氟牙膏刷牙
- 居住地氟浓度适宜
- 无牙齿外伤史

G.口外检查

- 双侧口角炎（图8.8.2）

景信息1和背景信息2）

E. 内科会诊

- 咨询儿童胃肠科医生

- 下唇肿胀明显，伴垂直裂隙
- 嘴唇干燥

H.口内检查

- 软组织：下唇黏膜肿胀，下唇裂隙中可见软组织息肉和溃疡，下颌中切牙边缘龈和附着龈肿胀（见要点1）
- 早期混合牙列，第一恒磨牙 I 类关系
- 双侧下颌恒侧切牙和左侧恒中切牙舌侧萌出，相应乳牙滞留（图8.8.3）
- 大量菌斑，以切牙唇侧为重
- 无龋牙列

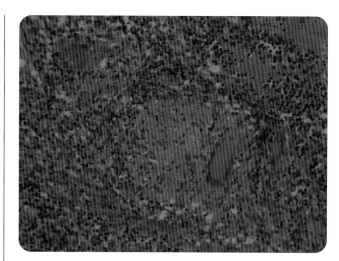

图8.8.4　牙龈肉芽肿的组织学图片，有上皮样巨噬细胞聚集，图像中央右侧是一个多核巨细胞

I. 诊断方法

- 全身麻醉下肠道内镜检查时，进行牙龈活检（见要点2）

J. 鉴别诊断

- 口面部肉芽肿（Orofaicial Granulomatosis, OFG）通常与食物或添加剂引起的超敏反应有关（见背景信息3）

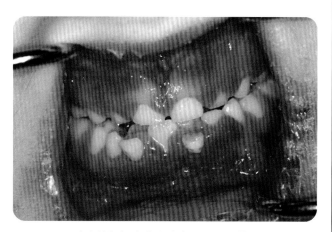

图8.8.3　口腔内软组织炎症和溃疡以及乳牙滞留

要点1

克罗恩病的口腔表现

- 高达40%的儿童在首次就诊时，可能具有一种甚至更多种下列克罗恩病的口腔表现：
  ○ 口唇和脸颊水肿
  ○ 口角炎
  ○ 黏膜牙龈炎（边缘龈或附着龈炎症），最常见于前牙区
  ○ 不规则的结节样肿胀或"鹅卵石样"颊黏膜
  ○ 下颌颊沟长而深的溃疡
  ○ 黏膜斑
  ○ 多发性口腔溃疡

要点2

活检证实肉芽肿性炎症和克罗恩病的诊断

- 非坏死性肉芽肿是克罗恩病关键的组织病理学表现，包含上皮样巨噬细胞聚集（"上皮样"：大量粉红色胞浆，跟鳞状上皮细胞类似）和多核巨细胞（图8.8.4）
- 病理学家对连续标本切片进行观察可见在受累的组织中，散在分布着松散形成的非坏死性肉芽肿
- 如果有牙龈或者黏膜斑病损，建议活检，因为在这些部位的活检中可以发现非坏死性肉芽肿
- 不建议行下唇活检，该操作有可能损伤颏神经的面支。而且，在过度水肿的唇组织中，肉芽肿比较稀少且零散分布，组织标本活检可能检查不到

表8.8.1　治疗克罗恩病的药物分类

药物分类	药物	评估
抗炎药物	糖皮质激素 　泼尼松龙 　布地奈德	常规糖皮质激素，初始高剂量以控制疾病
	肠内营养 氨基水杨酸盐 　柳氮磺胺吡啶 　氨水杨酸	常规成分或者半成分饮食控制6~8周 活性成分：5-ASA，在肠黏膜局部发挥作用抑制炎症
抗生素	甲硝唑 环丙沙星	对肠道菌群的抗菌效应
免疫调节剂	6-巯基嘌呤 硫唑嘌呤	免疫抑制 控制激素疗法
生物药物	英利昔单抗 阿达木单抗	单克隆抗体，中和关键炎症细胞因子、肿瘤坏死因子-α的生物活性

- 溃疡性结肠炎（Ulcerative Colitis, UC）：炎症性肠道疾病，累及结肠，可能与口腔阿弗他溃疡有关。有报道发现UC和CD的患儿，口腔黏膜的黄色小脓包常可发展为脓性口炎
- 遗传性血管水肿
- 过敏性血管水肿

K. 诊断

- CD和口腔病损
- 乳切牙滞留

L. 综合治疗计划

CD诊断后初期的药物治疗（表8.8.1）

- 6-巯基嘌呤25mg每天
- 泼尼松龙25mg每天服用4周后，之后每周减5mg，直到完全停药
- 铁补充剂用于治疗贫血：铁元素每天补充6mg

牙科治疗

- 牙龈活检有助于确定肉芽肿性炎症和CD的诊断
- 在CD得到控制之前暂缓牙科治疗

背景信息3

口面部肉芽肿

- 口面部肉芽肿（Orofacial Granulomatosis, OFG）的特点是口面部肿胀，组织活检可见特征性非坏死性肉芽肿，患儿没有克罗恩病或者其他系统性疾病的表现
- 可能与对某些食物或者饮料添加剂过敏有关，例如苯甲酸盐、肉桂和柠檬黄等
- 与食物添加剂过敏有关的OFG，通过饮食排查病情可以得到改善或消散，然而，严格控制饮食可能会非常困难
- 皮损内注射类固醇可以治疗OFG的口唇水肿
- OFG患儿可能没有明显的克罗恩病症状和体征，但有可能发展为肠克罗恩病
- OFG患儿应推荐给口腔黏膜病专家进行治疗，而同样也需要儿童胃肠病学家进行评估，因为OFG有可能发展成CD

- 拔除滞留的下颌乳切牙
- 口腔卫生宣教
- 定期复查咬合发育
- 定期口腔检查以促进口腔卫生的改善，并应用氟保护漆
- 第一恒磨牙萌出后尽快进行窝沟封闭

M. 预后和讨论

- CD经治疗后，口腔病损将消退

- 如果全身性CD复发，口腔病损也将重新出现
- 如果进行全身麻醉下治疗，泼尼松龙治疗可能抑制正常的肾上腺皮质反应，有出现低血压的风险。在糖皮质激素治疗的3~6个月，如果考虑全身麻醉则应该由麻醉师在麻醉诱导时静脉给予氢化可的松。在门诊局部麻醉下进行牙科治疗前，不必静脉给予氢化可的松或糖皮质激素

自学问题

1. 克罗恩病可能累及胃肠道管腔的哪些部分？
2. 说出克罗恩病几个可能的口腔颌面部表现？
3. 克罗恩病关键的病理生理学发现是什么？
4. 儿童克罗恩病治疗期间有哪几类药物可以使用？

5. 一些病例的口面部肉芽肿可能与某些特定的物质有关，这些物质是什么？

（答案在本书最后）

参考文献

[1] Challacombe SJ. 1997. Oro-facial granulomatosis and oral Crohn's disease: are they specific diseases and do they predict systemic Crohn's Disease? *Oral Dis* 3:127–9.

[2] Harty S, Fleming P, Rowland M et al. 2005. A prospective study of the oral manifestations of Crohn's disease. *Clin Gastroenter Hepatol* 3:886–91.

[3] Hussey S, Fleming P, Rowland M et al. 2011. Disease outcome for children who present with oral manifestations of Crohn's disease. *Eur Arch Paediatr Dent* 12:167–9.

[4] Kammermeier J, Morris M-A, Garrick V et al. 2016. Management of Crohn's disease. *Arch Dis Child* 101: 475–80.

[5] Leao JC, Hodgson T, Scully C et al. 2004. Review article: orofacial granulomatosis. *Aliment Pharmacol Ther* 20: 1019–27.

[6] Levine A, Koletzko S Turner D et al. 2014. ESPGHAN revised Porto criteria for the diagnosis of inflammatory bowel disease in children and adolescents. *J Pediatr Gastroenterol Nutr* 58:795–806.

[7] Scully C. 2014. *Scully's Medical Problems in Dentistry*, 7th Edition. Edinburgh: Elsevier.

[8] White A, Nunes C, Escudier M et al. 2006. Improvement in orofacial granulomatosis on a cinnamon- and benzoate-free diet. *Inflamm Bowel Dis* 12:508–14.

第9章

残疾儿童的牙科治疗

Nancy Dougherty

病例1

唐氏综合征（21-三体综合征）

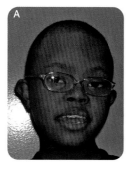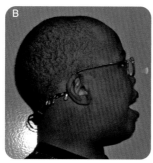

图9.1.1　（A，B）面像

A. 一般情况
- 年龄6岁6个月，非洲裔美国男孩（图9.1.1）
- 确诊为唐氏综合征（21-三体综合征）（见背景信息1）
- 首次就诊患儿

B. 主诉
- 患儿母亲诉曾经带患儿到其他口腔诊所就诊，但是接诊医生无法进行治疗

C. 家庭社会情况
- 患儿已经入学，就读于为特殊儿童开设的班级
- 母亲是患儿的主要看护人
- 中等收入家庭
- 患儿有2个姐姐，分别为8岁和11岁

D. 全身病史
- 心脏：Ebstein畸形（三尖瓣先天缺失）。该患儿的缺损不严重，不需手术修复；目前未服用任何药物，于儿童心内科门诊定期复查（见要点1）

- 曾有频繁的中耳炎及上呼吸道感染史
- 患儿3岁时曾住院进行鼓膜切开及鼓膜置管术。并因术后并发症而留院观察3天

要点1

唐氏综合征的系统疾病史

- 21-三体综合征患儿患有先天性心脏病的比例为40%~50%
- 采集病史时需问及以下问题：
  - 心脏病史
  - 心脏病症状
  - 是否进行过心脏手术
  - 治疗心脏病的用药情况
  - （心脏病）对活动的限制
- 由于解剖学异常以及免疫力低下，21-三体综合征患儿容易患上呼吸道感染（Freeman et al. 1998; Mitchell et al. 2003）

E. 内科会诊

- 请心内科医生会诊。患儿可以进行常规口腔治疗。不需要预防性使用抗生素

F. 牙科病史

- 患儿母亲曾带患儿到3名不同的口腔医生处就诊，对这3名医生提供的医疗服务均不满意
- 既往就诊时患儿不能配合进行口内检查
- 饮用水的氟化程度适中
- 患儿进食零食不频繁，但是饮用大量含糖饮料
- 患儿不能自行刷牙，在母亲强制的情况下允许母亲为其刷牙

G. 口外检查（图9.1.1）

- 患儿呈现21-三体综合征的典型面容，例如背景信息里所述
- 无其他重要发现

H. 口内检查（图9.1.2；见要点2）

- 混合牙列早期
- 下颌中切牙正在萌出
- 口腔卫生差
- 广泛的边缘性牙龈炎
- 牙列无龋

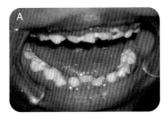
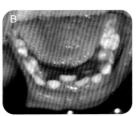
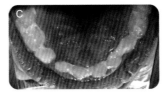

图9.1.2 （A~C）口内像显示广泛的边缘性牙龈炎

- 咬合关系：Ⅲ类错𬌗，乳磨牙近中阶梯

I. 诊断方法

- 没有取得患儿的影像学资料，原因如下：
  - 患儿无法配合进行影像学检查
  - 临床检查未见龋坏牙齿
  - 若对患儿进行影像学检查，需要在镇静下操作。考虑到患儿没有龋齿，并且曾发生过麻醉后并发症，医生认为此时进行影像学检查不符合风险/收益的有效平衡（见要点3）

J. 鉴别诊断

- 不需要

要点2

21-三体综合征的口腔及面部表现

- 21-三体综合征患儿可表现出一系列颅面畸形及牙齿异常。包括：
  - Ⅲ类错𬌗（原因为上颌发育不足）
  - 因口腔较小，相对表现出巨舌症
  - 牙齿迟萌
  - 先天缺牙
  - 小牙畸形，牛牙样牙以及其他牙齿解剖异常
  - 牙齿异位萌出或阻生
  - 患牙周疾病的风险增加（因免疫系统功能低下）

  （Pilcher 1998）

K. 诊断和问题小结

诊断

- 21-三体综合征
- 先天性心脏病（三尖瓣脱垂）
- 频发性中耳炎
- 牙龈炎
- 口腔卫生差
- 错𬌗畸形

问题小结

- 摄入含糖饮料较多，口腔卫生差，高度患龋风险
- 为该患儿建立牙科之家
- 口腔卫生差，免疫力水平低，因而患牙周疾病的风险高
- 恒牙异位萌出或阻生的风险高，尤其是上颌牙（原因为上颌骨发育不全）

L. 综合治疗计划

- 建立初级口腔卫生保健随访

要点3

21-三体综合征患儿的口腔健康

- 患龋风险评估：采用美国儿童牙科学会制定的龋病评估工具（CAT）对患儿进行龋病风险评估
- 牙周疾病：21-三体综合征患儿常在20岁之前就开始患有牙周疾病。在成年患儿中的患病率可达90%以上。这可能与该类患儿的免疫力低下有关。对此可以考虑早期积极干预治疗，包括洁治和全身系统性抗生素治疗
- 错𬌗，异位萌出，阻生：
  - 21-三体综合征患儿的Ⅲ类错𬌗包括面中部发育不足，大多数情况下需要手术矫正
  - 这类患儿应关注其牙列拥挤、异位萌出和牙齿阻生情况，可能需要正畸以及小手术来矫正

（Pilcher 1998; Hennequin et al. 1999; American Academy of Pediatric Dentistry [AAPD] 2018—2019）

- 采取口腔预防措施，局部应用氟化物
- 鼓励患儿减少饮用含糖饮料
- 鼓励患儿改善口腔卫生，着重于刷牙和使用牙线
- 3个月复查：
  - 重新评估患龋风险
  - 重新评估口腔卫生情况
  - 监控恒牙萌出情况
  - 重新评估患儿配合影像学检查的能力。如果可以配合，则拍片评估邻面龋和恒牙胚发育情况

M. 预后和讨论

- 本患儿大量饮用含糖饮料、口腔卫生差，这些因素增加了患龋风险。为了减少这一风险，需要调节饮食、增加口腔复诊频率，以及局部使用氟化物
- 此患儿因为免疫力低下以及口腔卫生状况差等因素的共同作用，使得其患牙周疾病的风险性高。加强口腔卫生、增加复诊次数，包括预防性洁治和监控牙周疾病，可以帮助改善此患儿的牙周预后情况
- 在治疗有智力障碍的儿童时，通常需要考虑其在诊所与家里的行为能力。21-三体综合征患儿的行为能力差别很大，很多患儿能够在治疗之后配合进行口腔保健。此患儿至今无法配合影像学检查。在母亲的帮助下，将患儿固定于诊椅上，对他进行了口内检查、预防性洁治及氟保护漆涂布。告知-演示-操作的方法效果有限。根据患儿母亲的描述，由于患儿的行为问题，在家中很难进行充分的口腔清洁。在就诊时医生尽可能地减少口腔操作对患儿的创伤，将来患儿有可能能够更加配合治疗。21-三体综合征的患儿发生镇静和全身麻醉并发症的风险较高，因此在对每例患儿进行常规口腔检查和治疗时，必须仔细考虑麻醉的必要性

N. 常见并发症和相应治疗计划

• 如果此患儿有临床可检出的龋齿，那么采用行为管理的方法能否保证其接受并完成需要的口腔治疗呢

• 如果此儿童有颈椎（寰椎）不稳定，医生需要如何调整治疗方式

• 如果该患儿能够配合治疗，则在现有年龄阶段的正畸治疗会有何不同

要点4

镇静治疗

• 21-三体综合征患儿由于解剖学变异及功能异常，使得其在镇静治疗及全身麻醉治疗时发生并发症的风险增高：
  ○ 先天性心脏缺损
  ○ 鼻咽复合体过小
  ○ 气道异常的发病率高，包括喉软骨软化、气管软化、支气管软化
  ○ 颈椎不稳定性增加
  ○ 肥胖
  ○ 肌张力低下
  ○ 阻塞性呼吸暂停

• 对于考虑进行镇静下或全身麻醉下治疗的21-三体综合征患儿，应谨慎进行风险/收益的综合评估
（Lewanda et al. 2016）

自学问题

1. 患有21-三体综合征的儿童有哪些系统性疾病会显著影响其寿命及生活质量？

2. 列出21-三体综合征患儿的4种典型颅面特征。

3. 说明21-三体综合征患儿常见的口内表现。

4. 列出21-三体综合征的哪些特征使其不适合在门诊进行镇静下治疗。

5. 列出21-三体综合征患儿易患早发并快速进展性牙周疾病的潜在因素。

6. 列出21-三体综合征患儿常见的4种健康状态。

7. 若患儿患有未明心脏病病史，需要向该患儿的心脏病医生获取哪些信息？

（答案在本书最后）

参考文献

[1] American Academy of Pediatric Dentistry. 2018–2019. Caries-risk assessment and management for infants, children, and adolescents. In: *Clinical Practice Guidelines and Best Practices (Reference Manual)*. *Pediatr Dent* 40:205–12. https://www.aapd.org/research/oral-health-policies–recommendations/caries-risk-assessment-and-management-for-infants-children-and-adolescents.

[2] American Academy of Pediatrics. 2011. Clinical report - health supervision for children with Down syndrome. *Pediatrics* 128(2):393–406.

[3] Freeman SB, et al. 1998. Population-based study of congenital heart defects in Down syndrome. *Am J Med Genet* 80(3):213–17.

[4] Hennequin M, et al. 1999. Significance of oral health in persons with Down syndrome: a literature review. *Dev Med Child Neurol* 41(4):275–83.

[5] Jones KL, Jones MC, del Campo M. 2013. Recognizable patterns of malformation. In: *Smith's Recognizable Patterns of Human Malformation*, 7th Edition. Philadelphia: Elsevier.

[6] Lewanda AF, et al. 2016. Preoperative evaluation and comprehensive risk assessment for children with Down syndrome. *Paediatr Anaesth* 26(4):356–62.

[7] Mitchell RB, Call E, Kelly J. 2003. Ear, nose and throat disorders in children with Down syndrome. *Laryngoscope* 113(2):259–63.

[8] Pilcher ES. 1998. Dental care for the patient with Down syndrome. *Down Syndrome Res Pract* 5(3):111–16.

病例2

脑性瘫痪，支气管肺发育不良

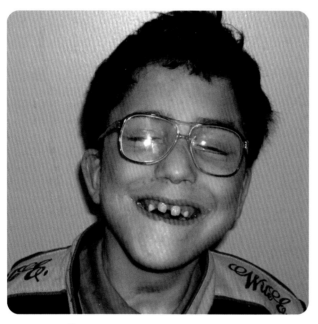

图9.2.1 面像

A. 一般情况

- 8岁2个月，高加索男孩（图9.2.1）
- 患儿已确诊脑性瘫痪、支气管肺发育不良、哮喘、轻度智力残疾

B. 主诉

- 该患儿此次为就诊18个月之后的复诊

C. 家庭社会情况

- 患儿已经入学，就读于为特殊儿童开设的班级
- 家庭成员包括母亲、父亲和3个哥哥姐姐
- 父亲全职工作，母亲为全职母亲
- 中等收入家庭

D. 全身病史

- 患儿是早产儿（患儿胎龄26周时出生，出生时体重978g）（见要点1）
- 脑性瘫痪，混合型（痉挛和运动障碍）（见背景信息1）
- 因出生时长时间正压通气，导致支气管肺发育不良
- 2岁时因吸入性肺炎住院治疗
- 轻度/中度哮喘，现阶段每天使用氟替卡松及沙丁胺醇吸入
- 轻度智力残疾

要点1

低出生体重和相关疾病

- 极低出生体重（<1000g）的婴儿面临一系列生理和发育的问题，这些问题在新生儿阶段始终存在，甚至延续成为一生的健康问题。这些问题包括：
  - 脑性瘫痪
  - 支气管肺发育不良（比足胎龄出生的儿童患哮喘的比率更高）
  - 动脉导管未闭
  - 智力障碍
  - 视觉缺陷（早产儿视网膜病）
  - 听觉缺陷

（Hack et al. 2005）

背景信息1

脑性瘫痪

- 脑性瘫痪是指由于在出生前或婴儿期对大脑发育的非进行性损伤而导致的一组运动和姿势发育障碍性疾病，患儿的运动能力受限。脑性瘫痪引起的运动障碍通常伴有感觉、认知、交流障碍，和/或癫痫症（Bax et al. 2005）

- 支气管肺发育不良（BPD）是早产的常见并发症，常见于胎龄不足30周以及出生体重<1200g的早产儿。它的发生与新生儿因为呼吸系统尚未发育完全而需要正压通气（PPV）有关。PPV可以导致肺部微血管和肺泡的损伤。BPD的新生儿在儿童后期甚至在成人之后出现肺部功能异常的风险都会增加（Blayney et al. 1991; Jobe and Bancalari 2001）

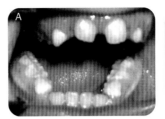
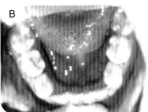
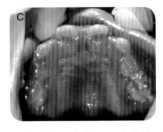

图9.2.2　（A～C）患儿口内像显示边缘性牙龈炎和下牙列拥挤

E. 内科会诊

- 请初级保健医生会诊，确定患儿目前的呼吸状况稳定

F. 牙科病史

- 自3岁起一直在固定的牙科诊所治疗

- 就诊次数少，不规律（上次就诊为18个月以前）

- 对简单的操作反应激进，在牙椅上行为亢奋：尽量保持每次检查及治疗时间较短

- 进食零食不频繁，主要在进餐时进食

- 饮用水氟化水平适宜

- 自己刷牙（每天1～2次）

G. 口外检查（图9.2.1）

- 未见明显异常

H. 口内检查（图9.2.2A～C）

- 混合牙列早期（略迟于正常年龄）

咬合情况

- 覆盖9mm，前牙开𬌗

- 下牙列中度拥挤

- 乳磨牙近中阶梯，尖牙 I 类关系

口腔卫生差

- 边缘性牙龈炎

- 临床检查未发现龋坏

I. 诊断方法

- 进行了影像学检查（咬合翼片及曲面体层片），但是由于患儿配合度差，不能保持静止姿势使得结果对诊断的辅助性差

J. 鉴别诊断

- 不需要

K. 诊断和问题小结

诊断

- 脑性瘫痪

- 认知障碍（轻度）

- 继发支气管肺发育不良及轻度/中度哮喘

存在的问题

- 口腔就诊不规律

- 口腔卫生差导致的牙龈炎

- 口腔卫生差及哮喘用药导致患龋的风险高

- 邻面龋损情况不明

- 覆盖过大致牙外伤的风险增加

- 下牙列中度拥挤

L. 综合治疗计划（见要点2）

• 预防性洁治（必要时需要在镇静下操作）

• 涂氟治疗

• 口腔卫生检查及饮食指导（患儿与家长一起）

• 正畸咨询：

  ○ 测量间隙，评估牙弓长度

  ○ 评估患儿的行为能力可否配合正畸治疗（如果此时需要正畸治疗）

• 3个月复诊：

  ○ 重新评估患龋风险

  ○ 重新评估口腔卫生和软组织状况

M. 口内像以及治疗后照片

• 不需要

N. 预后和讨论

• 尽管患儿因口腔卫生差而处于患龋的高危状态，但是患儿从未患龋。该患儿今后患牙周疾病的风险也很高，但是可以通过加强口腔卫生维护来改善。进行全面的预防性洁治操作可能会比较困难，因而可以考虑在镇静下进行（见要点3）

• 错殆畸形的预后不佳。尽管患儿可以配合进行口内检查和预防性洁治，但是今后是否仍可配合治疗、是否能够配合较复杂的治疗操作尚不可知，故在决定是否开始正畸治疗前要评估并充分考虑如上因素

O. 常见并发症和相应治疗计划

• 如果患儿此时患有龋齿，那么过去使用的行为管理技术是否能够保证患儿配合完成需要的治疗

• 如果该患儿此时需要治疗，其是否适合门诊镇静治疗或者是否更适合入院在手术室内进行治疗

• 假设不考虑该患儿的行为因素，此年龄阶段的正畸治疗有无其他特殊考虑之处

要点2

脑性瘫痪患儿的口腔健康

• 患龋风险：采用美国儿童牙科学会的龋病评估工具（AAPD）来评估患儿的龋风险等级（AAPD 2018—2019a）

• 对患儿家长进行饮食指导（AAPD 2018—2019a, b）

• 舌和口周肌肉组织的肌张力减退导致前牙开殆、上腭狭窄（本病例不存在上腭狭窄的情况）

• 吞咽模式不成熟，有典型的伸舌动作，可以导致前牙开殆

• 吞咽反射不良，有些脑性瘫痪患儿表现出持续的流涎，引起口周皮肤发炎（Ortega et al. 2007）

• 使用吸入药物治疗哮喘使得患念珠菌病的风险增高

• 牙周炎症：

  ○ 告知家长日常口腔护理的重要性。指导家长帮助患儿维护口腔健康

  ○ 增加复诊频率，进行口腔健康维护和预防性洁治，控制牙龈炎症（AAPD 2018—2019c）

• 错殆畸形：

  ○ 在混合牙列早期进行正畸评估

  ○ 评估牙齿大小、形态、位置

  ○ 进行间隙管理（AAPD 2018—2019d）

要点3

镇静方面的考虑

- 患儿有支气管肺发育不良，吸入性肺炎和轻度/中度哮喘病史，使得其在进行镇静下治疗时呼吸系统有可能出现并发症
- 根据美国麻醉医师学会（ASA）制定的全身情况分级系统，该患儿属于ASA Ⅱ级（轻度系统性疾病）
- 如果患儿必须在镇静和/或全身麻醉下才能进行牙科治疗，则需要考虑呼吸系统病史以确定合适的治疗地点（门诊或住院）及麻醉方式（AAPD 2018—2019e）

自学问题

1. 极低体重出生婴儿伴有的可以产生长期后遗症的并发症有哪些？

2. 列出脑性瘫痪患儿的3种口内/口外并发症，以及发病原因。

3. 判断对错：脑性瘫痪是一种进行性神经障碍。

4. 新生儿最频发支气管肺发育不良是在什么阶段？

（答案在本书最后）

参考文献

[1] American Academy of Pediatric Dentistry. 2018–2019a. Caries-risk assessment and management for infants, children, and adolescents. In: *Clinical Practice Guidelines and Best Practices (Reference Manual). Pediatr Dent* 40:205–12.https://www.aapd.org/research/oral-health-policies--recommendations/caries-risk-assessment-and-management-for-infants-children-and-adolescents.

[2] American Academy of Pediatric Dentistry. 2018–2019b. Policy on dietary recommendations for infants, children and adolescents. In: *Clinical Practice Guidelines and Best Practices (Reference Manual). Pediatr Dent* 40:65–7.https://www.aapd.org/research/oral-health-policies--recommendations/dietary-recommendations-for-infants-children-and-adolescents.

[3] American Academy of Pediatric Dentistry. 2018–2019c. Periodicity of examination, preventive dental services, anticipatory guidance/counseling, and oral treatment for infants, children and adolescents. In: *Clinical Practice Guidelines and Best Practices (Reference Manual). Pediatr Dent* 40:194–204. https://www.aapd.org/research/oral-health-policies--recommendations/periodicity-of-examination-preventive-dental-services-anticipatory-guidance-counseling-and-oral-treatment-for-infants-children-and-adolescents.

[4] American Academy of Pediatric Dentistry. 2018–2019d. Management of the developing dentition and occlusion in pediatric dentistry. In: *Clinical Practice Guidelines and Best Practices (Reference Manual). Pediatr Dent* 40:352–65. https://www.aapd.org/research/oral-health-policies--recommendations/management-of-the-developing-dentition-occlusion-in-pediatric-dentistry.

[5] American Academy of Pediatric Dentistry. 2018–2019e. Monitoring and management of pediatric patients before, during and after sedation for diagnostic and therapeutic procedures. In: *Clinical Practice Guidelines and Best Practices (Reference Manual). Pediatr Dent* 40:287–316.https://www.aapd.org/research/oral-health-policies--recommendations/monitoring-and-management-of-pediatric-patients-before-during-and-after-sedation-for-diagnostic-and-therapeutic-procedures-update-2016.

[6] Bax M, Goldstein M, Rosenbaum P et al. 2005. Proposed definition and classification of cerebral palsy. *Dev Med Child Neurol* 47(8):571–6.

[7] Blayney M, Kerem E, Whyte H, O'Brodovich H. 1991. Bronchopulmonary dysplasia: improvement in lung function between 7 and 10 years of age. *J Pediatrics* 118(2):201–6.

[8] Hack M, Taylor HG, Drotar D et al. 2005. Chronic conditions, functional limitations, and special health care needs of school-aged children born with extremely low-birth-weight in the 1990s. *JAMA* 294(3):318–25.

[9] Jobe AH, Bancalari D. 2001. Bronchoplmonary dysplasia. *Am J Respir Crit Care Med* 163(7):1723–9.

[10] Ortega AOL, Guimaraes SS, Ciamponi ALL, Mari SKN. 2007. Frequency of parafunctional oral habits in patients with cerebral palsy. *J Oral Rehab* 34;323–8.

病例3

注意缺陷多动障碍

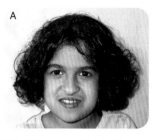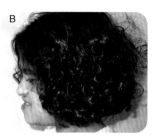

图9.3.1 （A，B）面像

A. 一般情况

- 9岁6个月，龄女孩（图9.3.1）
- 初诊

B. 主诉和现病史

- 常规检查，并进行正畸治疗评估

C. 家庭社会情况

- 家庭成员包括母亲、父亲和1个兄弟
- 父母均全职工作
- 家庭成员均健康

D. 全身病史

- 患儿7岁时被诊断为注意缺陷多动障碍（ADHD）。据患儿母亲描述，该患儿的表现主要是注意力不集中。她很健忘并且无法集中注意力，但是在学校或其他场所均未表现出行为异常（见背景信息1和要点1）
- 轻度哮喘，上呼吸道感染可导致加重
- 轻度湿疹
- 患儿于儿童发育门诊随诊，每6个月复诊1次。在儿科治疗哮喘及湿疹

- 目前服药：
  - 盐酸哌甲酯缓释片：27mg每天1次，用米治疗ADHD（见要点2）
  - 沙丁胺醇吸入治疗哮喘（患儿上次进行吸入治疗为3个月之前）
  - 倍他米松软膏涂布患处治疗湿疹

E. 内科会诊

- 儿科医生确认患儿的哮喘为轻度
- 要求家长每次带患儿于口腔诊所就诊时随身携带哮喘吸入器

F. 牙科病史

- 患儿曾就诊于牙科进行口腔清洁及氟化物治疗。据家长述无行为问题（家庭近期搬家，因此更换牙医）
- 搬家以前生活的地区无氟化水源。现饮用水氟化水平适宜
- 健康，相对低致龋饮食，家长注意到节制零食
- 每天刷牙2次，没有监督。母亲知晓患儿刷牙效果不佳（图9.3.2.B可见右上第一恒磨牙处食物残渣）。然而，该患儿抗拒由其他人帮助刷牙

G. 口外检查

- 患儿面中部发育不足，颌骨相对前突（图9.3.1B）

H. 口内检查（图9.3.2）

- 前牙及双侧后牙反𬌗
- Ⅲ类错𬌗

背景信息1

注意缺陷多动障碍（ADHD）

- 注意缺陷多动障碍是一种神经生物方面的执行力紊乱。"执行力"指的是为了完成某项任务的脑力活动，例如集中注意力、时间管理、组织整理、减少冲动行为

- 症状可分为轻度到重度。诊断标准为在12岁前至少出现数项下列症状并且无法被归类为其他精神障碍（例如抑郁症、躁郁症、焦虑症、药物滥用等）

ADHD的分型

- 注意力缺陷型（ADHD-PI）
- 多动/冲动控制障碍（ADHD-PHI）
- 混合型（ADHD-C）

注意力缺陷的表现

- 无法注意到细节
- 无法听从指导，不能完成学校作业
- 组织能力很差
- 避开、讨厌或不愿意参加需要持续集中精神的事情
- 经常遗忘和/或遗失物品
- 常由于外来刺激而分心

多动/冲动控制障碍的表现

- 烦躁，坐着时扭来扭去
- 到处乱跑，攀爬
- 说话太多
- 无法等待和排队
- 常常"忙个不停"

（American Psychiatric Association 2013）

- 前牙开殆
- 上牙列中度拥挤，上颌尖牙异位萌出
- 口腔内中度菌斑和牙石堆积
- 口腔卫生差导致边缘性牙龈炎
- 未发现龋齿

要点1

ADHD的伴发疾病（估算发病率）

- 对立违抗性障碍（40%～50%）
- 焦虑症（20%～40%）
- 品行障碍（7%～20%）
- 抑郁症（5%～40%）
- 躁郁症（10%～22%）
- 药物滥用
- 睡眠障碍

（Faraone and Kunwar 2007; Garner et al. 2013）

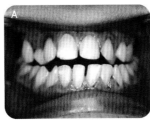
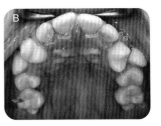
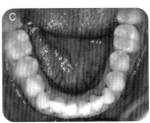
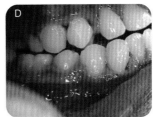
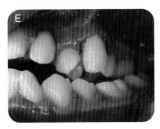

图9.3.2　（A～E）口内像显示错殆畸形和牙龈炎

I. 诊断方法

- 尝试拍摄咬合翼片，但是患儿咽反射严重。尝试了7次之后，患儿无法耐受。考虑临床检查未发现龋坏，决定不拍摄X线片。未来若使用笑气下拍摄X线片患儿可能会接受

J. 鉴别诊断

- 不需要

K. 诊断和问题小结

诊断

- ADHD
- 哮喘
- 湿疹
- Ⅲ类错𬌗
- 前牙开𬌗、反𬌗
- 上牙列中度拥挤,上颌尖牙异位萌出
- 牙龈炎
- 口腔干燥

问题小结

- 口腔卫生差
- 咽反射严重
- 难以集中注意力完成一项任务,例如刷牙
- 口干导致菌斑容易堆积

L. 综合治疗计划

- 建立牙科之家
- 口腔预防性洁治
- 氟化物治疗
- 考虑使用氯己定来减少牙龈炎症
- 监测口腔卫生,与母亲一起研究怎样可以使患儿能够更有效地刷牙,或使其允许母亲帮助刷牙
- 正畸会诊
- 3个月复查:
  - 重新评估口腔卫生和牙龈状况

M. 预后和讨论

- 目前为止患儿无法做到每天进行彻底的口腔卫生维护。虽然患儿没有龋坏,但是牙龈存在炎症。目前解决问题的关键在于,怎样改善患儿的注意力来有质量地完成刷牙这项任务。与母亲商议可尝试在刷牙时使用计时器,或者观看患儿平日喜爱的短视频,这样同时也可以充当计时器
- 与儿科医生尝试调整用药量来改善口干症状
  (Bimstein et al. 2008)

- 患儿可以自主坐在牙椅上,并且言语丰富,可良好沟通。本次检查中因咽反射严重和注意力无法维持导致未能拍摄X线片。未来的口腔治疗需要考虑行为引导的方法,例如缩短口腔检查时间,明确每一步操作的目标,在每步操作时数数,从1数到10(Klingberg 2014)
- 患儿需要正畸治疗。需要考虑如下因素:
  - 口内放置了正畸矫治装置后,患儿维护其口腔卫生的能力
  - 患儿能够耐受口内治疗的程度(强烈咽反射)。患儿复诊时将对其行为能力进行进一步评估

N. 常见并发症和相应治疗计划

- 如果患儿有可见的龋损,应考虑采用哪些行为控制方法来保证患儿能够配合进行影像学检查和充填治疗呢

要点2

治疗ADHD的常用药物

兴奋剂

- 哌甲酯(利他林,盐酸哌甲酯缓释片)

选择性去甲肾上腺素再吸收抑制剂(SNRI)

- 阿托西汀(托莫西汀)

α₂肾上腺素激动药

- 胍法辛(Tenex, Intuniv)
- 氯压定(可乐定)

- 上述所有药物均可以导致一定程度的口干。并发症包括头痛、食欲减退、睡眠障碍、情绪紊乱。在很小一部分患儿中发现阿托西汀与自杀意愿增加相关。兴奋剂和阿托西汀可以导致血压升高,激动剂可以引起低血压、心动过缓和药物镇静作用
  (Frielander et al. 2003; Cascade et al. 2010; Graham et al. 2011)

自学问题

1. "执行力"是什么意思？

2. 智力残疾是否是ADHD的表现？

3. ADHD-PHI型患儿有什么行为特点？这些行为特点会如何影响口腔诊疗中的行为管理？

4. 使用何种类型的药物来治疗ADHD？这些药物

对口腔会有什么影响？

5. ADHD 有哪些伴发疾病?这些疾病对口腔健康维护有什么影响？

（答案在本书最后）

参考文献

[1] American Psychiatric Association. 2013. *Diagnostic and Statistical Manual of Mental Disorders (DSM-5)*, 5th Edition. Washington, DC: American Psychiatric Association.

[2] Bimstein E, Wilson J, Guelmann M, Primosch R. 2008. Oral characteristics of children with attention-deficit hyperactivity disorder. *Special Care Dent* 28(3):107–10.

[3] Cascade E, Kalali AH, Wigal SB. 2010. Real-world data on attention deficit hyperactivity disorder medication side effects. *Psychiatry* 7(4):13–15.

[4] Faraone SV, Kunwar AR. 2007. ADH in Children with Comorbid Conditions: Diagnosis, Misdiagnosis, and Keeping Tabs on Both. Medscape Psychiatry. https://www.medscape.org/viewarticle/555748_1 (Accessed 20 June 2019).

[5] Friedlander AH, Yagiela JA, Paterno VI, Mahler ME. 2003. The pathophysiology, medical management, and dental implications of children and young adults having attention deficit hyperactivity disorder. *CDA Journal* 31(9):669–78.

[6] Garner AA, O'Connor BC, Narad ME et al. 2013 The relationship between ADHD symptom dimensions, clinical correlates, and functional impairments. *J Dev Behav Pediatr* 34(7):469–77.

[7] Graham J, Banaschewski T, Buitelaar J et al. 2011 European guidelines on managing adverse effects of medication for ADHD. *Eur Child Adolesc Psych* 20:17–37.

[8] Klingberg G. 2014. Children with disabilities. In: *Behavior Management in Dentistry for Children*, 2nd Edition. Wright GZ, Kupietzky A (eds). Hoboken: John Wiley & Sons, Inc. pp. 92–105.

病例4

癫痫症，智力障碍

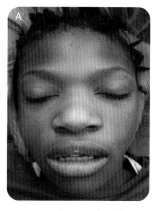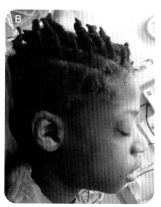

图9.4.1 （A，B）面像

A. 一般情况

- 13岁10月，非洲裔美国国籍女孩（图9.4.1）
- 癫痫症，认知缺陷（重度）
- 为了行静脉（IV）镇静下口腔治疗前来就诊

B. 主诉

- 患儿在一次癫痫症发作时外伤导致上前牙脱出。患儿的母亲想恢复其外观

C. 家庭社会情况

- 患儿家庭成员包括母亲，祖母和一个妹妹
- 患儿就读于公立学校中为特殊教育开设的班级

D. 全身病史

- 患儿足月出生于安提瓜岛
- 患儿曾有癫痫症大发作病史，强直/阵挛型。根据母亲的描述，患儿初次癫痫症发作是在4月龄时（见背景信息1）
- 患儿最近一次癫痫症发作为18个月前
- 患儿直到2岁6个月龄时才能在不用旁人搀扶下独立行走
- 患儿一直未能达到与年龄特征相匹配的语言功能水平，主要通过肢体动作来表达需求
- 根据患儿的神经发育报告，患儿患有严重的智力障碍
- 现用药：丙戊酸（抗癫痫药）

E. 内科会诊

- 在患儿进行静脉镇静前，请其初级保健医生进行了会诊，认为患儿的癫痫症目前控制良好，无其他系统性情况显示不宜进行镇静。因为患儿的癫痫症已经在过去1年多的时间内控制良好，根据美国麻醉医师协会，患儿目前所处状态为ASA II 级或 ASA III 级（见要点1）

F. 牙科病史

- 患儿已经在本牙科诊所就诊10年，每年就诊复查1次
- 尽管患儿允许母亲每天2次为自己刷牙，但是每次都很抗拒牙科治疗
- 因为患儿的抗拒行为，在非静脉镇静的情况下只能进行粗略的口腔检查
- 患儿最初在4年前发生左上中切牙全脱出，并在1小时内进行了再植及牙髓治疗。18个月前，在患儿参加夏令营期间该牙再次脱出，当时没有进行再植

背景信息1

癫痫症

定义

- 癫痫症发作：人大脑皮层神经元的同步放电导致临床上明显的功能或行为的改变
- 癫痫症：两次或以上无已知原因引起的癫痫症发作（即特发性发作）
- 70%～75%的癫痫症发作是特发性的

非特发性发作的病因

- 发热，尤其是2岁以内的幼儿
- 先天性代谢缺陷
- 先天性脑部畸形
- 后天的脑皮质缺损（肿瘤、感染、外伤）
- 神经组织退化性病变
- 神经营养障碍
- 电解质平衡紊乱
- 中毒/药物作用

癫痫症发作的分类

- 全面性发作（包含双侧大脑半球）
  - 伴有意识丧失
- 部分性发作（局限于大脑皮质的某些离散的区域）
  - 不伴意识丧失，可能有意识改变
- 癫痫症持续状态：经久的，无自限性的癫痫症发作，可危及生命
- 广泛性和局部性发作是根据发作的不同临床表现来细分的

（Turner and Glickman 2005; Lockhart 2013; Engorn and Flerlage 2015）

- 1年前为了修复缺失牙，医生为患儿制作了活动义齿（类似Hawley），但是患儿拒绝佩戴
- 饮用水氟化水平适宜
- 健康，低致龋饮食

G. 口外检查（图9.4.1）

- 未见明显异常

H. 口内检查（图9.4.2）

- 恒牙列
- 外伤导致左上中切牙缺失
- 右侧上下颌第一磨牙、第二磨牙银汞充填体完好
- 咬合：磨牙及尖牙Ⅰ类关系，覆𬌗70%，覆盖1mm
- 软组织正常

要点1

采集癫痫症病史

- 在问诊癫痫症患儿时，需了解癫痫症发作是否已经得到良好控制，或者是否患儿在抗癫痫症治疗下仍有发作，这一信息很重要。需询问以下信息，向家长或内科医生询问均可（Mehmet et al. 2012; Lockhart 2013）：
  - 发作类型
  - 发作频率
  - 最近一次发作的时间
  - 癫痫症发作时患儿的意识状态和呼吸情况
  - 是否有癫痫症发作先兆，若有先兆，是否每次都会引起发作
  - 发作后的身体状况
  - 癫痫症持续的时间
  - 在服用哪些抗癫痫药
- 对于患儿的一般状况分级评估，在美国最广泛应用的是美国麻醉医师协会（ASA）制定的患儿术前风险评估系统（ASA 2014）：
  - ASA Ⅱ级：有轻度系统性疾病
  - ASA Ⅲ级：有重度系统性疾病

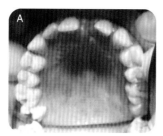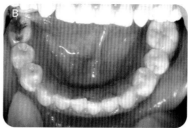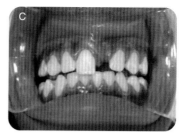
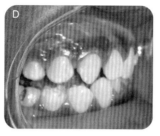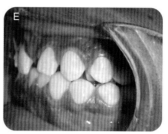

图9.4.2 （A~E）口内像显示上颌左侧恒中切牙缺失

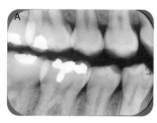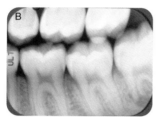
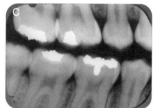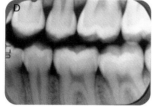

图9.4.3 （A~D）术前咬合翼片

- 口腔卫生良好
- 未发现活动性龋齿

I. 诊断方法

- 患儿在镇静下拍摄了4张咬合翼片，显示无邻面龋损（图9.4.3）
- 本次就诊前3个月曾拍摄1张上前牙根尖片，显示无病变（根尖片未列出）

J. 鉴别诊断

- 不需要

K. 诊断和问题小结

诊断

- 癫痫症

要点2

癫痫症的口腔并发症

- 癫痫症发作时患儿伴有意识丧失和/或丧失行为控制能力，因此牙齿和口腔软组织受到创伤的概率比一般人高
- 一些通用的抗癫痫药能够引起严重的并发症：
  - 大仑丁（苯妥英钠）可引起牙龈增生。可以通过良好的口腔卫生维护和去除菌斑来减轻增生
  - 丙戊酸可引起血小板减少。尽管血小板减少症通常不严重，对于重要的择期手术而言需要在术前进行出血指标的检测
  - 卡马西平可引起口腔干燥、舌炎、溃疡和口腔炎

（Aragon and Burneo, 2007; Mehmet et al. 2012）

- 重度认知障碍

问题小结

- 左上中切牙因外伤而缺失
- 极度抗拒牙科治疗

L. 综合治疗计划

- 已经为患儿预约了两次静脉镇静下治疗
- 在第1次治疗时，以下项目已经完成：

○ 口腔检查

○ 影像学检查

○ 预防性洁治，局部涂氟

○ 取上下牙列印模，技工室制作左上恒中切牙间隙保持器

• 在第2次静脉镇静下治疗时，将该保持器粘固在患儿口中

• 若此后保持器不发生其他问题（或其他口腔急症），则该儿童每年在静脉镇静下进行一次口腔检查

M. 预后和讨论

• 虽然用保持器代替左上恒中切牙只是在患儿能够行种植义齿修复前的一项过渡性治疗，但其预后并不确定。尽管患儿目前癫痫症控制良好，但仍需特别关注患儿能否耐受保持器。因患儿不耐受可摘式保持器，因此仍需观察其能否接受固定式保持器

• 患儿的母亲非常关注患儿的口腔健康状况，并坚持为患儿清洁口腔。因而，此时患儿的口腔卫生状况非常好。如果到了母亲不再是患儿主要看护人的时候，则无法确定患儿能否继续保持良好的口腔卫生状况。由于患儿的行为障碍，则需要一位认真负责的看护人员来保证她的牙列和牙周组织的健康

N. 常见并发症和相应治疗计划

• 患儿在癫痫症发作时曾反复外伤，因此在制订治疗计划时要充分考虑到以后发生外伤的可能性。此病例已知患儿不能耐受活动性保持器

• 对于不可控制的癫痫症患儿不建议使用活动性保持器，因为癫痫症发作时保持器可能在口内发生移位，导致口腔内软组织损伤，或可能阻塞气道

• 另外，也不考虑制作Maryland桥，因其在癫痫症发作时也有移位和吸入的可能

• 3或4个单位的固定桥同样不适合这位患儿。首先患儿的其他上前牙都是完好的，因此用来做冠很可惜；其次，前牙区的固定桥修复增加了基牙在癫痫症发作时受创伤的可能性

• 在慎重考虑之后，医生认为种植义齿是修复左上恒中切牙缺失的最佳选择

要点3

癫痫症发作的应急处理

• 如果患儿在口腔诊疗场所发生癫痫症发作：

○ 移除患儿口中所有的器械或装置，移除牙椅周围所有物品

○ 将牙椅放平，高度尽量放低

○ 如有可能，将患儿侧卧

○ 不要试图制动患儿

○ 记录癫痫症发作的时长

○ 如果有以下情况，呼叫急救人员：

– 患儿的监护人告知本次癫痫症发作属于非典型性发作

– 癫痫症持续超过3分钟

– 患儿出现发绀的症状

○ 以6～8L/min的速度给氧

○ 癫痫症发作停止后，评估患儿的意识状态分级

○ 观察直至患儿的意识状态恢复至静息平稳状态时方可从诊疗场所离开（当患儿存在严重的认知障碍时可能很难评估患儿的意识状态）

○ 进行简单的口腔检查，检查癫痫症发作过程中是否发生了口腔内的损伤

○ 根据患儿发作后的状态，允许患儿在监护人的陪护下返家，或将其转诊至急诊室做进一步的监测和评估

（Aragon and Burneo 2007）

自学问题

1. 癫痫症的两大分类是什么？

2. 癫痫症的定义是什么？

3. 对有癫痫症病史的患儿进行治疗操作前一定要询问哪些问题？

4. 美国麻醉医师协会（ASA）制定了一个麻醉前评估量表，是用来评估什么的？

5. 多数抗癫痫药都会引起牙龈增生吗？

6. 还有哪些药物可以引起口腔并发症？

（答案在本书最后）

参考文献

[1] American Society of Anesthesiologists. 2014. ASA Physical Status Classification System. https://www.asahq.org/standards-and-guidelines/asa-physical-status-classification-system (Accessed 20 June 2019).

[2] Aragon CE, Burneo JG. 2007. Understanding the patient with epilepsy and seizures in the dental practice. *J Can Dent Assoc* 73(1):71–6.

[3] Engorn, B, Flerlage, J. 2015. *The Harriet Lane Handbook*, 20th Edition. Philadelphia: Elsevier. pp. 474–80.

[4] Lockhart PB. 2013. Outpatient management of the medically compromised patient. In: *Oral Medicine and Medically Complex Patients*, 6th Edition. Oxford: Wiley-Blackwell. pp. 83–5.

[5] Mehmet Y, et al. 2012. Management of epileptic patients in dentistry. *Surg Sci* 3:47–52.

[6] Turner MD, Glickman RS. 2005. Epilepsy in the oral and maxillofacial patient: current therapy. *J Oral Maxillofac Surg* 63:996–1005.

病例5

自闭症谱系障碍

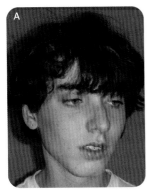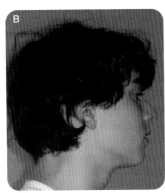

图9.5.1　（A，B）面像

A. 一般情况

- 14岁2月，高加索男孩（图9.5.1）
- 复诊患儿

B. 主诉

- 患儿常规复查，其母亲诉有牙龈出血

C. 家庭社会情况

- 患儿与父母及一个11岁的弟弟一起生活
- 患儿在私立学校就读
- 父母均为全职工作者
- 中等收入家庭

D. 全身病史

- 患儿被诊断出患有自闭症谱系障碍（ASD）并且正在服用利培酮来缓解过度敏感和攻击行为（见背景信息1）
- 患儿在儿童早期曾患哮喘。据母亲描述近3年来已经没有哮喘发作，现在没有服用治疗哮喘的药物

- 患儿因肾盂积水（尿道受阻导致肾脏扩张）由一位儿童泌尿科医生每年随诊，这是在产前超声检查时发现的（有家族肾脏疾病史）。肾脏功能一直在正常范围内
- 患儿身体状况较好，目前没有服用任何药物

E. 内科会诊

- 目前不需要

F. 牙科病史

- 患儿自3年前在同一牙科诊所就诊。每6个月常规检查1次
- 患儿诉有口干
- 生活在非氟化水源地区。1~8岁服用含氟化物的维生素
- 低龄时期抗拒口腔检查和治疗，随年龄增长配合度改善。当允许玩儿掌上游戏以分散其注意力时，配合度明显增加（见要点2）
- 在无监督帮助的情况下每天自行刷牙1~2次（拒绝他人帮助进行口腔清洁），因而口腔卫生较差
- 进食种类较局限（由于食品质地的问题，患儿喜欢软食，不需要太多咀嚼的食物），但致龋性较低

G. 口外检查（图9.5.1）

- 未见明显异常

H. 口内检查（图9.5.2）

- 恒牙列，除第三磨牙外其余牙齿均已萌出
- 咬合：覆盖2mm，覆𬌗50%，Ⅰ类磨牙和尖牙关系

• 边缘性牙龈炎，主要在上下前牙区

• 中/重度菌斑堆积

• 口腔卫生差

• 口内黏膜湿润度差，唾液黏稠

• 牙列无龋

• 第一磨牙已经进行了窝沟封闭

I. 诊断方法

• 拍摄了2张咬合翼片，没有发现邻面龋（图9.5.3）

J. 鉴别诊断

• 不需要

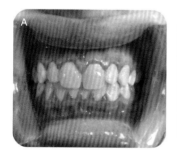
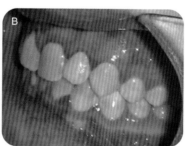
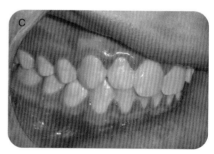
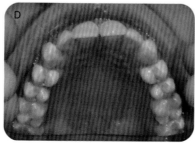
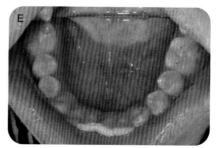

图9.5.2 （A～E）口内像显示菌斑堆积和牙龈炎

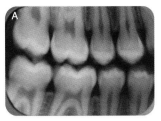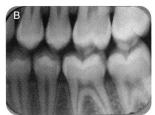

图9.5.3　（A，B）咬合翼片

K. 诊断和问题小结

诊断

- 自闭症谱系障碍
- 哮喘（控制良好）
- 口干
- 菌斑堆积
- 边缘性牙龈炎

问题小结

- 口干、频繁进食含糖食物、口腔卫生差增加了患龋和牙周疾病的风险（见要点1）

L. 综合治疗计划

- 预防性洁治
- 氟化物治疗
- 考虑氯己定含漱来缓解牙龈炎
- 咨询内科医生来决定可否通过更换药物或调整剂量来缓解口干
- 回顾口腔卫生状况（家长与患儿一起）
- 第二磨牙窝沟封闭
- 3个月复查

M. 预后和讨论

- 由于患儿口腔卫生差，因此牙周健康预后较差。这个问题既往与患儿及家长均讨论过。然而患儿述有口腔敏感，"不喜欢刷牙，因为不喜欢刷牙的感觉，并且不喜欢任何牙膏的味道"。我们与

要点1

自闭症谱系障碍患儿的口腔问题

- 很多自闭症患儿服用治疗精神疾病的药物来控制行为，例如利培酮和阿立哌唑。这类药物常见的并发症是引起口干。有些药物还有流涎的副作用，发病概率小于口干。很多此类药物与儿童口腔科医生常用的镇静药物共同使用时会发生相互作用或者增强其副作用
- 很多对自闭症患儿的行为治疗期间会使用一些食品，特别是糖进行奖励。这样做增加了患龋的风险
- 采用美国儿童牙科学会（AAPD）制定的龋齿评估工具来评估患儿的患龋风险
- 牙周健康：并非所有的自闭症儿童都不能配合口腔卫生保健。很多儿童对刷牙的依从性很好。而其他患儿，例如本病例中的患儿，有口腔结构上和味觉上的敏感，因而不能保证良好的口腔卫生

（Friedlander et al. 2006; AAPD 2018—2019a, b）

他讨论过可以不使用牙膏刷牙，可以考虑其他氟化物应用的方法，例如漱口水。他的母亲也尝试过很多不同的牙刷，但是患儿仍旧抵触日常口腔护理。此次就诊我们建议用纱布擦拭可能比牙刷刷牙更易耐受，患儿同意尝试

N. 常见并发症和相应治疗计划

- 如果这位口腔敏感的患儿需要充填治疗，应考虑怎样的行为管理技术
- 如果患儿有自伤行为，会对他的口腔健康产生什么样的影响

要点2

自闭症患儿在行为方面的考虑

- 自闭症儿童就诊时，首先要考虑的是其对牙科诊治的配合程度。这些儿童往往对于感官刺激，例如光、触觉和听觉刺激，更敏感。可以想象对于自闭症的儿童来说，常规的牙科检查就像是对感官的一个虚拟冲击

- 若家长能告知哪种感觉刺激对患儿影响最大，则对治疗很有帮助。家长还能够告知牙医在既往的压力情境下，哪些转移注意力的方法对患儿比较有效。这些方法可能包括戴耳机听音乐（或某些听觉刺激）或者使用掌上游戏系统，例如本病例中的患儿

- 脱敏：是一种教育患儿以非畏惧性反应替代畏惧性反应或适应不良性反应的方法，可能也有助于帮助自闭症患儿接受治疗。尽管一些牙医比较熟悉脱敏技术，并常规用于所有儿童，但对于恐惧和高度敏感的儿童要达到真正的脱敏效果是需要大量时间和努力的。如果在牙科诊所内无法进行脱敏疗法，可选择将患儿转诊给专门治疗自闭症儿童的行为治疗师

（ Friedlander et al. 2006; Grandin 2006; Nelson et al. 2017 ）

自学问题

1. 自闭症谱系障碍（ASDs）的诊断依据是什么?

2. 哪些ASD相关的感觉障碍会使口腔健康维护变得复杂?

3. 自闭症有哪些特殊的口腔表现?

4. 什么因素（除了感觉缺陷外）使自闭症的患儿面临高患龋风险?

5. 什么是脱敏?

（答案在本书最后）

参考文献

[1] American Academy of Pediatric Dentistry. 2018–2019a. Caries-risk assessment and management for infants, children, and adolescents. In: *Clinical Practice Guidelines and Best Practices (Reference Manual)*. *Pediatr Dent* 40:205–12. https://www.aapd.org/research/oral-health-policies--recommendations/caries-risk-assessment-and-management-for-infants-children-and-adolescents.

[2] American Academy of Pediatric Dentistry. 2018–2019b. Treatment of plaque-induced gingivitis, chronic periodontitis, and other clinical conditions. In: *Clinical Practice Guidelines and Best Practices (Reference Manual)*. *Pediatr Dent* 40:457–66. https://www.aapd.org/research/oral-health-policies--recommendations/treatment-of-plaque-induced-gingivitis-chronic-periodontitis-and-other-clinical-conditions.

[3] American Psychiatric Association. 2013. *Diagnostic and Statistical Manual of Mental Disorders*, 5th Edition. Arlington, VA: American Psychiatric Association.

[4] Friedlander AH, Yagiela JA, Paterno VI, Mahler ME. 2006. The neuropathology, medical management and dental implications of autism. *JADA* 137:1517–27.

[5] Grandin T. 2006. *Thinking in Pictures, and Other Reports from My Life with Autism*. New York: Vintage Books.

[6] Nelson T, Chim A, Sheller BL et al. 2017. Predicting successful dental examinations for children with autism spectrum disorder in the context of a dental desensitization program. *JADA* 148(7):485–92.

病例6

镰状细胞贫血，智力障碍

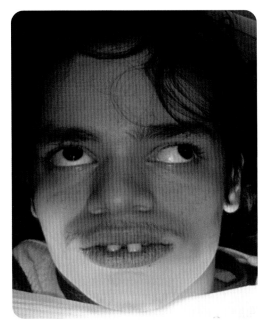

图9.6.1　面像

A. 一般情况

- 13岁2月，西班牙裔男孩（图9.6.1）
- 初诊患儿（近期从多米尼加共和国移民来美国，由儿科医生转诊）

B. 主诉

- 父亲诉"儿科医生说他的牙齿不好，我们需要来看牙医"

C. 家庭社会情况

- 患儿就读于公立学校中为发育障碍儿童开设的特殊班级
- 与父母和2个姐妹一起生活（姐妹均有镰状细胞特

征，不完全镰状细胞贫血）
- 父亲为全职工作者，母亲是主要的看护人
- 母亲只会讲西班牙语，当去医院或诊所时，须有会说英语的父亲或1个女儿陪同
- 中等收入家庭

D. 全身病史

- 婴儿期诊断患有镰状细胞贫血（见背景信息1和要点1）
- 因镰状细胞危象而4次住院治疗，最近一次住院治疗为2年以前
- 患儿8岁时在多米尼加共和国住院治疗下肢骨髓炎
- 严重的智力障碍
- 患儿一直预防性使用青霉素至9岁，现阶段没有服用任何药物

E. 内科会诊

- 血液病专家称对镰状细胞贫血患儿进行口腔治疗时不用常规预防性使用抗生素
- 若治疗需要在全身麻醉下进行，可能需要特殊措施

F. 牙科病史

- 根据父亲的描述，患儿只在多年前在多米尼加共和国看过一次牙医。就诊时拔除了2颗乳牙
- 患儿对家庭口腔保健极度抗拒，父母感觉无法保证常规刷牙
- 高致龋性饮食，常进食糖果并饮用大量果汁

背景信息1

镰状细胞贫血

- 红细胞的血红蛋白β链缺陷引起的全身性疾病：
  - β球蛋白基因，第6位氨基酸谷氨酸被缬氨酸所代替，构成镰状血红蛋白（HbS）
- 多数镰状红细胞贫血患儿为HbS的纯合子,即从双方父母各继承一条基因
- 如果患儿从父亲/母亲一方继承了缺陷基因,则带有镰状细胞遗传性状,属于良性状态：
  - 约8%的非洲裔美国人携带有该遗传性状,在地中海、中东、非洲、印度、加勒比和中南美洲人群中也有发现
- 受影响的红细胞表现为对血管内壁的黏附性增加。血管内细胞聚集、微脉管系统炎症、血管收缩导致临床镰状细胞危象的出现：
  - 血管闭塞性镰状细胞危象可以累及身体多个系统。后遗症包括组织缺氧、梗死、坏死和疼痛。能够引起镰状细胞危象的因素有脱水、缺氧、感染、压力和月经
- 红细胞溶血可导致慢性贫血、黄疸、生长发育延迟
- 镰状细胞贫血的并发症涉及多个系统,需要相应的特殊治疗。由于慢性疾病状态所引起的社会心理问题也很常见

（de Fonseca et al. 2007; American Academy of Pediatrics 2002; Lockhart 2013）

G. 口外检查（图8.6.1）

- 重度斜视
- 上切牙前倾，压迫导致下唇后缩

H. 口内检查（要点2）

- 恒牙列，牙颈部猖獗龋
- 口腔卫生极差，大量菌斑堆积（图9.6.2是在清除菌斑后拍摄的）
- 上牙弓较长，前牙间隙大

要点1

镰状细胞贫血的全身病史

- 对于就诊于口腔科的镰状细胞贫血患儿应仔细询问病史：
  - 血管闭塞性危象：频率、持续时间、入院情况、最后一次发作的时间
  - 对其他器官系统的影响
  - 输血史及其他相关并发症的病史
  - 正在服用的药物
  - 现有的和过去的感染情况
  - 社会心理问题

（Alves et al. 2006; de Fonseca et al. 2007; Licciardello et al. 2007）

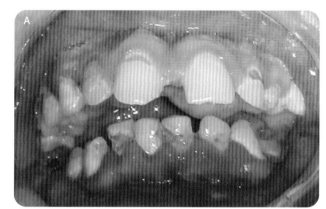

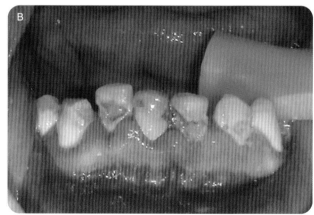

图9.6.2 （A，B）口内像显示重度龋损及牙龈肥大

- 覆盖10mm，覆𬌗100%
- 广泛牙龈炎症，牙龈肥大

I. 诊断方法

- 患儿不能配合进行口内影像学检查

J. 鉴别诊断

- 不需要

要点2

镰状细胞贫血的口腔问题

- 与镰状细胞贫血相关的口腔外表现包括：
  - 骨髓腔增大继发的上颌增大
  - 上切牙唇倾，间隙大
  - 覆盖过大和嘴唇受压继发下切牙后移
  - 口腔软组织苍白
  - 牙龈增生
  - 舌炎
- 影像学检查可见：
  - 骨小梁结构改变（"阶梯状"）
  - 下颌骨X线阻射影像
  - 下颌骨下缘薄
  - 颅骨垂直骨小梁形成及外层变薄改变（"头发竖直"样）
  - 髓石
- 口腔/系统性并发症包括：
  - 下颌骨骨髓炎
  - 下颌神经病变
  - 无龋损或外伤的牙齿出现牙髓坏死
  - 血管闭塞性危象导致面部或牙齿疼痛
  - 骨质疏松或骨量减少（患儿可能服用双膦酸盐类药物）

  （Alves et al. 2006; de Fonseca et al. 2007; LIcciardello et al. 2007）

K. 诊断和问题小结

诊断

- 镰状细胞贫血
- 严重的智力障碍，抗拒治疗
- 猖獗龋
- 口腔卫生差导致广泛的牙龈炎症

- 错𬌗畸形（较大的覆𬌗覆盖）

问题小结

- 口腔卫生极差和不良的饮食习惯（频繁摄入可发酵的碳水化合物）导致高度患龋风险，拒绝治疗和家庭护理
- 口腔卫生差引起的高牙周感染风险
- 错𬌗畸形

L. 综合治疗计划

- 根据患儿的治疗需要程度以及患儿对治疗的抗拒，决定在全身麻醉下治疗
- 在全身麻醉治疗前必须与家长讨论日常口腔卫生维护的重要性。医务人员与父母一起制定出适合患儿的有效口腔卫生维护方法
- 必须向父母强调控制饮食（减少可发酵碳水化合物的摄入）的必要性
- 患儿在全身麻醉下拍摄全口X线片，此时明确最终治疗计划，有些牙齿如果无法保留，则考虑拔除
- 全身麻醉术中完成所有的治疗及预防措施
- 给予含高浓度氟化物的牙膏以控制龋病
- 治疗后，患儿应在3个月后复诊：
  - 重新评估口腔卫生状况，与患儿家长讨论给患儿刷牙的技术方法是否有效
  - 重新审视患儿的饮食建议，确定父母是否已经做出了改变
  - 检查口腔内充填体的情况

M. 预后和讨论

- 因为患儿需要进行的治疗较多，并且计划在全身麻醉下进行，因此血液病专家建议患儿在治疗前一天入院检测血红蛋白水平以及输血的可能。对于需要输血的血红蛋白阈值水平，目前并没有明确的指南可以借鉴。血液病专家将参照患儿的病史以及现阶段的治疗需要综合考虑决定
- 值得注意的是患儿的预后因素不仅包括镰状细胞贫血，还有严重的智力障碍和行为问题

- 患儿牙列长期维护的预后较差，除非父母能够做到改善患儿的口腔卫生和饮食结构。已经有很多的牙齿预后不佳
- 如果患儿需要拔牙，现阶段并不是固定修复的最佳时机（因为口腔卫生差、软组织炎症）。由于患儿抗拒口腔内的操作，因此对可摘义齿的耐受程度也是问题
- 患儿此时不适合正畸或正颌治疗，因为：
  - 口腔卫生差
  - 抗拒除简单口腔检查和清洁外的一切操作，需要在镇静和全身麻醉状态下进行

N. 常见并发症和相应治疗计划

- 如果患儿能够配合，他适合做正畸治疗吗
- 患儿易患骨髓炎，这一点对有问题的牙齿是拔除还是保留的决定有什么影响
- 需要拔除牙齿时，操作后首先需要注意的是什么

自学问题

1. 在基因水平，完全镰状细胞基因型与镰状细胞遗传性状基因型有何区别？

2. 镰状细胞贫血的种族分布有何特点？

3. 血管闭塞性镰状细胞危象可能的后遗症是什么？

4. 很多镰状细胞贫血患儿出现上颌骨膨大的潜在原因是什么？

5. 列出镰状细胞危象的可能诱因。

6. 治疗镰状细胞贫血的患儿需要考虑哪些方面？

7. 导致血管闭塞性镰状细胞危象的血液学过程是怎样的？

8. 与镰状细胞贫血相关的口外表现是哪些？

（答案在本书最后）

参考文献

[1] Alves PVM, Alves DKM, de Souza MMG, Torres SR. 2006. Orthodontic treatment of patients with sickle-cell anemia. *Angle Orthod* 76(2):269–73.

[2] American Academy of Pediatrics. 2002. Hematology/Oncology Committee on Genetics; health supervision for children with sickle cell disease. *Pediatrics* 109(3):526–35. Reaffirmed February 2016.

[3] da Fonseca MA, Oueis HS, Casamassimo PS. 2007. Sickle cell anemia: a review for the pediatric dentist. *Ped Dent* 29(2):159–69.

[4] Licciardello V, Bertuna G, Samperi P. 2007. Craniofacial morphology in patients with sickle sell disease: a cephalometric analysis. *Eur J Orthodont* 29(3):238–42.

[5] Lockhart PB. 2013. Sickle cell anemia. In: *Oral Medicine and Medically Complex Patients*, 6th Edition. Oxford: Wiley-Blackwell. pp. 98–100.

各病例自学问题答案

第1章 病例1

自学问题答案

1. 绝大多数诞生牙或新生牙是牙弓10颗乳牙中的1颗，仅有不到10%是额外牙。

2. 大多数诞生牙位于下颌切牙位置，其中过半是成对出现。

3. 婴儿使用苯佐卡因或丙胺卡因作为表面麻醉剂时，可能会出现高铁血红蛋白症，风险极低。

4. 病因通常是因为乳牙牙囊位置比较表浅，也可能包括遗传因素、内分泌紊乱、感染、唇腭裂、颅面骨畸形综合征等。

5. 可能误诊为诞生牙的其他口腔先天性疾病，包括角蛋白小体，例如Bohn结节或黏膜储留囊肿。这些病变质地更柔软些。

第1章 病例2

自学问题答案

1. 全面的口腔卫生指南包括牙齿清洁的频率、时间、实施的方法技术、可供选择的工具、牙膏的使用、在家里进行的地点、体位，以及问题的解决，例如如何将口腔卫生维护很好地纳入家庭生活模式中。

2. 孩子母乳或奶瓶喂养应至6个月。之后的6个月，可以停止或继续母乳喂养，这取决于母亲和孩子的需要和期许。此时应开始添加固体食物，并通过在正餐时使用杯子而逐渐终止使用奶瓶。12个月大时，孩子应自己进食，试着用杯子喝水，这个过程在开始时肯定会比较困难。

3. 孩子的口腔习惯在最初一两年内基本上还可以，但若出现了牙齿的变化就不合适了。是否允许口腔习惯继续，是要在这个习惯的有利之处和对口腔健康的不利之处之间找到一个平衡点。3岁以内大多数习惯最后都会消失。然而，父母应考虑到这些习惯的潜在影响，在适当的时候积极地戒掉安慰奶嘴和吮指等不良习惯。

4. 患龋风险不仅决定了需提供给父母哪些相关的口腔预防指导信息，也决定了孩子多久看一次牙医。孩子的口腔护理依赖于父母，因此评估时应特别关注孩子的口腔卫生状况和饮食以及父母的依从性。没有对每个孩子都适用的固定时间间隔。然而通常来说，患龋风险越高，复诊的频率越高。而且，牙医应当建议一个合理的复诊间隔时间，来允许父母做出有效的改进。

5. 对生活在市政水源不含氟（或含极少量氟）地区的患儿应考虑补充其他形式的氟，例如处方滴剂、药片，或含漱液来进行预防。处方的氟含量基于孩子的年龄（月龄到几岁）和主要供应水源的氟浓度（ppm）。

自学问题答案

1. 有许多风险因素，包括：母亲/主要看护人的龋齿活跃度高、低等收入家庭、新移民、间餐次数＞3次、高碳水化合物的零食或饮料摄入，或者需要特殊健康护理者。

2. 可检查确定的临床风险因素包括：白斑或釉质缺损、肉眼可见的龋洞、存在充填体，或明显的菌斑堆积。

3. 可以用水或将奶逐渐稀释喂养几个晚上以替代奶瓶来破除奶瓶喂养习惯。家长彻底清洁牙齿，并在患儿熟睡以后将奶瓶拿走。可以用安慰奶嘴等来替代奶瓶。父母可以给患儿读书或摇晃着将宝宝哄睡着。

4. 母乳或配方奶粉推荐为6个月内婴儿的唯一营养来源，在1岁前杜绝果汁的摄入是明智的。

5. 即刻和长期的治疗计划取决于胃食管反流症的药物疗效。有必要密切联系患儿的内科医生。综合评估之后，可能会建议改变饮食结构、用药和/或手术。根据牙列破坏的情况，首先应考虑进行局部非侵入性治疗手段，之后如果有需要的话再考虑进一步充填治疗。氟化物应用在釉质再矿化方面尤为重要。

自学问题答案

1. 有疼痛症状的牙齿、牙髓坏死的牙齿、对银离子过敏史，以及剥脱性牙龈炎或黏膜炎。

2. 虽然38%SDF尚未有任何毒性或全身副作用事件的报道，但是使用的量要控制在每10kg1滴，一次不能超过5颗牙齿。

3. 高浓度的氟可以促进再矿化，抑制脱矿，而银离子可以杀菌和抑制菌斑生物膜的形成。

4. 鼓励性访谈的目的在于提供一个移情的、支持性的、直接的咨询模式，来提升正向行为改变的积极性，建立在伙伴关系、接受度、同情心和召唤性的基础上。整个过程有4个步骤包括让家长参与进来，聚焦于一个改变的目标，唤起改变的积极性，以及计划如何改变。开放性的问题、确认、反馈，以及总结是基本要素（Bray et al. 2013）。

5. 不配合或者接近替换的牙齿出现成洞龋坏，以及有特殊健康护理需求的患儿，这些患儿进行传统治疗和行为诱导的潜在风险超出可能得到的益处时，最适于进行非操作性疾病处理。

第1章 病例5

自学问题答案

1. 一旦牙齿萌出，父母应该尽可能快地使用不多于一薄层或"米粒"大小的含氟牙膏给患儿刷牙。

2. 玻璃离子水门汀具备以下几个特性使其成为这种治疗的理想材料：玻璃离子对窝洞内的唾液不是很敏感；可以释氟；可以和牙本质发生化学性粘接；有些还可以光固化；且是牙色，充填后很美观。

3. 最新的氟保护漆味道很好，牙齿颜色，氟浓度高，在牙齿上存留时间长，比其他含氟材料要求禁水时间短。

4. 进行有效的制动时，操作者应记录使用的原因、父母知情同意、制动的类型、制动的时间、有无副作用及其有效性。

5. 糖的摄入咨询包括其类型（蔗糖或其他糖）、摄糖量（量化摄糖量）、糖的性状（固体或液体）、摄糖频率、摄糖的形式（餐中或加餐）、伴随的食物（牛奶和饼干）、有无清洁（刷牙或漱口）。

第1章 病例6

自学问题答案

1. 疾病的描述和命名、既往治疗、就诊的心脏病学专家、其他疾病、患儿用药及用药频率。

2. 美国心脏病学会认定瓣膜假体、既往感染性心内膜炎、复杂的发绀型心脏病、外科重建血管系统都是高风险；获得性瓣膜功能障碍、肥厚型心肌病、二尖瓣脱垂伴反流的患儿为中度风险。

3. 唐氏综合征患儿倾向于口呼吸、相对下颌前突、锥形牙、乳牙滞留、舌体肥大、吐舌、上颌小、早期牙周病。

4. 选择影像学检查需考虑一些因素，例如患儿的配合度、牙齿的数目和位置、牙齿的接触关系、已患的疾病。

5. 生物学因素、保护性因素，以及临床表现。

第2章 病例1

自学问题答案

1. 体重指数（BMI）计算（Chinn 2006; Barlow and Bobra 2007）。

2. 不需要扩展预备以预防继发龋，并可封闭树脂表面因抛光造成的缺损。

3. 无法隔湿的患牙。对复合树脂材料过敏的患儿。

4. 不是。现在材料的生物机械性能降低了过度磨耗的风险。

第2章 病例2

自学问题答案

1. ③高患龋风险儿童

2. ①聚拢

3. ④不预备斜面

4. ②增加与牙体组织的粘接强度

5. ④24小时

第2章 病例3

自学问题答案

1. 是

2. 否

3. 预成冠

4. 15～30秒

5. 是

第2章　病例4

自学问题答案

1. 与复合树脂相比，RMGI与釉质和牙本质有化学粘接、释氟、有一定的美观效果、对潮湿的敏感度较低。

2. 难以隔湿、患儿不配合、中度患龋风险。

3. 不配合，计划不使用药物进行行为管理的患儿、特殊患儿、过渡性充填以控制龋病、当其他充填材料不适用时。

4. 如果充填各步骤按规定完成，则不需用抛光；可使用低速抛光钻，以降低粗糙度；最后在充填体表面涂一层无填料的树脂粘接剂。

第2章　病例5

自学问题答案

1. 高龋风险。

2. X线检查因人而异；但是如果后牙有接触，患儿可以选择拍摄根尖片/殆片和/或咬合翼片。

3. 告知–演示–操作技术包括解释、示范和完成操作。

4. 2.26%氟离子。

5. 局部麻醉在较小的Ⅴ类洞充填时不是必需的；然而，在使用橡皮障时需要使用某种形式的局部麻醉。

第2章　病例6

自学问题答案

1. 外伤后牙医拍摄2张或更多张根尖片可以降低误诊的发生率。每张X线片需要稍微改变投照方向。

2. 推荐在6~8周后进行最终修复。

3. 夹板固定6~8周或者固定至松动度降低。

自学问题答案

1. 重度龋坏（龋高危患儿），广泛龋坏，患儿的龋风险评估；乳磨牙龋坏累及超过2个牙面并进行牙髓摘除术或者牙髓切断术；修复和保护大面积牙体组织缺损的牙齿（磨耗、酸蚀症、磨损）；牙齿畸形；发育缺陷；牙齿变色；患儿的咬合；适当的刷牙方式和频率；患儿的依从性；作为某些矫治器的基牙（间隙保持器）；广泛的龋坏并且必须在全身麻醉下进行治疗的患儿。

2. 透明冠、不锈钢冠、开面不锈钢冠、预成树脂贴面不锈钢冠、丙烯酸树脂冠。

3. 美国儿童牙科学会推荐替牙列患儿应该进行的影像学检查包括后牙咬合翼片（如果牙齿有接触）、曲面体层片和选择性根尖片。

4. 病史、临床评估和辅助专业评估。

5. 避免在树脂内形成气泡。

自学问题答案

1. 累及多个面的龋坏、累及切嵴、颈部广泛脱矿、需要进行牙髓治疗、龋坏轻微但口腔卫生差，以及由于患儿的行为问题很难控制隔湿或出血的情况。

2. 开面不锈钢冠、预贴面不锈钢冠、透明冠、聚碳酸酯冠和氧化锆冠。

3. 玻璃离子水门汀、树脂改良型玻璃离子水门汀、BioCem。

4. 氧化锆冠：①具有天然的颜色；②不能缩边；③需要被动就位。

5. 控制出血对于防止牙冠污染，获得足够的粘接力以及美观非常重要；使用试戴冠或在粘接之前彻底清洁牙冠。

第3章　病例1

自学问题答案

1. 严格遵守AAPD建议的定期复查方案。这样至少龋损的严重程度能得到控制，还可以预防新龋。

2. 也许是的。封闭剂适用于乳牙和恒牙易存留菌斑的窝沟点隙。

3. 没有，文献综述报道（Coll et al. 2017）无论去除最少的腐质（极端保守主义）还是完全去除腐质，修复材料在使用寿命方面没有显著差异。

4. 乳磨牙有自发痛病史或临床和/或影像学检查有牙髓病变体征，是间接牙髓治疗的禁忌证。

5. 在高龋风险和依从性差的患儿，倾向于用激进的方法，例如用不锈钢冠而不是进行多面充填修复。

第3章　病例2

自学问题答案

1. 保存牙髓活力、恢复牙齿正常的形态和功能。

2. Cvek（1994）报道外伤导致的露髓，不管露髓孔的大小和暴露的时间，牙髓表现为增生性反应，炎症只扩展到牙髓几毫米内的范围。

3. 次氯酸钠溶液可用于牙髓断面以达到止血的目的。它还有杀菌的作用，且对牙髓细胞没有损害。

4. 部分牙髓切断术可以保存细胞丰富的冠部牙髓，由于保存了牙髓而增加了愈合的潜能，颈部可有牙本质生理性沉积，不需要根管治疗，可以保持自然的颜色和透明度。

5. 氢氧化钙和MTA，两者都可以促进牙髓的愈合和牙本质桥的形成。

自学问题答案

1. 深龋或外伤露髓，伴一过性热刺激痛或化学刺激痛、生理动度、软组织正常、没有叩诊不适（排除食物嵌塞）、牙周膜清晰而连续、无根分歧和根尖周病变的牙齿。

2. 深龋或外伤露髓，伴有自发性疼痛、持续的冷热刺激痛和/或化学刺激痛、病理性动度、软组织有炎症、牙龈脓肿、叩诊敏感、牙周膜间隙不连续或增宽、根分歧和/或根尖周低密度影像、牙根外吸收和/或进行性内吸收、营养不

良性根管内钙化、根管长度不到1/3的生理性根吸收。

3. 维持牙髓活力，对继承恒牙无害。

4. 乳牙牙髓切断术失败可能导致牙根内吸收进而骨吸收、根周病变和/或根尖周脓肿、伴或不伴有牙龈脓肿。

5. 理想的盖髓剂有杀菌性，对牙髓以及周围组织是无害的，促进根髓愈合，不干扰乳牙牙根的正常吸收。

自学问题答案

1. 龋源性露髓的患牙牙髓切断后根髓有充血表现或根髓坏死的患牙。

2. 牙髓摘除术不适用于牙冠无法修复、髓底穿通、内吸收穿通下方骨组织、牙根外吸收超过1/3或感染累及继承恒牙胚的患牙。

3. 如果影像学检查显示之前的根尖周或根分歧

下透射影扩大以及没有病变的患牙出现新的病变，提示治疗失败，最终拔除患牙。然而，如果病变区治疗前后无明显变化，应在6个月后复查再评估。

4. 由于乳牙的根管系统极其复杂，很难通过器械清洁，所以化学消毒更加有效。

第3章　病例5

自学问题答案

1. 部分牙髓切断术适用于小范围龋源性露髓（<2mm）的年轻恒牙，且牙髓出血在1~2分钟能够控制。牙齿必须是活髓，诊断为牙髓正常或可复性牙髓炎。

2. 年轻恒牙适合采取保守性的治疗方法，因为其血运丰富，牙髓的愈合能力强。

3. 部分牙髓切断术失败会导致牙髓坏死和/或根尖周脓肿。需要进行根尖诱导成形术进行下一步治疗。

4. 通常牙髓出血在1~2分钟不能停止的话，提示牙髓充血或感染，预示部分牙髓切断术的成功率降低。

第3章　病例6

自学问题答案

1. ①MTA覆盖根髓断面，然后进行临时充填；②将湿棉球置于MTA上，再次复诊时证实MTA硬固后进行永久充填；③将玻璃离子置于MTA上，然后进行牙齿永久充填。

2. 目的是维持牙髓活力和功能至少到牙根完全发育完成。

3. ①恒牙或年轻恒牙直接盖髓术；②在出血可控情况下，年轻恒牙部分牙髓切断术；③在根管口处出血可控情况下的颈部冠髓切断术。

4. MTA具有生物相容性，固化后严密封闭及不溶于液体。

5. 行根尖诱导成形术或MTA根尖封闭术，然后进行根管治疗。

第3章　病例7

自学问题答案

1. 中切牙在7岁左右萌出，3年后牙根基本发育完成。考虑到牙外伤发生在患儿就诊前的9个月（大约9岁），牙根发育的阶段是合理的。

2. 应仔细进行根管冲洗以免将冲洗液推出根尖孔，以避免冲洗液对根尖周组织的细胞毒性。

3. 根尖定位仪在这类病例中的作用有限；因而，建议采用根尖片结合纸尖的方法确定工作长度。

4. 氢氧化钙充填应通过根尖片确定；根管内药物阻射性均匀一致。

5. 使用生物陶瓷类材料或MTA进行一步法根尖诱导成形术，也可以考虑牙髓再血管化/牙髓再生治疗。

自学问题答案

1. 年轻恒牙根尖孔宽大；因此，无法在不超填的情况下封闭根管。氢氧化钙根尖诱导成形术后，牙齿易于折断。

2. 宽大根尖孔牙齿的生物学根尖位置不明显。因而建议使用纸尖确定根管精确长度。纸尖或湿纸尖末端血液表示超出工作长度。

3. ①氢氧化钙根尖诱导成形术较MTA根尖封闭术要求更多就诊次数；②氢氧化钙会增加牙齿的折断风险，而MTA则增强牙根强度；③MTA可以形成更好的生物学封闭；④MTA根尖封闭更具可预见性。

4. Biodentine®，EndoSequence以及其他生物陶瓷类材料可用于根尖诱导成形术。这些材料的牙齿染色要少于MTA，同时也具有骨诱导形成能力。

自学问题答案

1. 年轻恒牙，牙根未发育完成的牙齿没有其他治疗选择；牙髓坏死；对使用的抗生素无过敏者。

2. 1.5%次氯酸钠溶液（20mL/根管，5分钟）；二联抗生素糊剂（环丙沙星、甲硝唑）；根管内封氢氧化钙3～4周。

3. 根管中长入结缔组织和牙本质、牙骨质或骨样组织。

4. 当牙髓坏死、临床或影像学出现牙髓感染的表现时。

5. 应用三联抗生素糊剂后牙冠可能变色影响美观；潜在的耐药性影响杀菌效果；抗生素过敏引起的严重反应；长期失败包括症状反复或根尖片可见的根尖区低密度透影区；由于根管壁薄导致的牙颈部根折。

第4章 病例1

自学问题答案

1. 如果X线片，例如侧方咬合片，提示乳牙与恒牙胚关系密切，可以建议拔除。任何可能存在的患儿误吸的风险也是拔牙的指征。拔除挫入的切牙不能完全避免继承恒牙的可能损伤。

2. 由于报道显示大部分挫入的乳切牙会在6个月内重新萌出，因此每个月都要评估再萌出的情况，同时在2个月时牙齿应该有明显的再萌出（但不是必须完全萌出）。如果没有重新萌出的迹象，需要进行详细的临床和X线检查，来重新

确定治疗的选择，例如拔除。

3. 不是。在任何类型的外伤中，牙髓在外伤后3周内都可能有假阳性反应。外伤后遗症，例如替代性吸收，可能直到外伤后6周才能显现出来。

4. 如果剩余的根尖与恒牙胚关系密切，则需要在分析对恒牙造成损伤的可能性的基础上进行相应治疗。

5. 髓腔闭锁可以导致牙齿淡黄色改变。

第4章 病例2

自学问题答案

1. 根折当折断位置靠近冠部时，牙齿预后差。此外，必须评估误吸的风险。如果外伤当时没有进行治疗，需要让家长知道在一段时间后会有去除冠方断片或者整个牙齿的可能性。

2. 根据国际牙外伤学会（IADT）指南（www.iadt-dentaltrauma.org），在牙外伤即刻出现的短暂的变色并不少见，这种变色通常是变红或发灰。虽然患儿没有症状，牙外伤较长时间后发生

变色可能提示牙髓坏死，并且导致炎症性吸收。

3. 乳牙的固定应该在仔细进行风险受益评估后进行，包括患儿的配合性和行为、使用树脂固定是否可以进行良好的隔湿，以及家长的依从性和对定期随访治疗的理解。尽管一些研究表明乳牙固定是可以成功的，但应与家长/看护人充分讨论关于医疗法律方面的问题。

自学问题答案

1. 如果在外伤之后很快进行部分牙髓切断术可以获得理想的预后。但是，曾经报道在外伤后几天或几周后进行治疗仍然可以获得很好的结果。最佳做法是在有合适设备的情况下尽早进行治疗。也就是说治疗可以推迟到第二天。

2. 为了确保成功，部分牙髓切断术应在尽量无菌的情况下进行。最主要的失败原因包括隔湿不充分，临时充填体没有进行良好的封闭。

3. 可以对进行部分牙髓切断术的牙齿进行最终充填；但是，由于严重的牙冠折断通常伴有移位性损伤，建议将最终的修复推迟到牙周膜（PDL）愈合后。

4. 部分牙髓切断术是活髓治疗技术，在牙髓坏死的牙齿中不适用。在未成熟牙齿中，可以尝试使用牙髓再血管化技术。首先在根管内填入抗生素糊剂进行消毒，然后刺激出血形成支架以使健康的结缔组织长入。如果成功的话，这种技术可以使牙根生理性地发育成熟（根尖形成）。其他方式是根尖诱导成形术，这种技术是在根尖形成机械屏障以放置充填材料。使用MTA可以在临床上一步完成根尖诱导成形术。

自学问题答案

1. 有明显的牙槽骨骨折并且根尖封闭的牙齿发生自然再血管化的机会非常低，牙髓坏死的最初症状通常在2周时表现出来。如果牙髓摘除不及时，可能引起炎症性吸收，使牙齿的整体预后变差。

2. 是的。研究显示覆盖超过3mm和/或安氏Ⅱ类错殆是牙外伤的显著风险因素。过大的覆盖和Ⅱ类错殆通常伴有唇闭合不全，这是牙外伤的另一个显著风险因素。

3. 不提示什么。从外伤当天直到3个星期后，通常都不做电活力测，因为结果常常是错误的、不可信的。

4. 外伤牙槽骨断片内的牙齿在骨愈合前不应进行牙周探诊，通常需要在6~8周后。

第4章　病例5

自学问题答案

1. 当牙齿脱出时，根尖部牙髓的神经血管束肯定会撕裂。根尖孔开放的未发育成熟的牙齿有血运重建的可能，所以可以在进行根管治疗前适当地观察几周。另外，根尖封闭的成熟牙齿不太可能有血运重建，牙髓应在3周内摘除以防止炎症性吸收。

2. 大约3/4的根折牙齿的牙髓可以存活，但当出现牙髓坏死时，通常发生在冠部断端。治疗方法是仅在冠部断端进行根管治疗。

3. 最近的研究显示与之前的固定时间相比，弹性固定时间缩短更有利于愈合。根中和根尖1/3折断建议固定4周。冠1/3折断推荐固定2～3个月。

4. 部分脱出的牙齿固定2周。此时牙周膜的再附着尚未完成，所以不能达到正常的松动度。研究显示在这种情况下预后是可以改善的，应告知患儿在达到正常的动度之前避免使用外伤牙齿进行咬合。

5. 根折的牙齿可能有硬组织愈合，结缔组织长入，或者骨和结缔组织长入。X线片的成功标志是硬骨板存在并且没有骨或牙根吸收的表现。

第4章　病例6

自学问题答案

1. 由于牙周膜、牙髓组织和支持骨受到挤压，挫入是严重的外伤类型，预后相对较差。牙齿固连及其导致的牙根替代性吸收很常见，还有牙髓坏死和炎症性根吸收。

2. 严重的封闭性颅脑损伤可能与儿童严重的牙齿外伤伴发。意识丧失的症状包括意识混乱、头晕、记忆丧失、头痛、恶心和情绪不稳定。如果患儿出现任何一种阳性表现，需要马上进行内科会诊来排除严重的脑损伤。

3. 最近的研究显示未成熟的牙齿可能会自行复位，因此可以观察几周。如果没有移动，应开始进行正畸复位。有些临床医生建议在使用正畸力之前轻轻地松解患牙。

4. 挫入的牙齿是被强力推入牙槽骨中的，牙齿会完全没有动度。叩诊会出现高调空洞音或金属音。在X线检查时不能看到牙周膜间隙。

5. 牙齿在正常位置，并且动度和叩诊正常。X线片上，没有发生替代性或炎症性吸收，根周可见完整的硬骨板。

自学问题答案

1. 如果患儿在5年内没有进行破伤风毒素的注射。

2. 通过缩短口外时间，如果可能的话进行即刻再植来维持牙周膜的活性（首选）。如果不能的话，将牙齿置于生理性介质，例如Hank's平衡盐溶液或冷牛奶中运送至牙医处同时尽快再植。

3. 除了保持牙周膜的活性，处理未成熟全脱出的恒牙的另一个目标是促进根管内牙髓血运重建以达到牙根发育完全（根尖形成）。因此，牙髓摘除术应推迟至临床和X线片上出现牙髓坏死的

表现。

4. 通过缩短口外时间至少于15分钟，和再植前将牙齿浸泡在1%多西环素溶液中5分钟。这样做可以消毒根尖组织并显著提高牙髓血运重建的可能性。

5. 发育中儿童的固连牙齿会表现为随着儿童的生长，位置发生降低（"下沉"）。这种情况下应考虑截冠术以防止牙周膜缺损（包括邻牙）并保存牙槽骨。

自学问题答案

1. 不是。研究（Esen et al. 2004）证明切除牙龈的黑色素细胞可能导致色素沉着的减少。通常认为外伤组织中黑色素细胞的重新生成开始于游离龈。在这个病例中，边缘龈和游离龈的撕脱消除了黑色素细胞的可能来源。

2. 所有的骨和牙的损伤都应优先处理，以使医

生有一个好的观察点来确定软组织损伤的正确范围。只有在处理牙齿移位的过程中有可能对软组织造成再次损伤的情况下，才首先处理软组织损伤。

3. 可能影响软组织愈合的局部因素包括区域性低氧张力和相应的组织缺血、感染和局部水肿。

第5章　病例1

自学问题答案

1. 诞生牙出生时即存在，新生牙出生后1个月之内萌出。

2. 乳切牙出生后早失会导致一些并发症。理论上，新生牙或诞生牙有误吸、误咽的风险。通常恒牙能正常萌出，由于尖牙之间的宽度可以维持，因此不会发生间隙丧失。如果新生牙的硬组织被去除，但是残存了部分牙髓，可能会继续形成牙根。因此，拔除新生牙或诞生牙时，去除周围组织十分重要。

3. 对于新生儿的任何侵入性操作都要注意保护气道。在口腔内牙齿之后放置一块纱布，以避免牙齿的误吸、误吞。通常使用膝对膝姿势，将患儿双手夹在操作者大腿之间的体位。对于低龄儿，最好使用毛毯包裹，以保障其安全并限制其运动。由于只有在牙齿特别松动时才需要进行拔除，因此并不需要进行局部麻醉。通常，冠部硬组织取出后，会残留牙髓。需要使用挖匙去除，以确保之后不会继续形成硬组织。局部处理即可控制出血，术后可立即进食。

4. 婴儿舌腹部出现溃疡，由于舌在下切牙或新生牙/诞生牙表面频繁伸、缩导致。治疗包括溃疡的监测、平滑牙齿切嵴或者拔除。

第5章　病例2

自学问题答案

1. 只有因不能饮水而可能出现脱水时才需要入院。通常不常见，但临床应予以重视，并向家长及监护人强调需要鼓励患儿尽可能饮水。流食不如饮水重要，应鼓励清淡饮食。急性期的患儿可能会拒绝任何食物。

2. 是否使用抗病毒药物是有争议的，一般认为72小时内使用阿昔洛韦是有效的。但通常很少有患儿在此时间内就诊口腔科，在此之前往往就诊于内科。当患儿出现免疫力下降时需要服用阿昔洛韦。

3. 原发性疱疹为病毒感染，没有必要开具抗生素。

4. 患儿通常没有其他急性感染，但可能在三叉神经分布范围内出现复发性唇疱疹。

第5章 病例3

自学问题答案

1. 表浅的黏液囊肿可以自愈，深部的黏液囊肿无法自愈。

2. 不是，黏液囊肿是由于涎腺导管，尤其是小涎腺导管的机械性破坏所导致的。

3. 任何充满液体并且表浅的病损随着反光都会呈现出蓝灰色，包括但不限于涎腺囊肿和血管疾病。

第5章 病例4

自学问题答案

1. 许多人的口腔正常菌群中含有念珠菌。当口腔环境朝着有利于念珠菌增殖的方向发展时，容易导致念珠菌病。

2. 宿主免疫力降低、口干症、服用抗生素（导致正常菌群紊乱）、戴义齿或正畸装置同时口腔卫生不佳。

3. 使用局部抗真菌药物，例如Nystatin。药物的剂型包括混悬液、药片、含片、乳膏。

第5章 病例5

自学问题答案

1. 复发性阿弗他溃疡发生在可移动黏膜，例如唇黏膜、舌或软腭。而复发性单纯疱疹溃疡发生在例如硬腭等不可移动部位。

2. 是存在的，许多乳糜泻的患儿初期出现口腔病损时没有胃肠道症状。

第5章　病例6

自学问题答案

1. 如果骨膜下有明显脓肿，可以考虑翻开颊侧瓣进行大量冲洗。不同于成年人，儿童通常表现为蜂窝织炎而非脓肿。大多数肿胀伴有周围组织水肿。单独使用抗生素而不去除病源牙，虽然可以控制感染使之局限，但可能会导致局部形成脓腔继而引起组织坏死。

2. 第一代头孢：林可霉素、甲硝唑。

3. 行为管理方法的选择取决于：

- 儿童配合治疗的能力
- 身体状况存在禁忌证
- 患儿的远期治疗需要

- 气道情况
- 出现牙关紧闭
- 局部麻醉问题

4. 该患儿为龋高危人群、重度牙科焦虑：

- 建立牙科之家
- 龋病控制和预防：频繁复诊、改善口腔卫生措施、饮食调整
- 定期牙科检查
- 必要时行间隙保持
- 努力减轻焦虑

第5章　病例7

自学问题答案

1. 恒磨牙修复治疗可选择的材料包括：不锈钢预成冠、金属烤瓷冠、直接树脂冠或高嵌体、间接树脂冠或高嵌体。

2. 前牙修复治疗可选择的材料包括：直接或间接树脂贴面或冠；瓷贴面或冠。

3. 遗传性釉质发育不全的影像学表现各异：平滑发育不全型的釉质菲薄，X线阻射密度较临近牙本质高；矿化不良型的釉质层缺失；成熟不全型的釉质X线阻射密度与牙本质近似。

4. 对于儿童和青少年，长期治疗目标是尽可能维持牙齿硬组织量直至牙列发育完成可以进行最终修复。短期来看，需要改善美观、保护牙体组织、保持或增加垂直距离并解决牙齿敏感症状。治疗计划依据患儿年龄、牙列发育程度、目前牙列状态而定。

5. 文献报道遗传性釉质发育不全患儿的恒牙萌出过程中出现囊肿、迟萌、滞留、阻生。

6. 遗传性釉质发育不全最常伴发的牙齿发育异常是牛牙症。

第6章　病例1

自学问题答案

1. 询问以下情况是很重要的：患儿既往在内科或牙科诊疗中的行为表现、父母对牙科的焦虑、患儿对自己口腔健康的认识，以及家长对患儿行为的预估。以下问题也会对牙医有所帮助：患儿的发育状况、患儿在日托或幼儿园的行为，以及父母和兄弟姐妹的既往牙科经历。

2. 先告诉患儿将要做什么，然后演示过程，进而开始操作，同时进一步解释。

3. 让家长在诊室中陪伴患儿的优点是，家长可以直接看到患儿的表现，家长也许可以协助进行更好的交流，尤其是对于残疾儿童以及那些非常幼小的不能与家长分离的患儿。缺点是，家长会干扰儿童牙医与患儿之间的交流，患儿的注意力会分散在家长和牙医之间，牙医的注意力也会分散在患儿和家长之间。有时，当家长在场时，患儿可能会不愿意配合牙医的治疗。

4. 牙科诊疗小组的成员应当接受行为管理技能方面的培训，因为牙医的工作需要其他人员的配合。这样，诊疗小组的成员可以一同来与患儿进行交流。

5. 如果交流的方法失败了，可以考虑保护性固定或药物性行为管理方法。

6. Frankl 2，因为这名儿童的确表现有哭闹，焦虑，在检查过程中配合度差。

第6章　病例2

自学问题答案

1.（a）利多卡因：4.4mg/kg，2.0mg/lb，总量300mg；（b）甲哌卡因：4.4mg/kg，2.0mg/lb，总量300mg；（c）阿替卡因：7.0mg/kg，3.2mg/lb，总量500mg。

2. 一名52lb（约23.6kg）患儿最多使用104mg利多卡因。

3. 儿童的下颌孔比咬合平面要低，因此儿童注射时应更靠下、靠后。

4. 局部麻醉是通过阻断神经细胞膜上的钠离子通道以阻止钠离子进入来起效的。

5. 局部麻醉中毒的表现开始是中枢神经系统的兴奋阶段（头晕、焦虑、迷茫、心动过速、血压升高），之后是中枢神经系统的抑制阶段（癫痫症、心动过缓、心脏骤停）。

第6章 病例3

自学问题答案

1. 每次就诊时减少笑气使用的浓度，以使患儿在治疗的过程中逐渐摆脱该药物。

2. 氧气瓶是空的。所有的笑气装置都配备了一个氧气–笑气故障安全阀。当氧气压力丧失时，该装置会关闭一氧化二氮气体。

3. 钴胺素缺乏，接受硫酸博来霉素治疗，亚甲基四氢叶酸还原酶缺乏。

4. 50%一氧化二氮。

5. 治疗前暴饮暴食、治疗时间过长、笑气浓度高，或者浓度频繁波动所致。

第6章 病例4

自学问题答案

1. 镇静前病史和检查应该包括药物或食物过敏史、正在服用或既往服用的药物、疾病进程、既往入院和治疗史、全身系统回顾、体重、麻醉或镇静曾出现的并发症、生命体征、气道评估、ASA分类、NPO数据。

2. 安全的诊室内镇静环境要求包括：适当的培训、患儿监测人员的培训、充足的急救设备并有会使用的人员配备。每个工作人员都应该会使用基本的生命支持设备，术者应该接受过儿科气道管理高等培训。

3. 常见的镇静并发症包括：气道阻塞、过敏反应、昏迷、喉痉挛、心肺损伤。参与患儿者镇静的人员必须接受过气道急救技术培训，以支持通气和供氧，并应配有氧气储备和面罩以备不时之需。

4. 美国儿童牙科学会定义和分类了3种镇静：轻度、中度、深度。其他的镇静种类还有全身麻醉，可以门诊或住院进行治疗，但参与镇静的人员必须接受过相应的培训。

自学问题答案

1. 气囊–阀门–面罩装置，与氧气连接，由1~2名急救人员使用。

2. 首先应选用创伤最小且最有效的辅助方法以减轻患儿的焦虑。从使用氧气管或简单面罩开始，拨打急救电话，持续评估患儿呼吸道的状态，以决定是否需要更进一步的有创气道支持方法。

3. 不合适，对于任何清醒状态下的儿童，经口腔气道辅助措施都只会刺激呕吐反应，并且可能引起喉头痉挛。

4. 非复吸面罩如果正确地接到氧气源上，可提供将近100%的氧气。对于有自主呼吸的患儿，应当给予10~15PLM的氧气。

5. 对于部分气道阻塞的儿童进行气道管理时，首先应当确认气道已经处于正确的位置。将面罩置于患儿的面部以获得良好的封闭，同时用食指和拇指压住面罩以提高封闭效果（参照儿科高级生命支持的E–C技术，美国心脏病学会）。要确认未压迫颌下软组织，同时提供氧气。不要给有意识的患儿使用口腔气道辅助措施。

自学问题答案

1. 诊室设备中常见的过敏原包括任何含有乳胶成分的物品（手套、手套中的粉末、橡皮障、止血带）、药物（尤其是抗生素）、某些局部麻醉药物（极少引起过敏）。

2. I型或者即刻型超敏反应是由IgE介导的。

3. 速发型过敏反应发生在第2次暴露于过敏原时。第2次和之后的暴露，引发机体释放大量组胺，引起呼吸短促，心律加速，心血管功能急速衰退。

4. 过敏反应的常见症状和体征有水肿，眼睛发痒、皮疹、可能有鼻子堵塞、胸闷等；普遍的情况是瘙痒和/或呼吸困难；还有心动过速、低血压、心律失常、咳嗽、支气管痉挛、喉水肿、缺氧和面部水肿。

5. 患儿出现以下食物过敏时应该警惕有可能乳胶过敏，包括对香蕉、杜果、鳄梨、猕猴桃和西番莲果过敏。

第6章 病例7

自学问题答案

1. 门诊麻醉适宜儿童：没有严重的身体、心理问题或疾病状态。

2. 在安排全身麻醉治疗之前应评估其医疗史，向患儿、父母或法定监护人解释手术可能的风险、手术的疗效及其他治疗选择，并获知情同意。

3. 全身麻醉治疗的优点：一次性解决患儿的口腔治疗需求且保证治疗效果，对儿童的心理没有影响；缺点：费用高，存在一定的全身麻醉风险，患儿无应对风险能力。

4. 在全身麻醉下对患儿进行牙科治疗的医生，应当接受医院统一培训、手术室培训、术前评估和术后并发症管理培训。

第7章 病例1

自学问题答案

1. 患儿问卷、检查（口腔健康、功能、面部比例），以及诊断记录。

2. 这应取决于患儿的严重程度，某些正畸记录可能不必要。

3. CBCT降低了分别进行牙科研究模型、口内像以及头颅侧位定位片检查的必要性，因为以上3项均可由CBCT三维成像获得。

4. 治疗方案、风险、收益，以及其他的治疗选择。

5. 龋坏、牙根吸收、牙周疾病、牙髓坏死、不适、创伤、颞下颌关节功能紊乱（TMD）、牙齿阻生及复发。

第7章 病例2

自学问题答案

1. 可行第二乳磨牙的牙髓摘除术。但鉴于临床表现、症状以及根尖周的X线片表现，特别是左上第二乳磨牙，预后存疑。

2. 两种方案。一是现阶段不行间隙保持，允许恒磨牙近中漂移，并造成前磨牙阻生。二是使用活动的丙烯酸压力矫治器，在不穿透牙槽黏膜的前提下通过压力引导第一恒磨牙萌出。

3. 近中倾斜角度。有助于预防第一恒磨牙阻生于远中导板下。

4. 适宜的乳牙间隙有利于恒牙列的发育。

5. 深覆𬌗、乳磨牙终末平面远中型，以及凸面型易造成恒牙列安氏Ⅱ类深覆𬌗的咬合关系。

第7章 病例3

自学问题答案

1. 预防恒磨牙近中移动而引起的间隙丧失。

2. 舌弓的前段部分会阻碍切牙的正常萌出。

3. 虽然舌弓可以缓解拥挤，但它主要在转换为恒牙列的过程中维持住3~5mm的间隙。

4. 剩余间隙。

5. 不是，一些混合牙列分析法可通过测量已经萌出的恒牙，例如下切牙，依据标准预测数据，相对精确地预测这些牙齿的大小。

第7章 病例4

自学问题答案

1. 患儿不良习惯的频率低、持续时间短、强度低，没有造成或仅造成轻度损害。

2. 患儿必须年龄足够大，能够理解破除不良习惯的必要性，并愿意破除。

3. "Bluegrass"或者腭珠样矫治器，以及腭刺或曲。

4. 通常的方法是将味道不好的液体涂在手指上，另外也可以采用阻止手指放入口中的方法，例如将袜子套在手上，或者用带子缠住拇指。

5. 在6岁前，即恒牙萌出前。

第7章 病例5

自学问题答案

1. 通常有种概念性的误解就是，在矫正反𬌗治疗时需要采用丙烯酸𬌗垫或者其他打开咬合的技术。事实上这并不是必需的。使用这种方法的主要原因是反𬌗干扰了矫治器的使用，或者反𬌗的牙齿有病变。

2. 切牙直立是牙性反𬌗的指征。

3. 单侧反𬌗，原因是牙齿咬至反𬌗位时下颌没有滑动。

4. 不正确。在正常生长发育结束时对患儿进行重新评估，结果发现矫治初期下颌长度的显著增加并不能得到维持。

5. ①存在病理性改变，例如咬合创伤；②不及时矫正错𬌗畸形将导致骨骼发育不对称，例如双侧后牙反𬌗；③患儿及家长已知早期矫治效果有限，但出于美观考虑要求治疗。

第7章 病例6

自学问题答案

1. 唇腭裂是最常见的颅面畸形，全球每1000个活婴的发病率为0.28%～3.74%。在美国，唇腭裂的发病率约为每940个新生儿中有1个（Parker et al. 2010）。

2. 靠近牙槽嵴裂的上颌乳/恒侧切牙。同时第二前磨牙的先天缺失及多生牙的发病率增高。

3. 釉质发育不全、过小牙、过大牙、融合牙、牙齿先天缺失、多生牙及牙冠形态异常均可见于唇腭裂患儿。

4. 单侧/双侧完全性唇腭裂可发生上颌牙弓塌陷及前后牙反𬌗。目前对腭部瘢痕限制上颌及面中部发育的严重程度存在争议。对唇部瘢痕及其张力对上颌牙弓结构的影响及限制作用也存在争议。

5. 促进正常语言功能的获得，这与大部分儿童开始语言发育的年龄有关，通常在6～12个月龄。

第7章 病例7

自学问题答案

1. 是正确的。正畸治疗通常会在多个阶段进行，包括婴儿期、乳牙列期、混合牙列期及恒牙列期。

2. 是错误的。牙槽嵴裂的植骨时机基本由牙列发育阶段决定。

3. 尽管骨质也可以从头部、肋骨或腿处获得，但取自患儿自身髂骨（髋部）的髂前上棘的自体骨移植是裂隙区植骨的金标准。

4. 正颌手术一般会推迟至患儿发育成熟后进行，这样可以将手术对后续生长的不良影响降到最低。

自学问题答案

1. 诊断的性质（不发绀型和发绀型）、支持药物、既往纠正手术、未来的手术计划、目前的心功能状况、体力活动限制，以及罹患IE的风险等。

2. 口服酊剂包括地高辛和呋塞米，通常以蔗糖和山梨糖醇为主。

3. 这些儿童的牙齿常出现釉质发育不全，容易罹患低龄儿童龋；此外，高热量饮食，服用高蔗糖药物，药物导致的口干症，父母放纵糖、果汁、苏打水的摄入也是重要的原因。

4. 有必要拔除所有的龋坏牙齿，尤其是累及牙髓的牙齿，以降低感染IE的风险。

自学问题答案

1. CF患儿的结石发生率较高，并且牙龈的健康状况也差。这些患儿唾液中的钙磷含量发生了变化，因而容易形成结石。但是，在这些患儿中，胰酶具有降低结石形成并减少龋病的作用。

2. 呼吸系统和消化系统。

3. 这可能是由于CF患儿长期进行抗生素治疗，而且唾液的pH较高。此外，唾液中的钙离子水平较高。

4. 全身麻醉下治疗的注意事项：
- 如果可能的话尽量避免全身麻醉下治疗
- 确认没有肺部感染的征象。可能需要做痰培养
- 胸片
- 血气
- 肺功能检查
- 加大术前术后胸部理疗的力度，尽可能去除分泌物
- 术前检查是否患有糖尿病（血糖）和肝病（肝功能）
- 确认目前的抗生素用药情况
- 围术期频繁吸痰并去除分泌物
- 鼻息肉是经鼻插管的禁忌证

5. CF的远期并发症包括：糖尿病、肝病、气胸、鼻窦炎、鼻息肉、骨质疏松、生长受限和不孕不育。

第8章　病例3

自学问题答案

1. 活化部分凝血酶时间（APTT）通常是正常上限的2~3倍。

2. 禁止经鼻插管，因为这样会增加气道损伤的风险。治疗场所应当在医院而不是诊所。

3. 阿司匹林和其他非甾体类抗炎药物，这些药物会引起血小板抑制。

4. 虽然有适当的因子代替品，出血还是会继续。在这些病例中，应将牙科治疗合并成一次疗程，并应用旁路药剂，例如因子VIIa，或者活化的凝血酶原化合物。

5. 血管丰富区和疏松组织区的浸润麻醉以及上牙槽后神经和下牙槽神经阻滞麻醉。

第8章　病例4

自学问题答案

1. 问题包括全身疾病、诊断时间、诊断后接受的治疗方法、治疗计划、手术、并发症、预后、目前的血液状况、过敏和用药情况。

2. 口腔黏膜炎、机会感染、口腔出血、唾液功能障碍和神经毒性。

3. 患儿没有足够的中性粒细胞抵抗感染。

4. 对预防措施，例如日常口腔清洁依从性不佳的患儿其预后较差，应当尽量减少颌面部的不良长期影响，例如釉质脱矿和龋病的高发。

5. 对于这些患儿通常采取姑息对症治疗来减少疼痛和口腔不适。

第8章　病例5

自学问题答案

1. 胆道闭锁。

2. 牙齿钙化阶段结合了胆色素，特别是胆绿素。

3. 对乙酰氨基酚的肝毒性与剂量有关，因此在肝病儿童中应慎用，避免高剂量使用。

4. 非甾体抗炎药不应用于肝移植儿童的镇痛，因为可能会增加免疫抑制剂环孢霉素和他克莫司的肾毒性。

5. 环孢霉素。

自学问题答案

1. 低血糖：如背景资料所述，先给予葡萄糖，然后给予复合碳水化合物。术前确保足够的血糖水平，并根据需要提供零食。

2. 这并不是推迟手术的理由，特别是在有感染的情况下。因为感染可导致高血糖。在血糖合适的情况下进行手术，但要及时明确地咨询糖尿病治疗团队，提醒他们目前的情况，并告知家长将血糖维持在目标范围内的重要性。

3. 立刻与麻醉师和护理人员讨论。可能需要给予葡萄糖，并在术中和术后有规律地检测血糖水平。

4. 不能。他有严重的低血糖风险，必须进行密切观察，直到他能很好地进食，胰岛素的量要根据他的饮食情况进行调整。

5. 不会。需要进一步询问含糖饮料是自行决定的，还是血糖控制的一部分。如果患儿需要治疗低血糖，那这种习惯很难改变。如果是患儿自己的选择，那么需要改掉这种习惯。与糖尿病团队保持密切沟通也非常重要。

自学问题答案

1. 哮喘的类型和严重程度、控制水平、诱发因素、急性发作的频率、最近一次急性发作情况、是否住院，以及常规和急性发作时的用药情况。

2. 花粉、孢子、灰尘、病毒感染、香烟的烟雾、冷空气、极端的情绪、运动以及抗炎药物。

3. 评估和监控、对患儿的教育、控制环境因素和其他诱发因素，以及药物治疗。

4. 倍氯米松和沙丁胺醇。

5. 口腔念珠菌病。

第8章　病例8

自学问题答案

1. 管腔的任何部位，包括口腔。

2. 口唇和/或脸颊水肿、口角炎、黏膜牙龈炎，颊黏膜"鹅卵石样"改变、黏膜斑、口腔溃疡、下颌颊沟长而深的溃疡是溃疡性结肠炎的可能口面部特征。

3. 存在非坏死性肉芽肿。

4. 抗炎药物治疗（糖皮质激素、肠内营养、氨基水杨酸盐）、免疫调节剂、生物药物和抗生素治疗，可应用于控制儿童溃疡性结肠炎。

5. 某些食物或饮料添加剂，例如苯甲酸盐、肉桂和柠檬黄等。

第9章　病例1

自学问题答案

1. 先天性心脏缺损、认知能力受损、免疫力下降、甲状腺疾病、颈椎不稳定、患白血病的风险高、患早发性老年痴呆的风险高。

2. 面中部发育不足、中度小头畸形、睑裂向上倾斜、短颈。

3. 先天缺牙、小牙畸形、牙齿迟萌、异位萌出、牙齿阻生、上颌牙列拥挤、相对巨舌症、Ⅲ类错𬌗。

4. 气道畸形的发病率增高、鼻咽复合体过小、肌张力低下、肥胖、先天性心脏病的发病率增高、脊椎畸形和不稳定性的发病率增加。

5. 21-三体综合征的患儿免疫功能低下，使得他们容易受慢性感染的侵害。

6. 先天性心脏病、肌张力低下、甲状腺功能减低、免疫功能低下等（完整列表见背景信息1）。

7. 心脏病史、相关体征、手术史、用药史、行动是否受限。

自学问题答案

1. 脑性瘫痪、呼吸系统发育不良、智力残疾、视觉缺陷、听觉缺陷、先天性心脏病。

2. 前牙开𬌗、上腭窄、持续流涎。病因为口周肌肉组织肌张力减退。

3. 错。脑性瘫痪（CP）又被称作"静态性脑病"。大脑的初始病损不会进展或导致中枢神经系统的进一步恶化。然而值得注意的是，脑性瘫痪的临床表现，尤其是肌张力，可随患儿年龄增长而变化。

4. 支气管肺发育不良频发于极低体重出生的婴儿（<1000g）和/或妊娠30周以内出生的婴儿。

自学问题答案

1. "执行力"指的是为了完成某项任务的脑力活动，如集中注意力、时间管理、组织整理、减少冲动行为。

2. 智力残疾不是ADHD的表现。

3. ADHD–PHI型患儿的行为特征包括：烦躁，坐着时扭来扭去；说话太多；无法等待和排队；插话；常常"忙个不停"。这些行为对口腔诊疗的进行提出了挑战。

可以考虑在晨间进行短暂的诊疗，若患儿可以耐受鼻部放置装置，则可以考虑使用笑气。同时，可以使用手机游戏或者短视频来分散患儿的注意力。

4. ADHD的常用药物包括：兴奋剂、选择性去甲肾上腺素再吸收抑制剂（SNRI）、α_2肾上腺素激动药。这些药物可以导致一定程度的口干症。

5. ADHD 的伴发疾病包括：对立违抗性障碍、焦虑症、品行障碍、抑郁症、躁郁症、药物滥用、睡眠障碍。这些疾病可干扰健康的饮食、常规口腔保健的连续性，和/或规律复诊。治疗这些伴发疾病的某些药物也可以引起口干症。

第9章 病例4

自学问题答案

1. 全面性发作（异常放电的区域包含双侧大脑半球）和部分性发作（异常放电局限于大脑皮质的某些离散的区域）。

2. 癫痫症的诊断主要是根据两次或以上无已知原因引起癫痫症的发作（即特发性发作）。

3. 患儿的发作类型；最近一次发作的时间；发作频率；是否在服用抗癫痫药，如有，是哪种药物；是否有明确的能够引起癫痫症发作的致病因素。

4. ASA系统是将患儿的身体状态进行分级，其目的是评估患儿的术前风险。

5. 不会。大仑丁（苯妥英钠）可引起约50%的患儿出现牙龈增生。其他抗癫痫药未报道有导致牙龈增生的副作用。

6. 卡马西平可引起口腔干燥、舌炎、溃疡和口腔炎。当口腔操作涉及软组织时需要注意这些因素。

第9章 病例5

自学问题答案

1. 任何类型的自闭症都是根据其行为特点而诊断的。影像学、血液检查或遗传学分析均不能用于诊断ASD（尽管这些检查可用于帮助鉴别其他疾病）。

2. 使得口腔健康维护变得复杂化的感觉问题包括对味觉、触觉、听觉和光线的过度敏感。

3. 无。自闭症患儿无特殊口腔表现。

4. 使自闭症患儿面临高度患龋风险的因素有：对日常口腔卫生保健措施和牙科诊治的抗拒行为；常用糖果作为行为治疗的奖励。

5. 脱敏疗法是一种教育特殊恐惧症患儿逐渐以非畏惧性反应替代畏惧性或适应不良性反应的行为治疗方法。

自学问题答案

1. 在美国镰状细胞贫血患儿中最常见的是HbS基因纯合子。有镰状细胞遗传性状的患儿是HbS杂合子，是无症状人群。

2. 在美国，镰状细胞贫血最常见于非洲裔美国人。也常见于地中海、中东、非洲、印度、加勒比和中南美洲血统的人群。

3. 血管闭塞性镰状细胞危象可能的后遗症包括组织缺氧、梗死、坏死和疼痛。可以发生于身体的任何器官系统。

4. 上颌膨大是上颌骨骨髓细胞活跃、骨髓腔增大的结果。

5. 能够引起镰状细胞危象的因素有脱水、缺氧、感染、压力（例如需要来牙科就诊）和月经。

6. 应仔细询问病史，包括血管闭塞性危象的发作史、输血史、用药史、感染史、社会心理问题，以及对其他器官系统的影响。需要对治疗进行讨论，例如是否需要预防性使用抗生素。

7. 与镰状细胞贫血相关的口腔外表现包括：上颌增大、上切牙唇倾、口腔软组织苍白、牙龈增生和舌炎。